# ESQUISSE

# DE LA VIE.

L'auteur donne un tiers de plus qu'il n'avait promis : il accepterait avec allégement, pour couvrir une portion des frais de son ouvrage, un léger supplément de trois francs de la part de MM. les souscripteurs : il n'en agrée pas moins avec bien de la reconnaissance la souscription première dont on a bien voulu l'honorer et à laquelle MM. les souscripteurs peuvent se tenir.

M. Gody, pharmacien à Guînes, veut bien se charger de recevoir le produit des souscriptions.

# ESQUISSE DE LA VIE,

OU MON MINCE

# TESTAMENT MÉDICAL,

SUIVI DE QUELQUES OPUSCULES MÉDICAUX ;

**Par A.-A. DEBONNINGUE, d.-m.**

*Hoc unum scio, quòd nil scio.*

Je crois cependant être utile en quelque chose au plus grand nombre, et donner quelquefois à réfléchir aux gens de l'art.



TOME II.

CALAIS.

IMPRIMERIE DE D. LE ROY, RUE DES BOUCHERIES.

1832.

# ESQUISSE
# DE LA VIE.

## QUATRIÈME PARTIE.

## THÉRAPEUTIQUE.

### PRÉAMBULE.

*Qu'est-ce que cela prouve?* dira le *géomètre*, ou dirait un nouveau *Molière*. Vous êtes, messieurs, des puits de science (on a vu par ce qui précède, et on verra par ce qui suivra que je ne me donne point ici les gants); vous avez, d'une part, étudié tous les organes de l'homme; vous avez poursuivi, analysé tous les tissus qui les composent. Vous avez fait plus : vous avez comparé ces organes avec ceux de tous les êtres vivans, ceux, du moins, qui respirent évidemment et se meuvent; et comme,

Anatomie ordinaire.

Anatomie comparée.

naturellement, vous vous êtes placés, et vous avez eu raison, sans doute, de vous placer au premier dégré de l'échelle de l'*organisation,* vous avez jugé du *point saillant d'utilité* de chacun de vos organes, en retrouvant ce *point* nécessaire, débarrassé de ses accessoires de moins en moins importans, dans la série décroissante des êtres vivans locomobiles.

But de l'anatomie comparée.

Physiologie.

Non contens d'avoir étudié avec scrupule votre organisation morte, vous avez cherché à deviner le jeu de ses ressorts, non-seulement, ce qui est trompeur, par l'inspection de ceux-ci à leur état d'inertie; mais vous avez voulu saisir la nature sur le fait par vos expériences sur les animaux vivans.[1]

Vivisections

Pathologie et nosologie.

Vous avez, depuis *trois mille ans* et plus, en observant, analysant, comparant,

[1] Je m'étais un jour amusé à composer sans conséquence la *déclamation* suivante, sur les *vivisections.* Un homme d'esprit ne peut également la prendre que sans conséquence. Au fait, je ne suis point si *diable* que je parais noir. On ne peut nier toutefois qu'il n'y ait quelque chose de vrai dans ce que je vais écrire, et la réserve que je me permets de recommander, peut ne point être tout-à-fait vaine.

« Une *dureté* que les gouvernemens devraient sur-

réunissant leurs symptômes, classé scientifiquement tous nos maux, et prédit, ou le retour à la santé, ou la mort de l'être souffrant auprès duquel, généreux, vous vous arrachez aux illusions de la vie, pour

» veiller et régulariser du moins, est cette coutume, » trop peu mesurée, de disséquer vivans, et cela surtout, » dans le *siècle*, dit-on, des *lumières*, qui doit-être aussi » le siècle où l'on doit sentir; de martyriser de pauvres » et innocens animaux; de jouir, ou du moins, de faire » comme si on jouissait, avec une gradation barbare, » des angoisses mortelles que des hommes savamment » cruels, semblent se complaire à faire éprouver à cet » *être* surtout qui est si près de nous, qui quelquefois » vaut mieux que nous, par ses facultés qui semblent » être plus que de l'instinct, et que, pour en faire le » sujet d'expériences sanguinaires, des stipendiés bruts » et avides de quelques débris d'airain, des masses de » chair à figure humaine, vont furtivement ravir, par » l'ordre des expérimentateurs, à un malheureux peut-» être, auquel il ne restait plus que cet ami pour par-» tager ses privations, le consoler et le défendre; cet » ami qui, l'œil morne, la tête baissée, la démarche » lente, eût formé seul, comme *chez la fille des Césars*, » son cortége funèbre, l'eût accompagné jusqu'à sa der-» nière demeure, et eût même poussé l'héroïsme de la fidé-» lité jusqu'à mourir d'inanition sur la tombe de celui dont » il avait partagé, avec une constance aussi touchante, le » pain de misère et de douleur!.. Et pourquoi ces bouche-» ries, prodiguées parce que la matière abonde? pourquoi » ces atrocités (qu'on me passe l'expression; je voudrais en

lui donner vos soins, et du moins le consoler.

Hygiène. Mais vous n'avez point voulu que ces soins fussent inefficaces: vous avez scruté toute la nature physique et morale pour

» trouver une plus douce), presque toujours fastueuse-
» ment inutiles, et au milieu desquelles

» La torture interroge et la douleur répond!

» pour ajouter, dit-on, aux progrès de la science et de
» l'art...... Un peu moins de science orgueilleuse, mes-
» sieurs, et plus de pitié pour ce qui respire et sent
» comme vous! La science du bon vieux temps,
» qui, sans tout ce vain étalage, guérissait aussi les ma-
» lades! Moins de transcendance inutile, et plus, peut-
» être, d'effets curateurs! Bornons-nous à interroger la
» mort, et tâchons de deviner ce qu'elle nous dira pour
» la vie! Étudions la vie, méditons-la, sans la tourmen-
» ter dans son domaine, sans la poursuivre avec fureur
» dans les organes qu'elle anime, sans l'expulser, avec
» un acharnement qui ne fait que croître, de ses derniers
» retranchemens! en un mot, l'inspiration de la nature;
» et cessons de torturer, savamment selon nous, l'être
» sans défense chez lequel elle alluma aussi le flambeau
» de la vie! Voilà ce qui suffit. La pâtissante humanité
» ne vous en demande point davantage, dût-elle pâtir
» plus, et plus long-temps, au point que mort s'en suive.
» Rassurez-vous toutefois; nous n'en guérirons pas moins,
» parce que vous n'aurez point interrogé, pour y puiser
» les lumières, qui, selon vous, vous guideraient dans la
» cure de nos maux, les entrailles palpitantes de cette

y deviner les ressources de l'homme qui se porte bien : et sous ce rapport, vos observations n'ont point été perdues ; elles

» pauvre bête dont l'œil humide, *apitoyant*, caressant » encore au milieu des souffrances indicibles qu'il ex- » prime, devrait adoucir votre barbarie, et faire tomber » de vos mains sanglantes le couteau cruel qui, immolant » impitoyablement mille victimes pour vous conquérir » un peu de science problématique, va rendre au *néant* » l'être sensible comme vous, et qui avait d'autant plus » de droits à la vie, qu'en la perdant il *perd tout*, et » bien plus, que vous ne perdrez, quand vous ne serez » plus...., *puisque vous êtes immortels !* »

Mais ne nous fâchons pas; et quoi qu'il en soit de cette *sensiblerie*, si à toute force on veut expérimenter sur la vie, n'y a-t-il pas, du moins, des êtres sentans qui, s'éloignant plus de nos facultés affectives, s'offriraient avec une cruauté moins apparente, à nos savantes investigations ? Je citerai par exemple ici, avec le poëte, ou à peu près :

Ces animaux rongeurs, si communs dans Paris,
Sentant encor le chou dont ils furent nourris.

Mais je vois peut-être un des nœuds de l'affaire : souvent avec une dépense légère ou même nulle, les rues offrent une proie abondante et de tout étage à la passion physiologico-expérimentatrice ; tandis que les *lapins*, moins physiologiques d'ailleurs, je le sais ( mais je réponds à cela par la note dont celle-ci est une dépendance), et d'ailleurs moins nombreux, appartiennent à la cuisine d'où on ne les tirerait qu'avec plus de frais,

portent leur fruit pour quiconque veut profiter de vos conseils.

Histoire naturelle médicale.

Vous avez étudié surtout cette nature, pour lui arracher les moyens de rendre à la vie cet être sentant, cet autre vous-même, que votre cœur voit souffrir; et *vous méritez des autels!* ESCULAPE A ÉTÉ PLACÉ AU RANG DES DIEUX!.. Mais ici, vos recherches répondent-elles à votre attente? Il est bien de connaître nos maux; il est admirable ce courage, de braver l'horreur que doit inspirer l'inspection repoussante de nos dépouilles, pour vérifier les désordres et le siége de ces maux; il est bien de connaître tout ce qui *peut* être remède pour la curation de ces désordres de la vie; mais je le dis avec douleur, et tout en vous exprimant la profonde vénération que vous m'inspirez; *qu'est-ce que cela prouve?* Avez-vous trouvé le lien précis, invariable, qui unit ces *maux* à ce que vous *pensez être* leur ressource curatrice? Et ces moyens même, que non-seulement vous avez appris à connaître individuellement et dans leurs rapports de *famille;* mais que vous avez finement analysés dans leurs principes, sont-ils réellement des *ressources,* et le malade

Dignité de la médecine.

Anatomie pathologique Matière médicale.

Thérapeutique; son but, ses difficultés, son incertitude. Chimie, et principes chimiques, pour leur application thérapeutique, dans leurs rapports avec l'analogie naturelle des êtres.

auquel vous les appliquez, que guérit souvent la *force* de la *nature*, premier secret, je crois, du médecin, *natura medicatrix*, (voyez la note de note de la p. 56, 1er vol.); n'a-t-il point encore à guérir des savans, et infiniment estimables tâtonnemens par lesquels vous prétendez le guérir en effet. Je le répète, messieurs: *je m'incline de respect et de vénération devant vous!*

Ne poussons point au-delà l'*exposé* des inquiétudes sévères de notre positif, mais bon et louable *géomètre*, et du *censeur* caustique auquel je l'associe, pouvant, d'ailleurs, joindre à ces *messieurs* notre sceptique, mais vénérable *pasteur* (fils de médecin d'ailleurs), qui me disait un jour: « Pourquoi vos docteurs ne disent-ils point imperturbablement comme nous: *fac hoc, et salvaberis?*... et reconnaissons, en avouant d'abord, qu'il est en général de l'essence de la médecine de n'atteindre que les à peu près, que s'il faudrait être DIEU (qui ne le pourrait même pas, puisque tout *Dieu* qu'il est, à moins qu'il ne veuille produire un miracle, il ne peut forcer l'essence des choses qu'il a établies); que s'il faudrait donc être *Dieu* pour appliquer *mathématique-*

*ment*, en quelque sorte, à un mal donné, le moyen curateur qui lui appartient, et dire d'une manière absolue au malade, comme notre pasteur à son ouaille, si elle veut l'entendre : *fac hoc, et salvaberis*, faites cela, et vous serez sauvé ; du moins, la *médecine* de nos jours[1], qui sait, comme on l'a toujours su, sans doute, mais en ne se fiant

[1] Cette *médecine* de nos jours est la *médecine facile ;* elle est, du moins je l'ai prétendu ainsi, celle de cet *écrit ;* quoi que la MÉDECINE PHYSIOLOGIQUE puisse en dire, c'est la *sienne* avec un peu moins de sangsues. (Voyez, présent volume, mon *Parallèle* entre ce que le *peuple* et *ceux* qui l'abusent croient ou semblent vouloir faire croire être la médecine, la *médecine expectante* et la *médecine* physiologique.) Elle est la première inspiration de la *nature :* on ne peut être en meilleure compagnie. Il est une MÉDECINE *plus difficile* que celle-là : c'est celle que, provisoirement, j'appellerais *médecine de l'homme*, jusqu'à ce que, successivement, elle s'associe et se confonde à la première. C'est cette *médecine* scabreuse dont, non sans quelque raison, parce qu'il faut un choix et un triage dans ses ministres, ne voulait et ne veut pas *Jean-Jacques* et notre respectable *curé,* qui exigeaient, si la chose était possible, que la *médecine* vînt sans le *médecin :* médecine d'épreuves, de hasard, exerçant ingratement la mémoire seule, pour s'initier à ce qu'on lui doit et à ce qu'on lui devra éternellement ; c'est la médecine des *individualités médicatrices* appliquées aux *individualités maladives.* Son

point assez à elle, que la *nature* est son aide puissant, ou plutôt son *maître*, abandonne aux efforts de cette bonne *mère* ce qu'elle croit pouvoir lui laisser sans crainte, et, répugnant aux tentatives, aveugles pour elle, mais desquelles, toutefois, peuvent résulter des effets héroïques, n'associe à ces efforts, pour les *modérer* souvent, et

*domaine* est immense : il n'est qu'ébauché. C'est, jusqu'à plus ample informé, la médecine des *spécifiques :* je lui connais le *kina,* le *soufre.* On lui conteste à présent le *mercure.* Il faut se garder, dans ce siècle de *guerre* aux *préjugés*, que la médecine nouvelle, contente d'elle-même, glorieuse et, par conséquent, *dédaigneuse* comme son siècle, ne fasse perdre de vue cette médecine-là, que nos *grands-pères*, qui ne visaient point à nos *finesses*, cultivaient plus que nous. Elle nous fera peut-être revenir, en partie du moins, par *éclectisme*, à la grande *jubilation* des apothicaires : en MÉDECINE, à l'*émétique*, à la *rhubarbe*, au *séné*, aux *fondans*, aux *désobstruans;* en CHIRURGIE, aux *emplâtres* et aux *onguens*. Elle a déjà, sans doute, un immense trésor épars dans les observations de l'*empirisme* (Voyez, présent vol., mon article sur l'*Empirisme*); et l'empirisme, d'ailleurs, est à peu près *son nom*, assez mal sonnant à nos oreilles quintessencées ; de l'*empirisme*, dis-je, mais de l'*empirisme* observateur, de bonne-foi, et dès-lors très-estimable, quoiqu'autrefois sans *autopsie*. Il s'agit donc, je le répète, de ne point perdre ce *trésor-là ;* de l'accroître au contraire : quitte à la *philosophie*, dans la succession des temps, de réduire ces

quelquefois, peut-être, pour les *soutenir*, que des ressources simples, ou toujours les mêmes, ou puisées dans leurs analogies naturelles et chimiques, analogies qui s'accordent ordinairement (car la *gomme*, par exemple, a des succédanés); bien étudiées en elles-mêmes d'ailleurs, et dans leurs rapports thérapeutiques avec la maladie à la curation de laquelle on les applique; inoffensives du moins, et qui, si elles ne produisent point d'effets éclatans, de prodiges, ne sont jamais suspectes, et encore moins dangereuses pour le malade.

richesses à la *régle de la nature*, comme j'en parlerai encore dans ma *conclusion finale.* C'est alors que peu à peu, à la nécessité de la mort près, qui doit enfin nous prendre : *memento homo quia pulvis es, et in pulverem reverteris* (car là, il n'y a point de *géométrie* qui tienne), on pourra établir cette proposition de *mathématiques animales :* UNE MALADIE DONNÉE, EN TROUVER LE REMÈDE, et notre *géomètre* sera content. Cependant, je le répète, toutes les questions ne se résolvent pas dans ces *mathémathiques*-là, et le *fac hoc, et salvaberis* dont je parle dans mon texte, n'est point toujours suivi de l'*événement favorable* qu'on peut en attendre. Il faut enfin *mourir :* et *médecins* et *géomètres*, malgré leurs calculs et leurs combinaisons, doivent arriver à cette triste solution, ordinairement même plus vîte que ceux qui ne se mettent point tant en frais pour la reculer.

Il est entendu, du reste, qu'il n'est ici question que de ressources *directes*, sur la variété desquelles la médecine moderne, en *France* du moins, était très-parcimonieuse, avant même l'établissement de la *médecine physiologique*. Comme nous l'avons déjà dit, les *révulsifs* sont de tous les *systèmes*.

Du reste, Messieurs, dans vos souffrances, ayez près de vous un médecin : *honora medicum, propter necessitatem;* mais qu'il y vienne, autant que possible, avec la médecine; et, ce qui vous paraîtra peut-être un paradoxe, voyez-le quelquefois (pourvu qu'il ne soit pas trop cher, sans être pour cela un gâte-métier, comme je l'ai été sans doute, par défiance de mes moyens, par la persuasion où je pouvais être du prix très-minime qu'on attachait à mes services, parce que j'exerçais dans mon pays, où nul n'est prophète, puisque je ne l'ai point été assez pour empêcher l'incurie, dans la construction de notre église, de mettre trois portes alignées dans le *cul* des assistans; par charité, d'ailleurs, par compassion, et ce qui n'est point à la portée de toutes les conceptions, par le sentiment de la dignité de l'*art* dont les services physiques et moraux, qu'on les paie de peu ou de beaucoup, sont inappréciables et impayables aux yeux de celui qui l'exerce); voyez-le donc quelquefois; voyez quelquefois votre médecin, quand vous vous portez bien : ce ne sera peut-être point alors qu'il vous sera le moins utile. (Voyez la note de la p. 54, 1er vol., et le préambule hygiénique auquel elle appartient). Si vous êtes malade, la confiance qu'il mérite contribuera déjà, par son action morale seule, à vous guérir. Il vous empêchera ensuite de vous drogailler vous-même, de fatiguer votre pauvre *membrane muqueuse gastrique* irritée, enflammée directement ou par sympathie dans toutes vos maladies et pour laquelle l'eau de gomme et le bouillon de grenouille, Dieu me pardonne! sont déjà des choses trop lourdes. (Voyez la note de la p. 162, 1er vol.) Il vous empêchera donc de vous drogailler vous-même, dans l'intention louable, selon vous, de déblayer la besogne, mais avec l'effet réel de vous faire, sans doute, plus ou moins et quelquefois beaucoup de mal, et de vous envoyer vous-même, peut-être, plus ou moins promptement de l'autre côté. Il vous empêchera surtout, si vous en avez la force, si vous avez le cœur d'être désobligeant et malhonnête, d'agréer le tribut empressé et sincère des bons offices médicaux que tout venant, et même des sœurs charitables, s'empresseront, en tout bien, tout honneur, et avec une componction qui n'est point ici à sa place, de vous offrir : ce qui, pour votre retour à la santé, sera encore le plus signalé des services. Je ne parle pas de l'application qu'il vous fera lui-même, de son mieux (car il y est quelquefois plus embarrassé que ceux qui ne doutent de rien et qui n'y regardent pas de si près ; qui, d'ailleurs, paraissent être toute confiance pour leur remède, et persuadés de tomber à plat sur le mal) ; je ne parle donc pas de l'application qu'il vous fera lui-même des ressources propres de son art, puisque c'est pour cela que vous le demandez.

Je saisis cette circonstance pour exprimer de nouveau la pensée que la médecine devrait peut-être être une *magistrature*. Il faudrait être *riche* pour l'exercer dignement, et trouver son salaire dans le témoignage intime du bien qu'on a fait, et surtout du mal qu'on a empêché; ou bien, le médecin devrait être salarié par les *gouvernemens*, ou par la *masse* de ceux qui l'emploient, n'attendant rien alors pour les soins individuels qu'il donne, afin de mettre à ces soins tout le désintéressement local, toute l'inactivité hippocratique qu'ils demandent quelquefois, pour qu'ils soient alors négativement efficaces et que la *nature* use complètement de ses droits. On voit qu'en tout cela je présume la longanimité du *malade* comme celle du *médecin*. Mais malheureusement, l'homme sain ou souffrant n'est point une *matière brute*; il est loin d'être *maniable*, surtout au gré du médecin. Ses inquiétudes et ses recours clandestins, comme ceux des personnes qui l'entourent; le *tracas* de ses affaires, sur lequel il ne peut mettre le pied, quoique sa grande affaire soit ici sa maladie; l'envie, bien naturelle d'ailleurs, la prétention qu'il a *de ne pas mourir*, quoiqu'il nous faille tous en venir là, et qu'auprès de cela, les plus beaux, les plus louables projets ne soient que des *châteaux en Espagne*: toutes ces choses sont les plus grands obstacles qui s'opposent aux prévisions, à l'ABSTIENS-TOI, quand il le faut, que ne conçoit pas toujours le malade, puisque sous ce rapport, le monarque, Jean-Jacques et le dernier pâtre de village veulent immédiatement le remède, ou foin de la médecine! à l'*abstiens-toi* donc de celui qui donne des soins, et pour qui la *patience,* tant de son fait que de la part de l'être souffrant, n'est pas le moindre élément de ses triomphes, ou plutôt de ceux de cette *incitabilité native*, de l'*archée*, du *principe* ou des *propriétés* de la *vie*, de la RÉACTION ou *réactivité vitale*, de la NATURE enfin, dont assez souvent il doit être le très-humble ministre. (Voyez, présent volume, mon Essai sur les réformes dont seraient susceptibles l'enseignement et l'exercice de l'art de guérir; Essai que, je dois le dire, pour assurer ma petite priorité, j'eus l'honneur d'adresser, en janvier 1816, à S. Ex. le Ministre de l'Intérieur, et postérieurement (août 1827) à la Société de Médecine de Paris, qui l'a dans ses cartons.

J'arrive à la quatrième et dernière partie de cette Esquisse.

La RÉACTION VITALE devient *vis medicatrix* dans la maladie. La *thérapeutique*, par ses moyens, la *modère,* lorsqu'elle a besoin de cette modération : *strictum ;* doit-elle chercher à l'*étouffer,* au risque d'éteindre la vie? et si elle prétend posséder l'art de l'étouffer, surtout et uniquement sans doute par des soustractions sanguines, a-t-elle des indices fixes qui lui disent qu'elle ne l'a réduite qu'à la mesure qu'exige l'état de santé qu'elle prétend avoir immédiatement rétablie : *médecine* de l'IRRITATION? oserons-nous dire qu'elle doive quelquefois chercher à la *suppléer :* LAXUM! Peut-elle redonner l'être, en quelque sorte, à cette *réaction ;* lui rendre, dans la force de l'âge du moins, la vigueur qu'elle a perdue? Ne serait-ce point une *création* ou un miracle? Lorsque cette vigueur reparaît alors, n'est-ce point parce qu'elle était opprimée? Y a-t-il donc des maladies asthéniques? y a-t-il d'autre *asthénie* que celle de la *convalescence*, de l'*âge*, ou peut-être de ce qui le représente? Encore cette dernière assertion est-elle plus que dubitative, et faudrait-il la détruire par une négation absolue. *Hommage* à la *médecine physiologique!*

Strictum. Médecine de l'irritation ou physiologique.

Laxum.

Y a-t-il véritablement une asthénie maladive?

Y a-t-il alors d'autre médication *directe* que la *médication adoucissante*, délayante? et toutes les autres *médications* ne sont-elles point *révulsives*, qu'elles soient topiques ou intérieurement administrées?

L'*hygiène*, par ses *influences*, vient aussi, pour sa part, comme nous l'avons dit, pour sa grande part peut-être, au secours de la maladie. Nous en avons déjà indiqué l'application sous ce rapport, à mesure que l'occasion s'en est offerte dans la suite de notre Discours sur cette partie de la médecine; et nous tâcherons de ne point omettre les indications de ces influences dans cette rapide Esquisse des ressources et des applications de la thérapeutique. Un résumé final exposera le point saillant de celles qui, pour les maladies externes, sont dues à cette portion de la thérapeutique qu'on nomme *chirurgie*, et même, pour compléter, autant qu'il est dans mon projet, cette *Esquisse* de la *vie*, des secours que demande la femme dans le travail naturel de l'enfantement.

Au chapitre qui leur est consacré dans l'*hygiène*, nous avons passé en revue, sous le nom de *circumfusa*, les élémens et presqu'élémens de la nature : le calorique, la lumière, le fluide ou principe électrique, et le fluide galvanique, dont l'identité avec le fluide électrique a été reconnue, et que, à cause de cela, nous n'avions point nominativement désigné (nous pourrions ajouter à cette série de fluides impondérables le fluide magnétique que de nouveaux aperçus confondraient encore avec le fluide électrique, et dont l'efficacité anti-nerveuse, en application topique, a été constatée par MM. Andry et Thouret); l'air atmosphérique et ses composans, les autres fluides élastiques et les vapeurs que contient l'atmosphère. Nous rappelons ici ces élémens et presque élémens, parce qu'ils sont aussi des ressources puissantes en thérapeutique, ainsi que tous les autres objets qui forment la matière de l'*hygiène :* les *ingesta, applicata, sommeil* et *veille, excreta, passa, percepta,* et que même, aux yeux du médecin philosophe, ils en sont la plus belle ressource.

Mais la MATIÈRE MÉDICALE, qui puise dans les trois RÈGNES de la NATURE, et la PHARMACIE *chimique* et *galénique* qui épure, isole [1],

[1] Il est bon, il est louable, il est digne de toute la reconnaissance de la médecine (et, faible individu, je l'avais sollicité dès 1804, note de la page 75 de ma thèse ou *Dissertation inaugurale*, dans les termes suivans : « Toutefois, il n'en serait pas moins utile de fixer par » l'analyse les vrais élémens actifs, ou plutôt, médica» menteux des diverses substances dont traite l'histoire » naturelle médicale. ») il est digne, donc, de toute la reconnaissance de la médecine, que la chimie éclaire celle-ci par l'analyse des médicamens qu'elle emploie, et par la fixation ou détermination du ou des principes actifs de ces médicamens. C'est ainsi que, indépendamment de la découverte récente de nouveaux élémens, le bôre, le chlore , l'iode, le cyanogène, elle lui a montré l'*émétine* dans l'ipécacuhana, la *quinine* et la *cynchonine* dans le quinquina, la *stryckníne* dans la noix-vomique, la *vératrine* dans l'ellébore, la *morphine* dans l'opium, l'*atropine*, l'*hyosciamine*, dans les végétaux que le nom de ces principes indique au botaniste ; récemment la *salicine* dans le saule, etc.; outre que, par ses analyses, la chimie vient confirmer, comme nous l'avons déjà dit, ou comme nous le dirons, les analogies naturelles des êtres. Mais est-il bon que la *thérapeutique* emploie isolés les principes immédiats que lui offre la chimie ? Ces principes isolés ne peuvent-ils point avoir une activité nuisible, puisque même, pour parer à cette nocuité, on propose maintenant l'administration du sulfate de quinine par la méthode de Clare? Cette conduite ne contredira-t-elle pas la coutume ancienne et salutaire de la médecine dans la confection de ses formules, majeures du moins, qui comportaient une base, un adju-

crée* les PRINCIPES MÉDICATEURS, nous offrent

vant, et surtout un *correctif* à l'ingrédient principal ? La chimie dit bien à la médecine : « Voilà le principe efficace de votre médicament; » mais elle ne lui dit pas de l'employer isolé.

« La médecine suffisante de nos jours dédaigne trop, peut-être, les assemblages médicamenteux des anciens, sous prétexte que ce sont des *fatras* auxquels elle ne comprend rien : c'est précisément par ce dédain qu'on perd l'expérience du passé, outre qu'il prouve quelquefois l'irréflexion et l'ignorance; puisqu'un principe, complexe si l'on veut, nouveau, peut résulter du combat des mille ingrédiens du *mithridate* par exemple, du *carioscotin*, du *philonium*, du *diaphénix*, du *diacolocynthidos*, de l'*orviétan*, etc.; et que ce principe, cette acquisition de l'art, ne pouvait résulter que de l'alliage des composans de ces *Farrago* qui, indigestes en apparence, n'ont point sans doute été, pendant des siècles, conservés comme un vain remplissage, dans les officines de ceux qui nous précédèrent. Je ne parle point dans cette énumération du *catholicum*, de la *thériaque*, du *diascordium* et de la *marmelade* de *Tronchin*, dont la médecine continue à faire usage. Du reste, en signalant ci-dessus des productions peut-être ridicules, et qu'il ne m'appartient point de condamner, je veux dire que les médecins ne doivent point, sans examen, ce qu'ils font plus que qui que ce soit, et je ne sais par quelle prévention philosophique ou autre, regarder comme absurde ce qui appartient à une autre expérience que la leur, surtout si cette expérience a pour eux un aspect suranné, de manière que : *tot capita, tot sensus*, et que tout est toujours à recommencer.

les *ressources* propres de la THÉRAPEUTIQUE, immenses, en apparence, dans leur série; que l'*art*, toutefois, et avant lui nos spéculations [1] croient, philosophiquement réduire pour notre paresse, et qui, plus philosophiquement peut-être, sont individuelles [2] dans leur incalculable multitude, comme seraient individuels les cas qui requerraient leur application.

Dans un autre Essai ayant pour titre : THÉRAPEUTIQUE RATIONELLE, j'ai rangé, successivement, les nombreux matériaux au sein desquels puise, choisit, ou croit choisir cette partie d'application de la *médecine*, sous trois points de vue : 1° sous celui de leur *classement* dans les *familles naturelles;* 2° sous celui de leurs *principes chimiques* qui devaient, selon les pré-

[1] Je veux dire par là les *analogies* que nous prétendons établir entre les productions de la nature.

[2] Cette assertion *dubitative*, si elle avait un fondement réel, vérifierait cet adage des bonnes femmes, plus philosophes alors, sans s'en douter, que maints *gros bonnets* fourrés : que si l'on connaissait toutes les *simples* que nous offre la nature, on ne mourrait jamais. Ce serait alors, docteurs, qu'il faudrait exercer la caboche : il s'agirait de bien autre chose que de gomme arabique et de sangsues !

somptions, être les mêmes ou à peu près, pour toutes les espèces d'une *famille*, si cette *famille* était bien composée, ou du moins pour toutes les espèces d'un même genre; 3° sous celui de leur *action physiologique*, comme on parle maintenant, d'une manière incorrecte, ce semble; sous celui donc plutôt de leur *action thérapeutique* sur ce que j'appelle dans cet ancien ESSAI, les *propriétés* de la *vie*, pour les ramener au *rythme* qui constitue l'état de santé, et sur ce que je pourrais nommer ici la *réaction vitale*, pour chercher à atteindre le même but. Ces trois manières de considérer la MATIÈRE MÉDICALE ou *matière* de la THÉRAPEUTIQUE, se liaient naturellement, puisqu'un même *principe chimique* se trouvait, ou était censé se trouver dans tous les individus, ou plutôt toutes les espèces d'une FAMILLE, ou du moins d'un genre *donné*, des productions de la nature; et que le médecin pouvait alors choisir, pour son but curateur, assez indifféremment, dans toutes les espèces d'une même *famille* ou d'un même *genre*. Mais outre que le transport de ce travail assez spécieux et *savan-*

*tasse*, dans cet Essai, serait long, et que d'ailleurs il ne comprend point les produits pharmaceutiques et chimiques, il a de plus, tout analogique, tout flatteur qu'il soit au premier abord, et il est d'autres *personnages* que moi, peut-être, qui ont été leurrés par cette analogie parfaite qu'ils avaient cru découvrir : mais qu'y a-t-il de parfait dans les plus savantes spéculations des hommes, spéculations dont se joue la nature? il a de plus donc, l'inconvénient d'être plus ou moins spéculatif : la réalité ne se trouvant point toujours avec la théorie, et la *règle*, si flatteuse pour l'esprit, et je répéterai même ce qui est moins beau pour la paresse (paresse, toutefois, comme je l'entends ici, qui est assise sur beaucoup de savoir, dont il est fâcheux de ne pouvoir se servir d'une manière exclusive, mais qu'on ne doit pas moins posséder); et la règle donc peut avoir beaucoup et de graves exceptions, comme je le fais précédemment pressentir. Je ne parlerai donc ici, succinctement des *médicamens*, et des ressources curatrices; ou plutôt, je ne désignerai ces ressources et ces médicamens, soit individuellement, soit quelquefois selon leurs groupes *évidemment naturels*, que d'après les vertus médicinales que la pratique y aura constatées, ou aura cru y constater: mais je les supposerai réunis en *groupes thérapeutiques*, renfermant chacun les médicamens simples, chimiques, composés galéniques dont les propriétés sont reconnues à peu près les mêmes; et, en vue d'abréviation, je ne nommerai en tête de chaque *groupe*, de chaque *assemblage*, avec désignation de sa dose, sa vertu, et le cas d'emploi le plus général, qu'un seul des médicamens qui le composent, et qui peut, quand on n'a point à choisir, suppléer, ou à peu près, ses congénères. (J'ai rédigé et je conserve dans mes collections une *posologie universelle.*) Du reste, à l'exception de quelques remèdes nouveaux qui font fureur depuis huit à dix ans, dont je désigne quelques-uns dans une note précédente, et que je ne connais pas pratiquement, je chercherai à n'omettre aucun groupe médicateur antérieurement assigné : mais je ne dis point qu'à raison des vues actuelles de la *thérapeutique*, ils reparaîtront *tous*, pour l'application, dans le rapide *exposé*, constituant essentiellement la science, que je fais ultérieurement des MÉDICATIONS, puisque, sincèrement, aux *révulsifs* près, la médecine de l'*irritation* se contenterait volontiers de *gomme* et de *sangsues:* et je ne dis pas qu'elle n'ait point raison [1]. Mais hâtons-nous de répéter, qu'appliquer les *révulsifs* est un grand *art* qui demande une grande perspicacité, une grande prudence et de grandes études; et l'estomac en est quelquefois le dépositaire, même dans la médecine *physiologique*.

Cette THÉRAPEUTIQUE sera divisée en deux *sections*, avec les sous-sections, divisions et subdivisions nécessaires.

La *première section* donnera l'exposé de la *matière médicale* ou des *médicamens*, avec l'énoncé des propriétés de ceux-ci et leur

[1] D'ailleurs, les médications qui ne trouveraient point place dans la *deuxième section* de cette partie de mon travail, ou ultérieurement, sont du moins exprimées dans leur application générale dans la première section; et mon *Esquisse de médecine rationnelle*, d'après le système de Bichat, qui pourrait entrer dans un 3e vol., offre la *riche* application de toutes les médications et de tous les médicamens que je vais énumérer. Mais ce 3e volume ne paraîtra pas.

cas d'emploi le plus général, plutôt selon l'ancienne manière de voir en médecine, que selon le système dominant de nos jours. La désignation de la dose, comme il a été dit plus haut, ne sera affectée qu'au premier médicament de chaque groupe qui sera constitué par les *succédanés*, ou analogues, ou remplaçans de ce premier médicament. Je ne dis pas que cette succédanéité sera toujours très-rigoureuse. Je le répète, tout ce travail, le travail de cette *Esquisse de la Vie* est entièrement mien; il est néanmoins celui d'une habitude de trente-cinq à quarante ans. Toutefois, j'ai formé mes groupes médicateurs ou thérapeutiques un peu rapidement, et comme on dit, à vol d'oiseau: il se peut donc qu'un certain nombre de médicamens, simples ou composés, ne soient point à leur place: mais la perspicacité pratique, qui ne s'amusera point à cela, en ferait facilement le départ.

La *seconde section*, ou *thérapeutique* proprement dite, offrira l'exposé de l'application des médicamens aux maldies, ou les *médications spéciales*.

## PREMIÈRE SECTION.

# MATIÈRE MÉDICALE,

*ou des Médicamens avec l'exposé de leurs propriétés médicinales, et des cas les plus généraux de leur emploi.*

L'*action* des *médicamens*, du moins on la leur prête, est, ou de ne produire aucune évacuation sensible, ou de déterminer une évacuation: de là, leur division en *altérans* et en *évacuans*. Cette *division* est surannée; mais il est bon de noter ce qui a été dit; et quoique beaucoup restreinte dans ses développemens, la division énoncée trouve encore son application à la médecine de nos jours... Nous ferons suivre l'exposé des altérans et des évacuans, de celui des *analeptiques* les plus usités dans certaines maladies lentes, et dans la convalescence.

## PREMIÈRE DIVISION.

# DES MÉDICAMENS ALTÉRANS [1].

## ASTRINGENS. *Internes et topiques.*

ANCIEN BUT D'EMPLOI.

### 1° Astringens faibles.

Flux muqueux et sanguins atoniques.

DOSES.

Aigremoine, *agrimonia cupatoria*, en infusion dans eau ℔ij. [2] ʒij à ʒiv.

SUCCÉDANÉS OU REMPLAÇANS [3].

Mille-feuille, alchémille, alisier, argentine, aspérule, bugle, croisette, fraisier, herniaire, millepertuis, ortie blanche : *lamium*

[1] Quoique, dans mon but actuel, mes groupes altérans et évacuans soient thérapeutiques, nécessairement une certaine chimie aussi les détermine : mais c'est une chimie à *vue de clocher*, c'est la *chimie du médecin*. C'est sur cette chimie-là que travaille la vraie chimie pour constater les *principes médicateurs*; et généralement, elle ne trouve pas trop de mécompte dans les indices que la médecine lui présente.

[2] ℔, livre; ß, demi; ℥, once; ʒ, gros; ℈, scrupule; gr., grain; g^tte. goutte; p., pincée; m., poignée.

[3] Les noms scientifiques latins de mes succédanés simples, se trouvent inscrits dans les matières médicales naturelle, chimique et physiologique de ma Thérapeutique rationnelle.

DOSES. ANCIEN BUT D'EMPLOI.

*album*, ortie grièche, pervenche, plantain, saxifrage, tabouret, ananas, framboises, riz; auxquels on peut joindre les baumes et les térébenthines: tels que les baumes et thérébentines de la Mecque, de Copahu, du Pérou, de Tolu; le styrax, le storax, les pilules balsamiques de Morton.

Le mélange pharmaceutique connu sous le nom de *vulnéraire*, se compose de plantes et ingrédiens pris parmi les astringens.

### 2° Astringens moyens.

Consoude, *symphitum officinale*. Racines en décoct. dans eau ℔ij, ℥ ß à ℥ ij. Flux muqueux et sanguins atoniques.

#### SUCCÉDANÉS.

Airelle, aya-pana, bénoite, bistorte, cachou, campêche, cynorrhodon, scordium, roses rouges, nêflier, quinte-feuille, ronces, salicaire, sauge, simaronba, tamarisc, tormentille, mûres, codagapale, résine d'*Encalyptus*; diascordium, opiat anti-leucorrhéen de

ANCIEN BUT D'EMPLOI. DOSES.

Tissot, vin anti-leucorrhéen de Marie de St.-Ursin.

3° Astringens forts.

Flux muqueux et sanguins atoniques. *Ratanhia, krameria triandra,* racine en décoction dans eau ℔ij. . ℥ß.

SUCCÉDANÉS.

Alun, bol d'Arménie, terre sigillée, terre cimolée, écorce de chêne, noix de Galles, gomme de Kino, écorces de grenades, fleurs de grenadier ou balaustes, coings, prunelles, sang-dragon, pilules astringentes d'Helvétius.

## Rafraîchissans.

1° Rafraîchissans végétaux.

Gastro-entérite ou fièvre et affections bilieuses. Vinaigre, *acetum,* dans eau sucrée, ℔ij . . . . . . . . ℥ij.

SUCCÉDANÉS.

Acides: citrique: oranges, citrons; malique: pommes; tartareux: crême de tartre, acide tartareux: oxalique; *alleluia,* oseille; groseilles, cerises, fraises, épine-

| | DOSES. | ANCIEN BUT D'EMPLOI. |
|---|---|---|
| vinette, grenades, tamarins, ananas, fruits de baobab; oximel simple. | | |
| **2° Rafraîchissans minéraux.** | | |
| Acide sulfurique, *acidum sulfuricum*, dans eau ℔ ij . . . . . | ʒ ß. | Gastro-entérite, dite fièvre putride, adynamique. scorbut. |
| SUCCÉDANÉS. | | |
| Acides : nitrique, muriatique, boracique, eaux minérales acidules. | | |
| **ABSORBANS.** | | |
| Carbonate de magnésie, *carbonas magnesiæ* . . . . . . . . . | ℈ i à ʒ i. | Contre les aigreurs. |
| SUCCÉDANÉS. | | |
| Magnésie pure ou caustique, craie, chaux, yeux d'écrevisses, corne de cerf calcinée, confection d'hyacinthe. | | |
| La vesse de loup, la poudre de colophône, celle de charbon, l'agaric de chêne sont des absorbans topiques. | | |
| **SÉDATIFS.** | | |
| **1° Sédatifs généraux.** | | |
| Petit lait, *serum lactis*. . . . | ad libitum. | Fièvres angioténiques. |

ANCIEN BUT D'EMPLOI.

SUCCÉDANÉS.

et bilieuses; ou ce qui est la même chose, gastro-entérites de ce caractère. Hémorragies actives; névroses.

Acide boracique, id. carbonique, id. prussique[1]; nitre à petite dose, camphre à petite dose, ce qu'avoue avec peine, toutefois, la médecine physiologique; bourrache et borraginées, pariétaire, semences émulsives: noix, avelines, amandes, pistaches, *au besoin*, faînes de hêtre, châtaignes et pulpe du *trapa natans*, chenevis, semences d'*élianthe:* soleil; graines de coing, semences de toutes les cucurbitacées, avoine, son (eau de), pourpier, bois de réglisse, *hydrogala*. Sont au nombre des sédatifs généraux, l'artériotomie, la phlébotomie, les sangsues, les scarifications, et même les bains froids, sauf la réaction.

[1] L'acide prussique ou *hydrocianique* se trouve dans le laurier-cerise, *prunus lauro-cerasus*, dans les amandes, et surtout les amandes amères, les noyaux de pêches, de prunes, de cerises. Cet acide, et toutes les substances dans lesquelles on le trouve, sont des poisons, et on ne doit en user comme remèdes qu'avec une grande réserve.

| | DOSES. | ANCIEN BUT D'EMPLOI. |
|---|---|---|
| 2° Sédatifs spéciaux: | | |
| DE LA CIRCULATION, | | |
| Digitale pourprée: *digitalis purpurea*, feuilles: poudre . . . . | gr. 1, ℈j, ʒß, ʒj | Le titre indique la propriété. D'ailleurs, phthisie pulmonaire. |
| DE LA RESPIRATION. | | |
| Air azoté ou moins oxigéné. | | Phthisie pulmonaire. |
| La respiration, ou plutôt l'inspiration de l'air des étables peut être considérée comme s'exerçant sur un air moins oxigéné et imprégné, d'ailleurs, d'émanations balsamiques animales. Du reste, l'*azote* est négatif dans la respiration. Il n'est que correctif de l'activité du gaz oxigène. Respiré seul, il donnerait la mort. | | |
| DES NEVROSES GASTRIQUES. | | |
| Oxide blanc de bismuth: *magistère de bismuth* . . . . . . . | gr. 6. | Le titre indique la propriété contre le cholera. |
| 3° Sédatifs topiques. | | |
| Acétate de plomb: *acetas plumbi*; Extrait de Saturne. Pour une pinte de véhicule . . . . . . | ʒij. | Irritations, phlegmasies topiques. |

ANCIEN BUT D'EMPLOI.

SUCCÉDANÉS.

Eau froide, carbonate de plomb, fraî de grenouilles, joubarbe des toîts : *semper vivum tectorum;* cérat de Galien, *id.* de Goulard, pommade de concombre.

## EMOLLIENS, RELACHANS, ADOUCISSANS GÉNÉRAUX ET SPÉCIAUX, *internes et topiques*.

### 1° Adoucissans internes.

DOSES.

Fièvre angioténique Phlegmasies — Guimauve : *althæa officinalis*. Racines en décoction dans eau ℔ij, ℥j.

SUCCÉDANÉS.

Alcée, amidon, avoine, bouillon blanc, buglôse, chou rouge, cynoglosse, en même temps réputée hypnotique, dattes, épinards, figues, gomme arabique; huiles grasses : d'amandes douces, de lin, d'olives, de noix; jujubes, semences de lin, mauve, navet en même temps expectorant; orge, pas-d'âne, bouillon blanc ou mollène un peu hypnotique, pulmonaire, raisins, extrait de réglisse, riz, sebestes, scolopendre et tous les capillaires qui sont en même temps expectorans ; sucre, sirops pectoraux, pâtes pectorales ; miel, adipocire, albumine : blanc d'œuf, opposé à l'empoisonnement par les sels mercuriels et surtout le sublimé ; beurre, corne de cerf rapée, lait, limaçons : leur bouillon et leur sirop ; lait de poule, bouillon de poulet, *id.* de veau, sirop de mou de veau, etc.... La médecine d'*irritation* trouvant dans ces nombreux représentans de la *gomme arabique* que quelques adeptes paraissent croire exclusive, mais qui réellement, comme type, est la plus simple et la plus légère de ces substances, un arsenal bien fourni où elle peut choisir pour ses patiens triomphes.

2° Adoucissans topiques.

Tous les adoucissans généraux ou l'un d'eux, et spécialement les feuilles d'acanthe, les bulbes de lys cuits, les feuilles d'oseille cuite, le seneçon, l'huile d'œuf, l'onguent *populeum*, celui d'*althœa*.

ANCIEN BUT D'EMPLOI.

Les bains tièdes, les bains muqueux, les bains de vapeur aqueuse, sont, selon les circonstances, adoucissans généraux et topiques.

## Calmans.

### 1° Hypnotiques.

DOSES.

Douleurs, Insomnie sans inflammation On les emploie, dit-on, maintenant dans les phlegmasies Je ne connais pas cette théorie.

Coquelicot : *papaver rheas*. Fleurs en infusion dans eau ℔ij. . . . pinc. 2 à 3.

SUCCÉDANÉS.

Cynoglosse, laitue ordinaire, primevère, safran, application de l'aimant.

### 2° Narcotiques et stupéfians.

Douleurs et insomnies graves, mais sans inflammation.

Opium : *papaver somniferum*. Suc, gr.

SUCCÉDANÉS.

Belladone, ciguë, laitue vireuse, mandragore, morelle, pomme épineuse, les nombreuses préparations de l'opium.

Tous ces moyens s'emploient selon les circonstances ; et plusieurs ne doivent même être mis en usage que comme topiques dans les douleurs externes, même alors inflammatoires, mais surtout névralgiques.

| | DOSES. | ANCIEN BUT D'EMPLOI. |
|---|---|---|
| **ANTISPASMODIQUES.** | | |
| 1° Salins. | | |
| Oxide blanc de zinc, fleurs de zinc : *nihil album, pompholix, lana philosophica.* | gr. ß 20 à 36. | Névroses spasmodiques. |
| SUCCÉDANÉS. | | |
| Oxide blanc ou *magistère de bismuth,* déjà nommé, mais pour une névrose spéciale; acide succinique, nitrate d'argent cristallisé : *dangereux;* sulfate ammoniacé de cuivre : *scabreux;* potion de Rivière; eaux minérales acidules. | | |
| 2° Éthérés. | | |
| Ether sulfurique, dans une potion . . . . . . . . . . . | g^tte 24 à 30 | Idem. |
| SUCCÉDANÉS. | | (Les éthers spécialement et surtout l'éther sulfurique, sont fondans, dit-on, des calculs hépatiques) : BOURDIER. |
| Liqueur minérale anodine d'Hoffmann, huile éthérée ou douce de vitriol; éthers muriatique, nitrique, acétique, etc. | | |
| 3° Balsamiques. | | |
| Fleurs de tilleul : *tilia europœa.* | | |
| Fleurs en infusion dans eau ℔ij. | pinc. 1 à 3. | Idem. |

ANCIEN BUT D'EMPLOI.

SUCCÉDANÉS.

Tous les baumes, ambroisie, basilic, caille-lait : *galium verum*, *chenopodium bothris*, chèvrefeuille, fleurs de narcisse, fleurs et feuilles d'oranger, camphre.

4° Musqués.

Névroses spasmodiques.

Musc : *moschus moschiferus*, en pil. gr. 2, 8, ℈j

SUCCÉDANÉS.

Moscatelline : *adoxa moschatellina*, ambre gris, civette, *castoreum*, mauve musquée, géranium musqué : *geranium moschatum*.

5° Fétides.

Idem.

Assa fœtida : *ferula assa fœtida*, en pilules, trois fois par jour . . . gr. 12 à 24

SUCCÉDANÉS.

Valériane, cataire, pivoine, *galbanum*, huile animale de Dippel ; en inspiration : fumée de cornes et de vieux cuir brûlé.

Le gui de chêne, peut-être par un souvenir druïdique, est encore considéré comme antispasmodique.

Quant au *mesmérisme*, il n'est tel, peut-être (je ne nie point qu'il ne soit une réalité); quant au *mesmérisme* donc, ou *magnétisme animal*, il peut n'être tel (antispasmodique), qu'en agissant fortement sur l'imagination des malades, et en donnant une grande secousse à leurs facultés morales, secousse qui peut modifier d'une manière plus ou moins durable leurs facultés et dispositions physiques.

L'*épilepsie* est au nombre des névroses spasmodiques. Cependant, des antispasmodiques spéciaux, confondus dans les énumérations précédentes, sont particulièrement assignés à son traitement : tels que le *nitrate d'argent cristallisé*, remède dangereux, comme nous l'avons déjà dit, et dès-lors suspect; la *pivoine*, et surtout la *valeriane* qu'on unit même au *quinquina*: ce mélange à petite dose n'étant qu'antispasmodique, mais agissant quelquefois avec succès, surtout à grande dose, comme anti-pério-

ANCIEN BUT D'EMPLOI.

dique, et rompant alors l'épilepsie, comme j'en ai fait une fois, je crois, l'expérience dans un cas de cette maladie déterminée dans cette circonstance par une cause morale; succès, il est vrai, que j'ai dû peut-être attribuer principalement à l'action du quinquina, et que j'ai espéré d'après plusieurs exemples de M. Dumas, cités dans le *Journal général de médecine.*

## Excitans fixes ou Toniques généraux.

### *Toniques internes.*

DOSES.

Fièvre adinamique (pierre d'achoppement de la médecine physiologique). Scorbut, gastro-entérite muqueuse ou fièvre muqueuse, maladies lymphatiques, apyrexies des fièvres intermittentes, convalescence de beau-

Petite centaurée: *erithrea centaurium.* Sommités fleuries en décoction dans eau ℔ij . . . . . . ʒij à ʒiij.

SUCCÉDANÉS.

*Eaux* minérales ferrugineuses, æthiops martial, safran de Mars apéritif, *id.* astringent, tartre martial soluble, teinture de Mars tartarisée, vin martial ou chalibé; cascarille: *cassia lignea*, chamædris, chamæpitis, chicorée et chicoracées, gentiane, germandrée maritime, houblon, racine de J. de Lopez, marrube blanc, matricaire, camomille, absinthe, quassia amer, trèfle d'eau, thériaque, poudre anti-arthritique du *duc* de Portland.

coup de maladies ; et d'ailleurs, flux muqueux sanguins et atoniques, aménorrhée atonique, pâles-couleurs ou Leucite, etc.

Les fumigations de benjoin, celles de succin, les bains chauds, pourvu qu'on empêche la sueur ; l'application du calorique, de la chaleur sous la même condition ; les bains de vapeur, les bains froids, pourvu que la réaction s'en suive, les bains de mer, ceux des divers ingrédiens toniques précités, les bains martiaux simples ou sulfurés, les fumigations de baies de genièvre, celles d'oliban, sont autant de moyens qu'on oppose tant à l'atonie générale interne, ou si l'on veut, à la révulsion des forces intérieurement concentrées, quoique ces moyens soient appliqués, ou plutôt parce qu'ils sont appliqués extérieurement, qu'à l'atonie en quelque sorte topique, et marquent alors le passage entre les toniques internes et les toniques externes.

Le *vin*, d'ailleurs, que nous omettions, est le premier des toniques, surtout le vin rouge, à raison de sa partie extractive : car, par leur alcool, les vins sont plutôt excitans diffusibles.

### Excitans diffusibles généraux.

On ne comprend ordinairement sous la dénomination d'*excitans diffusibles* que l'alcool, les liquides alcoolisés, et les alcoolats, même à cause de leur alcool. Les *éthers* ne sont les plus éminens des diffusibles que par ce qu'ils sont l'*alcool* plus volatil, plus inflammable encore, que ne l'est l'alcool simple, parce que dans l'opération chimique qui les transforme en *éthers*, ils sont dépouillés d'une portion de leur carbone qui en est précipité par l'action d'un acide avec lequel on le mélange pour cet objet. Tout en reconnaissant que, dans l'exactitude physiologique, on ne doit admettre comme véritables excitans diffusibles que l'alcool, ses transformations et les composés dans lesquels il entre comme menstrue : pour faciliter nos divisions, nous admettons toutefois, sans conséquence comme tel, tout agent simple ou composé qui est doué de quelque principe ou uniquement constitué par lui, dont l'action excentrique se laisse apercevoir dans l'économie, et d'une manière spéciale, tous les médicamens dont le principe actif est une huile volatile essentielle.

## EXCITANS INTERNES.

Or, ces *excitans*, nous ne parlons ici que des excitans internes, diffusibles proprement dits, à notre manière du moins, pour ceux qui ne sont pas admis pour tels ; parmi lesquels excitans nous confondrons avec l'alcool tout ce qui le signale, tous les médicamens pourvus d'huile volatile, sont :

L'éther sulfurique, déjà nommé comme le plus puissant des antispas-

ANCIEN BUT D'EMPLOI. DOSES.

modiques, dans une potion. . . g.tes 24 à ʒj

Adynamies, quelles qu'elles soient. Car enfin, s'il n'y a plus d'adynamie, que ferons-nous de nos excitans fixes et diffusibles? Pourquoi la nature aurait-elle fait le contre-sens de les produire? Tout cela ne serait-il absolument que pour la révulsion?

SUCCÉDANÉS.

Électricité, gaz oxigène à raison du calorique qu'il fournit à l'économie; phosphore, acide phosphorique, soufre, ammoniaque et ses sels; alcool et tous les alcoolats; vin, et surtout les vins méridionaux, tous les éthers simples, l'éther martial, l'éther phosphorique et les teintures éthérées, fleurs de mars ammoniacales, ache, angélique, arnica, sans doute à cause de sa réputation anti-apoplectique; tous les baumes, camphre, canelle, canelle blanche, cardamome, huile volatile d'écorce d'oranges et de citrons, qui sont toniques fixes par leur principe amer; contra-yerva, costus-arabique, écorces de Winter, galéga, genièvre, giroffle, gingembre, poivre, roseau aromatique, impératoire; laurier, lavande, maniguette, marjolaine, mélisse, menthes, muscade et macis; nard, origan, poivre cubèbe, romarin, santal citrin, serpentaire de Virginie, souchet, stæchas, zédoaire; thériaque et toutes les confections pharmaceutiques excitantes, et, dans le règne animal, l'*osmazome*, principe éminemment nutritif de ce règne.

## ANTI-PARALYTIQUES.

DOSES.

Noix vomique : *strichnos nux vomica.* Poudre, successivement. . gr. 1 à 15. Le titre indique la propriété.

SUCCÉDANÉS.

Son extrait, strichnine, fêve de St.-Ignace, bois de couleuvrée, galvanisme, et d'ailleurs, tous les moyens extérieurs concomitans connus : bains excitans, frictions, etc.

## TONIQUES ET EXCITANS SPÉCIAUX.

### 1°. Stomachiques.

Gentiane : *gentiana lutea.* Extrait. gr. 20 à 30. Idem.

SUCCÉDANÉS.

Presque tous les toniques ou excitans fixes généraux internes, spécialement l'absinthe, la camomille, la rhubarbe même, quoique au nombre des purgatifs et même des astringens; l'aloës, qui est aussi dans le cas des purgatifs et qui forme la base des grains de santé, dont, quoi qu'en pourrait dire la médecine physiologique, je n'ai jamais eu qu'à m'applaudir contre la paresse du ventre chez les vieillards et la crainte du *raptus* chez eux, du sang à la tête; le rob de genièvre qui, toutefois, est un peu diffusible, ainsi que les épiceries et les divers aromates indigènes dont nous assaisonnous nos mets; la bile de bœuf, le baume de vie de Lelièvre, ou élixir de longue vie dont le public abuse étrangement. N'oublions pas le vin, qui est le premier des stomachiques, le café qui reparaîtra au nombre des *excitans céphaliques*, et le curaçao qui est la liqueur la plus salutaire, ou, si l'on veut, la moins insalubre par laquelle on puisse couronner un repas.

2° Carminatifs.

Anis, *pimpinella anisum*, semences

| | DOSES. | ANCIEN BUT D'EMPLOI. |
|---|---|---|
| en infusion dans eau ℔ij. . . . | ℥ ij à ℥ iv. | |

SUCCÉDANÉS.

Ammi, anet, badiane, carvi, chervi, fenouil, coriandre, costus arabique, cumin, livêche, baume de souffre anisé, anisette, vespétro.

3° Vermifuges.

Mousse de Corse, *fucus helmintocorton*, en infusion pour eau ℔ij. ℥ij à ℥ j.

SUCCÉDANÉS.

L'étain en limaille, l'eau bouillie sur le mercure, et plusieurs de ses préparations et notamment le mercure doux; tous les amers, et notamment la tanaisie, la santoline, et spécialement les remèdes suivans: l'ail, l'azédérak, le brou de noix, la cévadille, d'ailleurs dangereuse à l'intérieur, topique contre la vermine; la fougère mâle, surtout contre le *tœnia*, la racine de grenadier, regardée comme le plus puissant anthelmentique contre ce ver; la fougère femelle, la géoffroye, écorce; l'écorce de Surinam, l'huile de ricin, la matricaire, la

Le titre indique la propriété.

Je sais que la médecine physiologique qui ne voit dans la DYSPEPSIE que le résultat, le plus souvent non d'une faiblesse, mais d'une phlegmasie chronique de la muqueuse de l'estomac et du tube intestinal proscrit à peu près, comme propres à augmenter cette phlegmasie, bien loin d'être utiles, les STOMACHIQUES et les CARMINATIFS. Cela est vrai, si les voies digestives sont blasées, en quelque sorte, par un abus prolongé des excitans incendiaires. Mais sans cette circonstance, ne peut-il point y avoir une dispepsie véritablement asthénique, qui exigerait alors l'emploi des moyens précités. Du reste, me rencontrant, sous un rapport cependant un peu différent, avec la Médecine physiologique, avant qu'elle ne fût positivement énoncée, ou du moins, qu'elle me fût connue, je m'expliquais de la manière suivante[1] (voyez la note), sur le compte et l'abus des STOMACHIQUES et des CARMINATIFS, dans une autre de mes élucubrations médicales.

racine de mûrier, le suc de papayer, l'huile de pétrole, la rhue, le semen-contrà, la spigélie anthelmentique : *chenopodium anthelmenticum*, l'huile de térébenthine, celle de *croton tiglium*, la coralline de Corse, qu'il ne faut pas confondre avec la mousse de Corse; l'anti-hectique de Poterins, le remède Bourdier, et celui de M$^{me}$ Nouffer, contre le tœnia.

### 4° Cordiaux.

Tous les excitans diffusibles internes et spécialement l'angélique, le dictâme de Crète, la mélisse, l'œillet, la thériaque, l'alcool et les alcoolats, vins généreux.

[1] Les moyens que l'on oppose à la *dyspepsie*, ou, comme on le dit, à la *faiblesse d'estomac*, faiblesse qui ne provient trop souvent que de ce que ce viscère a été *sur-excité* par un *régime*, par des *boissons* incendiaires et alcooliques; ces moyens sont les STOMACHIQUES et les CARMINATIFS.

Les vrais *stomachiques* sont les amers : l'absinthe, les gentianées, le chamædris, la camomille romaine, etc., le *café* lui-même, qui toutefois se distingue par son principe stimulant diffusible : et surtout les *vins* qui contiennent un principe extractif : les *vins rouges de Bordeaux* principalement. Cependant, on range au

ANCIEN BUT D'EMPLOI.

5° Céphaliques.

Céphalalgie nerveuse et séreuse.

Tous les cordiaux sont céphaliques. On distingue sous ce rapport le serpolet, la bétoine inspirés; et

nombre des *stomachiques*, 1° les CRUCIFÈRES : moutarde, cresson, raifort; 2° les ÉPICERIES : le poivre, le gengembre, le gérofle, la muscade; 3° les PLANTES LABIÉES AROMATIQUES : le thim, la sauge, la sariette; 4° les ALLIACÉES : l'ail, l'oignon, l'échalotte, la ciboule; 5° les *tiges* et les *racines* de quelques OMBELLIFÈRES : le céleri, le persil, le cerfeuil; 6° les LAURINÉES : laurier ordinaire, *laurus nobilis*, etc.

On est convenu de restreindre le nom de CARMINATIFS aux semences des OMBELLIFÈRES, telles que fenouil, carvi, coriandre, et surtout à l'anis et à la badiane ou anis étoilé.

L'estomac affaibli, affaissé, parce qu'il a été pendant long-temps trop excité, digérant mal les alimens, il se dégage de ceux-ci des *flatuosités* que les *carminatifs*, par le ton momentané qu'ils redonnent au ventricule et au tube intestinal, contribuent à chasser au dehors; et il résulte de là un soulagement pour le jour, qu'on peut, en effet, reproduire le lendemain, jusqu'à ce que la faiblesse croissante, l'émoussement du reste de la sensibilité, de la *réactivité* des viscères augmentant, et par l'effet débilitant qui se continue de la stimulation première et excessive qui a causé leur *collapsus*, et par suite de l'action secondaire du remède même, celui-ci, d'ailleurs par l'habitude, ne produise plus le soulagement factice qu'il déterminait d'abord.

Un COLLAPSUS toujours croissant est également attaché,

surtout, pris à l'intérieur, le café.

6° Aphrodisiaques.

DOSES.

Le titre indique la propriété.

Musc : *moschus moschiferus*, en pilules . . . . . . . . . . gr. 2,8, ℈j

dans les mêmes circonstances, à l'usage des STOMACHIQUES qui diffèrent des *carminatifs*, les vrais stomachiques du moins : les AMERS, par la plus grande fixité de leur action.

Du reste, nous n'entendons point proscrire absolument ni les uns ni les autres, pourvu qu'on les emploie modérément à aider l'action des forces digestives d'un estomac vierge encore d'une stimulation antérieure. Les *stomachiques* et les *carminatifs* produiraient même un effet salutaire (car enfin, il y a peut-être, au bout du compte, un peu d'*asthénie* dans ce monde), chez les personnes qui auraient l'estomac trop lavé, en quelque sorte, par l'abus des boissons aqueuses tièdes, par celui du thé par exemple, comme cela existe dans les pays froids et humides qui affaiblissent, d'ailleurs, par leur propre influence, toute la constitution: mais c'est bien de poivre et de muscade seulement qu'il est question dans ces pays-là, et même de l'usage modéré du vin et du café qui y sont nécessaires : (voyez la fin, p. 91, 1er vol. de mes *Considérations* sur la police des *Ingesta*) ; on s'y gorge, on s'y empâfe journellement de Porto, de rhum, de gin, d'eau-de-vie, de grogg, de punch; et malgré la *réaction* de la vie, on se tanne, on se blase l'estomac qui ne répond plus à la sapidité des alimens, rejette ceux qui y sont introduits et refuse leur usage, ce qui conduit à l'inanition, au marasme, à l'hydropisie incurable et à la mort, les infortunés : PRINCES et *crocheteurs*, qui ont été entraînés à éteindre successivement,

SUCCÉDANÉS.

Phosphore, dangereux; cantharides, aussi dangereuses au moins : à proscrire ; le scinque: *lacerta scincus ;* les poissons; la vanille et le

à tuer par d'énormes abus de STIMULUS étrangers, celui (cette *réaction*, ou *réactivité* native) qui leur avait été départie par la *nature.*

Je ne sais si je me trompe, mais je ne vois point, pour ma part, de plus grand obstacle à l'effet des remèdes dans les maladies (je suppose ici une autre maladie que celle déjà existante dans l'estomac), que le *blasement* plus ou moins complet, la demi-ustion qu'ont subies, par un régime incendiaire, par l'abus des boissons alcooliques, les *voies digestives* sur lesquelles doit porter la première action, l'action réelle, uniquement matérielle en quelque sorte (les autres organes, la plupart du temps, ne la recevant que par sympathie), des médicamens introduits; médicamens dont l'activité doit être nulle (je les suppose ici *toniques* et *excitans,* quoique je sache, en transcrivant cette note, que la médecine physiologique n'en admette point de tels dans l'estomac dans cette circonstance); mais enfin, en suivant mon hypothèse et la conduite ancienne : médicamens dont l'activité est nulle, puisque souvent, par sa nature, elle doit être moindre que n'a été celle du régime comburant en quelque sorte, qui a produit le désordre dans le viscère où ces médicamens ont été déposés.* Vous

* Eh! que peuvent d'ailleurs les *muqueux*, les *antiphlogistiques* eux-mêmes contre des *voies gastriques* sèches, brûlées, et dont les absorbans détruits ou sans action, ne peuvent porter, du moins hors de ces voies, l'influence ou la réalité de ces moyens médicateurs!

chocolat dans lequel elle entre ; le ginseng ; le bouillon de vipère et tous les analeptiques qui seront ultérieurement signalés.

On vante comme *anti-aphrodisiaques*, les semences du *vitex agnus*

voulez que le *physicien*, comme vous dites, que le *docteur*, avec sa doctrine, que le *médecin*, en un mot, ou du moins (pour parler comme Jean-Jacques, qui du moins, était d'une extrême sobriété, mais qui ne croyait point du tout aux médecins, et qui feignait même de ne croire que médiocrement à la médecine, quoique sa sobriété, comme celle de Molière lui-même, fût un acte de foi sous ce rapport) ; vous prétendez que le médecin, ou, si vous voulez, que la médecine vous guérisse, et vous vous récriez contre l'impuissance de l'*art!*.... Mais offrez-vous à celui-ci une table vierge, une *table rase*, sur laquelle se puisse exercer son action curatrice?... C'est donc contre vous-même que doivent se diriger vos clameurs, puisque vous vous êtes tué d'avance, lorsque vous réclamez des secours. Cependant il peut vous rester une ressource, et c'est la seule : *buvez de l'eau le reste de vos jours* *.

* Ainsi, j'en suis fâché : mais dans mon *système* (et tous les avis ne seront point de mon côté) : je dirais presque qu'on doit laisser les ÉPICERIES aux *Indes orientales*, le CAFÉ à *Moka* ou à la *Martinique*, puisque la nature n'a pas fait croître tout cela chez nous, et, parconséquent pour nous ; et sequestrer toutes ces *drogues*, et si non le *vin*, du moins *l'eau-de-vie* chez les *Apothicaires*, pour l'usage des malades et des convalescens. (Voyez, comme modérateur de cette boutade, mes articles *Régime selon les différentes circonstances de la vie*, 1er vol.)

castus, le nénuphar, le camphre : ANCIEN BUT D'EMPLOI.

*Camphora per nares, castrat odore mares ;*

d'ailleurs tous les sédatifs, et spécialement les semences émulsives.

7° Fébrifuges.

DOSES.

Quinquina : *cinchona*. En poudre, par fractions . . . . . . . . ℨß, ℨj à ℨij. Rompant les fièvres et maladies intermittentes.

SUCCÉDANÉS.

*Efficaces :* gouttes arsénicales de Fowler : remède qui, malgré la prudence de son administration, et l'approbation du sévère M. Fodéré, n'est peut-être, et sans doute pas, sans danger consécutif; sulfate de fer d'après M. le Dr. Marc; potion stibio-opiacée de M. le Dr. Peysson.

*Douteux :* marronnier d'Inde, angusture, écorce d'aune, bénoite, bistorte, café non torréfié, camomille, cascarille, petite centaurée, chamædris, chamæpitis, fleurs de chausse-trappe, gentiane, écorce de Winter, lichen d'Islande, suc de passerage : *lepidium*, écorces de saule [1], *id.* de cerisier, trèfle d'eau, sirop de méniantbe composé de Chaussier; gélatine; muriate d'ammoniaque [2].

On s'évertue toujours à chercher des *succédanés* au quinquina. (On voit dans la première note de cette page qu'on croit lui avoir trouvé la salicine.) Nous même, voulant faire claquer notre fouet comme un autre, et quelque peu comptable que nous ayons été, que nous soyons et serons, dans les choses médicales, comme dans le reste des affaires de ce monde, pensant autrefois (il y a de cela vingt ans et plus), que la

[1] Depuis peu on a extrait de l'écorce du saule un principe immédiat qu'on a nommé la *salicine*, et dont la qualité fébrifuge serait comparable à celle de la *quinine*. Alors l'écorce du saule devrait être rangée, si la découverte se confirme, au nombre des fébrifuges efficaces.

[2] Je m'aperçois que, pour plus de régularité, j'eusse du composer tellement mes séries de médicamens, que se fussent trouvées en tête les substances minérales; après, les substances végétales; ensuite, les substances animales, et enfin, les médicamens composés. La chose, heureseument, est peu importante.

vertu fébrifuge du *quinquina* pourrait bien résulter de la réunion, de la combinaison dans cette écorce, du *principe amer* et du *principe astringent,* nous avions présumé que l'on pourrait, en quelque sorte, imiter de loin: *et sequabitur à longé,* l'écorce du Pérou, en réunissant ensemble deux substances, deux poudres, l'une amère et l'autre astringente: la *gentiane,* par exemple, et la *bistorte,* l'écorce de chêne et celle de *quassia amara,* le *chamœdris* et la tormentille, l'extrait de trèfle d'eau et celui de ratanhia, ceux de petite centaurée et de cynorrhodon, les sucs de coings et d'absinthe, les extraits de cachou et de camomille romaine, etc. Mais la découverte récente de la *quinine* reconnue comme seul principe actif, ou principalement actif du quinquina, et qui, probablement, lui appartient d'une manière exclusive, détruit tout cet échafaudage, et arrêtera les tentatives vaines auxquelles on s'est livré jusqu'ici pour remplacer l'écorce péruvienne par quelques-uns de nos végtaux indigènes que nous avons nommés ci-dessus: telles que les écorces de saule (voyez, avons-nous dit, la première note de la page pénultième), de cérisier, de frêne, de marronnier d'Inde, etc.; à moins, toutefois, que le principe *quinine* ne soit point un agent fébrifuge absolu (la salicine vérifie cette prévision qui date de plusieurs années), et comme semblent le prouver d'ailleurs d'autres expériences, telles que celles tentées avec la *solution arsénicale*, le *sulfate de fer* et la *potion du docteur Peysson*, moyens, toutefois, dont il serait prudent de ne point tenter l'essai dans les fièvres pernicieuses, qui exigent, pour être rompues de suite, un remède dont l'expérience ait prouvé la prompte efficacité, c'est-à-dire le kina, le *vin de kina de Séguin*, et le sulfate de quinine.

8° Antiscorbutiques.

DOSES.

Cresson de fontaine : *sisymbrium nasturtium*, en infusion dans eau ℔ij. ℥ij à ℥iij. Le titre indique la propriété.

SUCCÉDANÉS.

*Beccabunga* (douteux). Caméline, capucine, *cochléaria*, cresson alénois, moutarde, passerage, raîfort, tabouret: d'ailleurs, en général, toutes les crucifères; sirop antiscorbutique de Portal, sirop de ménianthe composé de Chaussier.

Et, sous un autre rapport, oseille, et tous les acides minéraux, végétaux et animaux.

Les acides seront, si l'on veut, contre le scorbut, tant qu'on y remarque de la *sthénicité;* les crucifères contre le scorbut *asthénique.*

9° Antisyphilitiques.

*Liqueur* de *Van Swietten.* Solution de gr. xv de sublimé, dans eau distillée ℔ij, dose journalière dans ℥iv de véhicule mucilagineux . . . ʒiv. Idem.

SUCCÉDANÉS.

Onguent mercuriel, mercure

doux, acétate de mercure ou dragées de Keiser, acide nitrique très-étendu ou limonade oxigénée, muriate d'or et de soude; *astragalus excapus*, gayac, lobélie syphilitique, roseau à balais, salsepareille, sassafras, squine; sirop de Bélet, sirop de carbonate d'ammoniaque de Peyrihle, sirop de Cuisinier, rob de Laffecteur : tout ce qui n'est point mercure, ou tout ce qui n'admet point de mercure dans cette énumérararation, hors, peut-être, le muriate d'or et de soude, n'ayant qu'une vertu antisyphilitique très-équivoque, et ne pouvant servir que d'adjuvant, et, à la vérité, surtout les bois sudorifiques, de succédané lorsque les mercuriaux ne réussissent pas, et que, loin de-là, ils agravent la position du malade.

Maintenant on traite, dit-on, la maladie vénérienne sans mercure, ou seulement par les antiphlogistiques. Il n'y aurait donc point alors de *virus* syphilitique! car, comment les *antiphlogistiques*, qui peuvent agir sur les *phlegmasies* qui sont la suite de son action, détruiraient-ils le *virus* lui-même?

### 10° Antiscrophuleux.

| | DOSES. | |
|---|---|---|
| Gentiane, *gentiana lutea*, extrait. | gr. 20 à 30. | Le titre indique la propriété. |

SUCCÉDANÉS.

Beaucoup de moyens indiqués à l'article *Excitans fixes*, ou *toniques généraux*, et d'ailleurs, le muriate de barite, l'iode, l'hydriodate de potasse, la fausse orange, la ciguë aquatique: *phellandrium aquaticum*; parmi les amers: le houblon, la chicorée, la fumeterre; l'élixir antiscrophuleux de Peyrihle, l'opiat anti-tuberculeux de Lepecq; d'ailleurs, le vin, les nourritures animales avec les viandes faites, et l'influence habituelle de la lumière solaire et d'un air oxigéné.

On sait du reste que la *Médecine physiologique* n'admet pas, en toute circonstance du moins, ce traitement et ce régime.

### 11° Laiteux ou galactopoiétiques.

Le titre indique la propriété.

Végétaux compris dans notre MATIÈRE MÉDICALE CHIMIQUE (opusule manuscrit ayant pour titre: *Linéamens* de THÉRAPEUTIQUE RATIONELLE), sous la subdivision: *huile volatile aromatique:* c'est-à-dire, surtout, les *ombellifères* et les *labiées.*

Du reste, comme nous croyons pouvoir le dire à leur article, dans notre MATIÈRE MÉDICALE PHYSIOLOGIQUE, même opuscule, les meilleurs *galactopoiétiques* sont une bonne constitution, une bonne santé chez la mère et l'enfant; et, pour la première, des alimens succulens; pour tous les deux enfin, une habitation saine, la propreté et l'exercice en bon air.

Les anti-laiteux sont, dit-on, la canne de Provence, le petit-lait de Weis, le sulfate de potasse, et d'ailleurs, indifféremment, les sels neutres *fractâ dosi,* qu'on peut ici confier impunément comme *révulsifs* à la membrane muqueuse de l'estomac et des intestins, puisqu'il sont administrés en pleine santé et de cette membrane et de l'économie. D'ailleurs, une nourriture réduite, et l'habitude de ne plus donner le sein, sont, surtout, les meilleurs des anti-laiteux.

12$^{e}$ Fondans, discussifs, désopilans, désobstruans, apéritifs, incisifs, etc.

DOSES.

Saponaire: *saponaria officinalis*, en décoction dans eau ℔ij . . . ℥ ß à ℥ I.

Le titre indique la propriété.

SUCCÉDANÉS.

Bains électriques; muriate de chaux, eaux minérales acidules, id. salines thermales, id. salines froides, id. sulfureuses: ces eaux prises en boissons et en bains, hors les acidules, quant à la dernière manière d'en user, savon médicinal, crême de tartre, sels neutres cathartiques à doses réfractées; aconit, pulsatille: remèdes scabreux; artichaud, câprier, carotte, chélidoine: scabreuse; chicorée, chiendent, cuscute, pissenlit, huile de térébenthine appropriée aux cal-

Du reste, on oppose surtout ces moyens aux empâtemens, aux engorgemens glandulaires, et surtout de ces masses conglomérées et vasculaires: foie, pancréas, rate, qui sont comptées au nombre des viscères abdominaux; et aux infiltrations qui souvent sont la suite de ces engorgemens ou inflammations, phlegmasies chroniques.

culs biliaires ; savon médicinal, sirop des cinq racines, cloportes; douches des eaux thermales.

Je sais que cette classe de remèdes (et dans mon énumération, il en est quelques-uns hors de rang, comme j'ai soin d'en prévenir); je sais que cette classe de remèdes forme une des pierres d'achoppement entre l'*ancienne médecine* et la *nouvelle doctrine;* et la *médecine physiologique* prend en pitié les apéritifs, les incisifs, les fondans, les discusifs, les désobstruans, les désopilans, au moyen desquels on croyait autrefois donner du ressort aux fibrilles, aux canaux dont l'atonie les empêchait de se contracter sur les fluides stagnans qui en embarrassaient les passages, diviser ces fluides eux-mêmes et leur donner je ne sais quelle activité vitale qui les disposait à la progression, tandis que la médecine du jour prétend toujours délayer, toujours adoucir, toujours tirer par des saignées locales la cause matérielle de ce qu'elle regarde avec raison sans doute, comme *phlegmasie* chronique formant l'essence du désordre. Mais si les fluides coagulés, les solides désorganisés, ne forment plus qu'une masse inextricable, il est bien à craindre que l'une ou l'autre méthode ne soient souverainement impuissantes. Toutefois, quelle que soit l'action de l'une et l'autre manière, il ne faut jamais désespérer des forces de la nature et du travail de notre *réaction vitale.*

Le titre indique la propriété.

Les médicamens nommés *résolutifs* répondent relativement à leur mode d'agir pour les maux extérieurs, à ceux que nous venons d'énumérer pour l'usage interne. Nous mettons ici en première ligne le savon alcalin fixe, ou savon ordinaire; alcalin volatil, ou baume opodeldoch; les savons métalliques ou emplâtres; le savon dissous dans l'alcool, etc.

SUCCÉDANÉS.

La pulpe de brione, celle de carotte, qu'on regarde à tort, sans doute, comme anticancéreuse, ainsi que celle de ciguë, le fénu-grec (farine des semences du), les feuilles d'hyèble, les feuilles et fleurs de sureau, le persil, qu'on destine en application topique à la fonte des engorgemens laiteux du sein; les douches, les eaux minérales diverses ci-dessus énumérées. Nous ne rappellerons ici l'action topique locale (pour les ophtalmies chroniques) de notre éternelle *pommade* de la veuve Farnier, que pour exprimer cette pensée que, puisque cet *excitant* guérit, discute une phlegmasie topique chronique, on peut se demander pourquoi les *discussifs* internes ne guériraient point une *phlegmasie chronique* des capacités. Le sulfate de zinc, d'ailleurs, a, comme collyre, la même activité que la pommade dont il vient d'être question.

## TONIQUES EXCITANS ET TOPIQUES.

### 1° Anti-vermineux.

Précipité rouge : oxide rouge de mercure par l'acide nitrique, incorporé dans la graisse.

Le titre indique la propriété.

SUCCÉDANÉS.

Onguent gris, pommade de staphisaigre ou de poudre de capucins.

### 2° Anti-herpétiques et anti-teigneux.

*Moyens internes.*

Patience : *rumex patientia.* Racines en décoction dans eau ℔ij. . . ℥ 1.

Idem.

SUCCÉDANÉS.

Soufre, sulfure d'antimoine ; bardane, douce-amère, fumeterre, écorce moyenne d'orme, scabieuse des bois : *scabiosa succisa* ou mors du diable, scabieuse des champs, que MM. les apothicaires, qui, en général, ne sont pas forts sur la botanique, substituent, et à tort, à la précédente, parce que celle-ci est rare, isolée, dans les bois ; tandis que l'autre, celle des champs, foisonne dans les blés, et qu'un

*N. B.* La *médecine moderne* qui, (comme la *philosophie du siècle*), est une grande *désenchanteresse* : a-t-elle raison en cela et y est-elle même philosophe ? Ne croit point à l'efficacité, à la nécessité des moyens internes contre les *impetigines*, et croit même peu à leur vertu.

ANCIEN BUT D'EMPLOI. seul arpent peut en fournir une charretée.

La pensée sauvage, *viola tricolor*, est vantée, en décoction, contre la teigne.

*Moyens topiques, plus et peut-être seuls efficaces.*

DOSES.

Le titre indique la propriété. Pommade de soufre du Codex.

Pour huit frictions . . . . . ℥iij.

SUCCÉDANÉS.

Bains de vapeur de soufre et de cinnabre, bains hydro-sulfureux, id. martiaux sulfurés, id. d'eau de mer, id. d'eaux minérales hydro-sulfureuses, décoction de tabac, pommade d'Aunée, id. oxigénée, id. de staphisaigre.

3° Topiques toniques et excitans proprement dits.

*Adynamies* ou faiblesses topiques. Vin d'Orignan, en fomentations.

SUCCÉDANÉS.

Application de la chaleur, application du froid, pourvu qu'il y ait réaction; bains électriques, cautère objectif, cautère transcurrent, lumière, galvanisme, fumigations de benjoin, id. de baies de genièvre, id. de sucre, id. de styrax, id. de succin; fomentation d'alcool simple, camphré, aromatique; bains avec décoction de substances toniques fixes et diffusibles, id. de mer, id. martiaux simples et sulfurés, id. de lessive, id. de drèche, id. de sang chaud de bœuf, id. de lie de vin, id. de marc d'olives; huile de camomille en liniment, onctions balsamiques, baume opodeldoch; styrax, excitant spécial des plaies et des ulcères atoniques; cataplasme Pradier, décoction de goudron, huile animale de Dippel pour les vieux ulcères, huile de laurier; solution de muriate d'ammoniaque, lavemens de tabac, salins; tuthie en poudre pour les yeux.

On sait que la médecine physiologique aurait beaucoup à revoir dans ces *farrago*, moins cependant que dans les médicamens internes, parce qu'ils n'ont point à passer par la muqueuse gastro-intestinale: mais enfin les voilà, tels que nous les ont transmis nos anciens: on peut y choisir.

ANCIEN BUT D'EMPLOI.

4° Topiques irritans, rubéfians, épispastiques.

Cantharides : *meloe vesicatorius*. *Litta segetum et vesicatoria*, réunissant les propriétés diverses qu'énonce le titre, selon le mode de préparation.

SUCCÉDANÉS.

Contre l'*atonie*, la *paralysie*; comme *révulsifs* d'une *irritation* interne; comme *déplaçant* une humeur, dans la *médecine humorale*.

L'eau bouillante, *arum*, bétoine, verveine, joubarbe brûlante : *sedum acre*; clématite, dentelaire, garou, moutarde et sinapismes, urtication, euphorbe, éclaire, poirée, poix de Bourgogne, rhue, tabac; sulfate de zinc, pommade stibiée d'Autenreith.

*N. B.* Dans nos énumérations, ici, comme dans tout cet aperçu rapide de matière médicale, nous n'avons point suivi, en exposant nos succédanés, la progression croissante du degré d'activité de chacun d'eux; mais il serait facile à la sagacité de la découvrir.

Les ventouses, fonticules, sétons agissent comme dérivatifs, et relativement à cette action, nous les

ANCIEN BUT D'EMPLOI.

rangeons à la suite des moyens précédens.

5° Cathérétiques, caustiques, escharotiques.

Cautère actuel.

SUCCÉDANÉS.

Suc d'acajou et d'anacarde, suc de chélidoine et de tithymale, id. de *sedum acre* [1], considéré comme anti-cancéreux; toutes les renoncules, et en général, les renonculacées; lierre; orpin: *sedum telephium*, contre les cors; persicaire, sabine; acétate de cuivre: *verdet;* acide arsénieux: arsénic; beurre d'antimoine ou muriate d'antimoine, pierre infernale ou nitrate d'argent fondu; eau mercurielle, précipité rouge, sublimé corrosif et trochisques de *minium* [2]; pierre

Excroissances, caries, ulcères de mauvais caractère, chancres, gangrène, etc.; morsures d'animaux enragés, d'animaux vénimeux. Les fonticules s'établissent au moyen du cautère potentiel.

[1] Nous rangeons ici comme *caustique* le suc des plantes que nous avons seulement considérées ci-dessus comme irritantes, employées à leur état d'intégrité.

[2] J'eusse bien employé exclusivement la nomenclature chimique de *Lavoisier* et de *Fourcroy*, etc., connue depuis vingt ans, à l'exclusion des dénominations de l'ancienne chimie, dont je me sers quelquefois, ou que j'emploie indifféremment; mais j'en agis ainsi en vue

à cautères ou potasse caustique, soude, sulfate de cuivre, caustique du frère Cosme, *moxa*.

---

DEUXIÈME DIVISION.

## DES MÉDICAMENS ÉVACUANS.

Les MÉDICAMENS dont nous venons de parler sous les noms d'*Excitans fixes généraux*, ou *Toniques généraux;* de *Toniques et excitans spéciaux:* stomachiques, carminatifs, cordiaux, céphaliques, aphrodisiaques, anthelmentiques, fébrifuges, antiscorbutiques, antisyphilitiques, laiteux ou galactopoiétiques (les anti-laiteux appartiennent plutôt aux évacuans); apéritifs, incisifs, fondans, discussifs, désopilans,

de brièveté. Qu'eût-ce été si j'eusse eu recours à la nomenclature plus récente, qui ne m'est pas très-familière, et dont, comme dans la nomenclature anatomique de M. Chaussier, les mots sont longs d'une aune ! Il me semble que l'on doit laisser ces doubles-dénominations savantes et scientifiques aux chimistes de profession et à l'anatomie comparée. (En tout cela, vénération à la science!)

désobstruans, etc.; ces six dernières énonciations appartenant à l'ancienne école; de *topiques* toniques, irritans, rubéfians, etc.: ces *médicamens*, disons-nous, excitent le ton des parties (si cette excitation est nécessaire), raniment toute l'organisation, ou du moins l'organe spécial, l'appareil d'organes vers lequel on dirige leur action. Le but de leur emploi, en un mot, est de rétablir cette organisation générale ou fractionnelle dans la situation où elle doit être pour que la santé se maintienne, si elle ne fait en quelque sorte que péricliter, ou pour qu'elle se récupère; ce sont philosophiquement les vrais toniques, les vrais excitans: les ÉVACUANS que nous allons énumérer, et qu'alors, sans doute, j'avais placés, du moins d'une manière trop absolue, au nombre des *excitans* dans ma *Dissertation inaugurale*[1], quoiqu'ils soient tels

[1] Essai sur les substances nutritives, excitantes et débilitantes; leur usage et leur influence dans la santé

par leur action première, sinon, le plus souvent du moins par leurs résultats; les *évacuans,* disons-nous, malgré la stimulation, en général locale, qu'ils produisent, étant débilitans par les évacuations qu'ils déterminent; ce qui s'observe d'une manière marquée surtout, de l'effet des *vomitifs* et des *purgatifs* principalement : ces deux moyens pouvant, spécialement, et d'une manière plus apparente que les autres évacuans, être considérés comme *contre-stimulans indirects*, comme *révulsifs* d'une irritation plus dangereuse que celle qu'ils déterminent, tandis que les *antiphlogistiques* proprement dits (si je n'erre point, mais je crois errer, dans l'application de ces dénominations de médecine italienne), sont les *contre-stimulans directs.*

Lorsque l'emploi des *toniques*, des *excitans* est indiqué, ils sont,

et la maladie. Paris, 1804.... Je donnerai plus loin, dans ce volume, une nouvelle préface ou introduction pour cette Dissertation.

en quelque sorte, contre les maladies asthéniques (si toutefois il y a des maladies asthéniques dont on nie maintenant l'existence), les armes finales de la médecine : leur action n'est suivie d'aucune évacuation qui, d'ailleurs, ferait manquer le but de leur emploi, et annihilerait la qualité inhérente à leur nature et qui les caractérise. L'*évacuation*, au contraire, indépendamment de *la révulsion* quelquefois, souvent si l'on veut, est le but qu'on se propose dans l'administration des médicamens dont nous allons parler, et qui ne titillent, qui n'excitent nos organes que pour que ce but soit rempli ; quoiqu'on ne nie point qu'un effet tonique persistant ne puisse résulter de l'administration de certaines de ces médications et de ces médicamens ; que quelques-uns de ceux-ci, à petite dose, ne soient purement toniques et excitans, et que, même, des *toniques* et des *excitans* étrangers à ce que l'on nomme *évacuans*, ne produisent quelquefois l'effet que ces derniers déterminent ; puisque, quoique l'exception ne détruise point la règle, le *quinquina* amène quelquefois des évacuations : tant la nature, au reste, se joue de nos *méthodes*, que, dans la circonstance toutefois, elle est loin de pouvoir totalement désavouer.

En général, les *évacuans*, matériaux de *médications* quelquefois essentielles, sont, d'une manière assez banale peut-être, les ressources préparatoires et finales des autres médications. C'était ainsi, du moins, que l'entendait l'ancienne médecine. En leur qualité assez générale d'irritans, ils font frissonner la médecine nouvelle, qui est très-méticuleuse sur leur emploi : si même, en s'abandonnant entièrement à son impulsion, elle ne se porterait volontiers à les proscrire entièrement, sinon, nous l'avons déjà dit, comme révulsifs, et ensuite, dans quelques circonstances purement mécaniques, comme dans le cas d'empoisonnement récent.

Quoi qu'il en soit, ces médicamens excitent les voies gastriques, intestinales, circulatoires, urinaires, utérines, anales, pulmonaires, salivaires, nasales, sous les dénominations de vomitifs, de purgatifs, de sudorifiques, de diurétiques, d'emménagogues, d'hémorrhoïdaires, de béchiques, de sialagogues, d'herrins; et de cette excitation (moyen, d'ailleurs, de révulsion, selon les vues actuelles, le plus ordinairement du moins, et agissant quelquefois par sympathie); de cette excitation donc qui, par *consensus*, se propage à des organes plus ou moins éloignés, et quelquefois dans toute l'économie, nait une sécrétion dont le produit est excrété avec plus ou moins d'abondance par les orifices des voies qui ont été plus ou moins immédiatement irritées.

Nous ferons observer, en terminant ces Préliminaires sur les *Éva-*

*cuans*, qu'à moins de trop d'*éréthisme*, ce qui, d'ailleurs, les contre-indique alors, leurs effets sont évidens et assez généralement certains, lorsque l'évacuation doit avoir lieu de la surface sur laquelle ils agissent immédiatement, comme pour les vomitifs, purgatifs, sialagogues, errhins; et que ces effets sont loin d'offrir la même évidence, et qu'il faut alors y mettre un peu de foi, lorsque l'organe duquel la sécrétion et l'excrétion doit se faire, n'est ou n'est censée être irrité que médiatement, par l'intermédiaire des voies circulatoires, ou par *consensus*, comme pour les sudorifiques, les diurétiques, les emménagogues, les hémorrhoïdaires, les béchiques. C'est même de là que le scepticisme part, et d'autres prétentions dont nous parlerons plus tard, pour se moquer, avec assez de suffisance, surtout des dernières dénominations que nous venons de signaler.

DOSES. — ANCIEN BUT D'EMPLOI.

### 1° Vomitifs.

Tartre stibié. Émétique. Tartrate acidule de potasse antimonié. En solution dans eau ℥xij, pour trois prises. . . . . . . . . . gr. 3.

*Embarras gastrique* simple ou en complication de quelque maladie.

On connaît ici les craintes de la *médecine physiologique* qui regarde cet embarras gastrique comme le résultat d'une irritation, d'une phlegmasie de la muqueuse de l'estomac. Cependant la *médecine de l'irritation* ne s'oppose point à l'introduction de l'émétique à haute dose, dans le tube digestif, par la méthode Laënnec, parce qu'ici le médicament agit comme révulsif d'une irritation plus dangereuse et plus grave que celle qu'il détermine.

SUCCÉDANÉS.

Ipécacuanha, émétine, cabaret, diverses espèces d'euphorbe.

Chacun connaît, comme anti-émétique, la potion effervescente de Rivière. L'eau de Seltz et le soda-water des Anglais sont anti-émétiques par la même raison.

### 2° Purgatifs.

#### A. *Minoratifs ou faibles laxatifs.*

Manne: *suc exsudant du fraxinus ornus.* En solution . . . . . ℥i, ℥iß, à ℥ij.

SUCCÉDANÉS.

Usités: miel, casse; crême de tartre, id. soluble; pruneaux, tamarins, marmelade de Tronchin; huile d'amandes douces, sirop de chicorée composé, id. de roses pâles, id. de fleurs de pêcher.

Ces quatre derniers médicamens surtout, adaptés aux enfans.

ANCIEN BUT D'EMPLOI. DOSES.

Peu usités : semences de carthâme, mercuriale.

B. *Cathartiques, ou purgatifs moyens.*

Séné : *cassia senna.* En infusion dans eau ℥vi . . . . . . . . ʒij, ã ℥ ß.

*Embarras intestinal.* Fin des *gastro-entérites*, ou *fièvres* muqueuse, bilieuse, putride. Révulsifs selon les diverses occurrences. Mêmes craintes de la *médecine de l'irritation.*

Sel d'epsum : sulfate de magnésie, en solution . . . . . . . ʒii, ℥ i ã ℥ iß.

SUCCÉDANÉS.

Usités : eaux minérales salines cathartiques froides, sel de Glaubert, sel de *duobus* ou *arcanum duplicatum*, phosphate de soude, émétique en lavage; huile de ricin, d'ailleurs excellent vermifuge, nerprun, rhubarbe, jalap.

Moins usités : tartrate de potasse: sel végétal; tartrate de potasse et de soude : sel de seignette; carbonate de magnésie et magnésie caustique ; Geoffroie (écorce de) purgatif vermifuge ; mirabolans : purgatif astringent; poudre de cornachine, rob de sureau.

Inusités : sulfite sulfuré de soude; baguenaudier, eupatoire, gratiole, yèble : écorces, rob et semences; lin cathartique, rapontic.

ANCIEN BUT D'EMPLOI.

C. *Drastiques, hydragogues ou purgatifs violens.*

DOSES.

Bryone : *brionia alba.* Racines sèches. Poudre . . . . . . . . g. 15, ℈ à 31. — *Infiltrations* et hydropisies atoniques Mais cette atonie est plus rare qu'on ne pensait autrefois.

SUCCÉDANÉS.

Usités : aloës, gomme gutte, scammonée, résine de jalap.

Peu usités : Iris de Florence, écorces de sureau.

Incendiaires : agaric blanc, anagyre, huile de ben, résine d'euphorbe, coloquinte, concombre sauvage, coques du Levant, ellébore blanc, id. noir, méchoacan, oximel colchique, turbith végétal.

Tout cela, en général :

Armes des charlatans, dont les mortels travers
Vous mettent par milliers des ames à l'envers.

3° Sudorifiques.

A. *Sudorifiques faibles ou diaphorétiques.*

Fleurs de sureau : *sambucus nigra.*

En infusion dans eau ℔.ij. . . . M. j. — Affections catarrhales, rhumatismes chroniques ; facilitant les crises qui se déterminent par les sueurs

SUCCÉDANÉS.

Camphrée, chardon bénit, chardon marie, bourrache et borraginées, fleurs d'yèble ; d'ailleurs, toutes les boissons délayantes chau-

ANCIEN BUT D'EMPLOI.

des; bains chauds, id. de vapeurs, id. aromatiques.

B. *Sudorifiques proprement dits.*

DOSES.

*Adynamies*, rhumatismes chroniques; maladies lymphatiques dans lesquelles est comprise la maladie vénérienne, sauf le recours de la médecine d'irritation.

Ammoniaque: alcali volatil. Dans eau édulcorée, ℔.ij . . . . . . gttes. 10 à 30.

SUCCÉDANÉS.

Muriate et acétate d'ammoniaque, carbonate de id., antimoine diaphorétique, soufre doré d'antimoine, kermès minéral et émétique fractionnés, sulfite sulfuré de soude, eaux minérales sulfureuses en boissons et en bains; d'ailleurs bains précités, mais rendus plus actifs: aunée, buis, calaguala, dompte-vénin, galega, gayac, baume et élixir de gayac, salsepareille, sassafras, squine; huile de térébenthine contre la sciatique.

4° Diurétiques.

A. *Tempérés.*

*Hydropisies* et infiltrations toniques et atoniques.

Pariétaire: *parietaria officinalis.* En infusion dans eau ℔.ij . . . M. j.

SUCCÉDANÉS.

Acide nitrique dulcifié, eaux minérales acidules, nitre, acétate de

ANCIEN BUT D'EMPLOI.

potasse ou terre foliée de tartre; bourrache et borraginées, racines d'oseille. Tous les *helianthus* renferment beaucoup de nître.

B. *Moyens.*

DOSES.

Racines d'asperges: *Asparagus officinalis.* En décoction dans eau, ℔.ij . ℥ i à ℥ ij. Hydropisies atoniques.

SUCCÉDANÉS.

Carbonate de potasse; baies d'alkekenge, par habitude; alliaire, arrête-bœuf, bouleau blanc, *calamus aromaticus*, camphrée, racines de cerfeuil et de persil, chardon-rolland ou eryngium, hyèble et ses graines, racines de houx, *parcira brava*, roseau à balais, raisin d'ours, queues de cerises noires, petit-houx: ces trois dernières substances, ainsi que le carbonate de potasse regardés comme *lithontriptiques;* vins acidules et blancs; et, d'ailleurs, dit-on, eaux minérales sulfureuses.

C. *Diurétiques forts.*

Hydropisies et infiltrations atoniques.

Scille: *scilla maritima.* Sa poudre, gr. 6 à 18. Nous ferons

ANCIEN ETC D'EMPLOI.

SUCCÉDANÉS.

Oximel scillitique, vin id.; colchique: dangereux, vin id.; cantharides: dangereuses; phosphore: dangereux.

Les térébenthines et leurs préparations, telles que les térébenthines de Chio, de Copahu, de Vénise, de la Mecque: baume; l'eau de goudron, le baume de soufre térébenthiné, excitent réellement les urines: cependant, c'est moins comme diurétiques qu'on les emploie, que dans l'intention de contribuer à la cicatrisation des ulcères des voies urinaires.

ou nous renouvellerons, en quelque sorte, la remarque que les apéritifs et les diurétiques agissent d'une manière très-équivoque, sans doute à raison de la gravité des cas principaux où on les emploie: obstructions, et hydropisies par suite d'obstructions insolubles C'est à peu-près le cas de dire: « Je me sers de ces moyens, dans cette circonstance, parce que c'est l'habitude. »

5° Emménagogues.

DOSES.

Armoise: *Artemisia vulgaris*. En infusion dans eau ou vin blanc, ℔ij. ℥iv.

*Aménorrhée atonique*, pâles couleurs, déjà signalés au paragraphe des toniques généraux.

SUCCÉDANÉS.

Quelquefois le mariage; le fer et ses préparations; aloës, aristoloche, aunée, *costus* arabique, dictâme de Crète, livêche, matricaire, safran, sagapenum et toutes les gommes-résines fétides, la rhue, la sabine.

On sait combien ces deux derniers moyens, le dernier surtout, sont dangereux, quoique le *crime* n'en obtienne pas ordinairement l'effet qu'il en attend : mais il parvient, du moins, à *détériorer* la santé, et assez souvent à causer la *mort* des *victimes* de ses *homicides tentatives*. Ce forfait est fréquent lorsque règne la dépravation des mœurs ; et l'*autorité* vigilante s'attache sans doute beaucoup à le prévenir, à en chercher et suivre les traces, et à le constater pour le punir.

### 6° Hémorrhoïdaires.

Aloès : *aloë*. Tous les jours, jusqu'à l'effet désiré. . . . . . . gr. 5 à 10.

Le titre indique la propriété.

SUCCÉDANÉS.

Grains de santé du Dr. Franck.

### 7° Béchiques [1].

Oximel scillitique. Dans les vingt-

[1] Je me permets de donner une expression particulière au mot *béchique*, auquel j'attribue quelque chose d'actif, d'*excitant*, et dont je fais le synonyme d'*expec-*

ANCIEN BUT D'EMPLOI. | DOSES.

Expectoration visqueuse, tenace avec atonie.

quatre heures, dans un véhicule. ℥ 1 à ℥ ij.

SUCCÉDANÉS.

Acide benzoïque, soufre, kermès minéral, baume de soufre anisé, sulfure de potasse, contre le croup: recommandation ministérielle. Il m'a réussi une fois[2]; capillaire, gomme ammoniaque, crysimum, hysope, ipécacuanha fractionné, iris de Florence, lierre terrestre, *polygala amara*, id. de Virginie, sagapenum, violettes, Véronique officinale, styrax; pilules balsamiques de Morton; sirop de Tolu, id. d'ipécacuanha, id. de Harambure.

8° Sialagogues.

Odontalgie. Ophtalmies chroniques.

Bétel, pyrèthre, tabac . . . En masticatoires.

*torant*, à la différence des *pectoraux* que je confonds avec les simples *adoucissans*, et pour lesquels je ne fais même point d'article dans cette Nomenclature.

[2] Voyez, présent volume de cet *écrit*, la copie d'un Mémoire que j'adressai à S. Ex. le ministre de l'intérieur, d'après son invitation générale à la *France* et à l'*Europe*, pour lui annoncer une réussite de l'emploi du *sulfure* de *potasse* dans le *croup*.

| | DOSES. | ANCIEN BUT D'EMPLOI. |
|---|---|---|
| 9° Errhins. | | |
| Tabac. *Nicotiana tabacum*. . . | En prises par le nez. | Comme les sialagogues. Céphalalgie non pléthorique. Amusement, nous disait M. le professeur Peyrihle, tout en prenant une prise de tabac. |
| SUCCÉDANÉS. | | |
| Poudres d'achillée ptarmique, de bette, de bétoine, d'ellébore blanc, poudre capitale de St.-Ange. | | |

Je puis, comme je l'ai déjà dit, avoir commis quelques erreurs légères dans l'appréciation et le classement de mes succédanés : mais la perspicacité les réparerait facilement. Du reste, comme je le dis dans mon Préambule, il n'y a peut-être point de succédanés; et il se peut que tout soit *individualité* dans les remèdes comme dans nos maux.

Il est évident que dans cet exposé des médicamens, j'ai dû, pour en omettre le moins que possible, et pour l'appréciation des doses, etc., j'ai dû aider ma mémoire, mes études antérieures et mon expérience, des ouvrages qui ont traité de la matière. J'ai donc consulté les écrits de MM. Authenac, Ratier, Bourgeoise, Richard fils, etc., et le *Dictionnaire des Sciences médicales*.

Des *médecins*, et cela regarde même la

médecine d'autrefois, croyaient mettre beaucoup de philosophie à regarder avec dédain certaines spécialités médicales que nous avons indiquées en désignant successivement des stomachiques, des carminatifs, des cordiaux, des céphaliques, des aphrodisiaques, des anthelmentiques, des fébrifuges, des antiscorbutiques, des anti-syphilitiques, des anti-laiteux, des laiteux ou galactopoiétiques; des apéritifs, résolutifs, etc.; des sudorifiques, des diurétiques, des emménagogues, etc., en disant que des moyens opposés à ceux-là pouvaient, selon les circonstances, déterminer des effets diamétralement opposés à ceux qu'on en attendait, ou plutôt, qu'on semblait en attendre. Mais la perspicacité des ces messieurs avait trop de finesse pour ne point leur faire voir, s'ils avaient voulu l'avouer, que lorsque l'on assignait à ces moyens une détermination médicale spéciale, on entendait par-là qu'on ne les administrait que dans les dispositions pathologiques qui pouvaient permettre d'attendre de ces applications l'effet thérapeutique désiré.... Je parle ici, je le répète, dans le sens de l'ancienne médecine et non de la nouvelle, qui paraît, en général, ne plus vouloir, directement du moins, de toniques, d'excitans, dont alors, et moi le premier pour mon compte, nous ne saurons plus que faire, du moins en thérapeutique : car, il est probable qu'en santé, MM. les médecins physiologistes, prenant en pitié les *pays vignicoles* et leurs justes *lamentations* contre les impôts indirects, continueront, pour faciliter l'écoulement des produits de ces pays-là, à permettre et à octroyer aux autres, comme ils se l'accordent sans doute à eux-mêmes, l'usage modéré du vin, du café, des liqueurs mêmes, ainsi que celui des alimens rendus légèrement excitans. Tout cet arsenal de la civilisation, dans lequel n'a pas, rigoureusement parlant, besoin de puiser des auxiliaires l'estomac vierge et robuste de l'homme de la nature, du cultivateur, et de ceux dont la profession consiste à exercer vigoureusement leurs forces musculaires [1], fournit les armes nécessaires à l'estomac énervé des citadins sédentaires,

[1] On sait que cette doctrine pourrait paraître un peu systématique, et quoique la plupart des hommes de peine n'aient pas, dans nos contrées surtout, la faculté

oisifs; des hommes de bureau et de ceux de cabinet.

Quoi qu'il en soit, nous venons de voir que pour remplir les *médications* convenues jusqu'à ce jour (à moins que, comme il est dit plus haut, on n'admette autant d'individualités médicatrices que de remèdes appliqués chacun à une individualité maladive); nous venons donc de voir que pour remplir les médications admises jusqu'à ce jour, *cinquante-quatre médicamens* que nous avons placés à la tête de leurs *succédanés*, pourraient suffire, avec surérogation, pour tous les cas qui se présenteraient, puisqu'il serait possible d'en supprimer encore un certain nombre, à raison de quelques double-emplois apparens. Encore, assigné-je à ces cinquante-quatre médicamens les nombreux buts médicateurs que reconnaissait et que leur reconnaissait l'ancienne médecine; car, si j'avais ici suivi, à la rigueur, le système, préférable sans doute, et bien plus philo-

de boire du vin, l'usage modéré et habituel de cette liqueur, tout en soutenant leurs forces, altérerait peu la somme de leur *réactivité vitale*. Ils la détruisent bien davantage par les excès qu'ils se permettent.

sophique, de la *médecine* de l'IRRITATION, système d'ailleurs qui, à raison de sa grande facilité et de sa régularité apparente, me guide, en grande partie, dans le texte du moins de cet *écrit*, je n'eusse su que faire de cette richesse qui n'est cependant que la quintessence de nos *trésors médicateurs;* puisque, comme je le dis déjà à peu près quelque part, aux *révulsifs* près, dont le nombre interne et topique peut être plus ou moins étendu, le nombre de nos doigts est plus que double des ressources véritablement directes que la moderne *réformation* a jugé à propos de conserver.

Il nous reste, pour terminer cet exposé de matière médicale, à donner dans une courte et dernière division, la liste des ANALEPTIQUES en usage, comme nous l'avons dit, dans certaines maladies lentes; et même des alimens que peuvent requérir ces maladies, et, en général, la convalescence.

CAS D'EMPLOI.

TROISIÈME DIVISION.

## DES ANALEPTIQUES.

Epuisement, fièvres lentes qui supposent toujours, d'après les vues nouvelles, une phlegmasie chronique; convalescences.

Arrow-root, fécule de pomme de terre, chocolat, salep, semouille, tapioca, gruau d'avoine, riz, sucre, corne de cerf (gelée de), colle de poisson, lait, œufs frais; bouillon de poulet, id. de tortue, id. de vipère, id. à l'osmazôme.

La convalescence faisant des progrès, on ajoute successivement à ces ressources, conjointement avec le pain bien fermenté :

La chair adoucissante et facilement soluble des poissons du genre des *gadus :* merlan, moruette, cabillau;

Celle des gallinacées;

Ensuite celle de bœuf.

La chair de mouton, très-restaurante d'ailleurs, est mise en usage, lorsqu'il s'agit de produire un effet astringent : cas dans lequel le bouillon de cette viande remplit parfaitement cette indication.

Enfin, gardons-nous d'omettre les légumes frais et les fruits de la saison qui, en général, ne peuvent être que salutaires, puisque l'homme est *omnivore*, et qu'il ne doit point plus oublier cette destinée dans sa santé équivoque que lorsqu'il se porte parfaitement bien.

## SECONDE SECTION.

### APPLICATION SPÉCIALE DES MÉDICAMENS, MÉDICATIONS SPÉCIFIQUES.

*Thérapeutique, ou Médecine proprement dite.*

L'IRRITATION, nous l'avons dit, et, dans la plupart des cas, l'*irritation* PHLEGMASIQUE, *inflammatoire*, SANGUINE, est le *cachet* de la majeure partie de nos maux. La RÉACTION VITALE a donc presque toujours à combattre contre l'*obstacle local* (contre l'AIGUILLON qui met un *tissu*, un *organe* en souffrance, et qui attire en ce point les FORCES de la *vie*), pour le déraciner, l'expulser, et à moins que ces forces ne succombent dans leurs efforts, rétablir les libres courans, l'équilibre de la santé.

Nous avons parlé déjà, et nous parlerons encore dans notre *Conclusion*, de la MÉDECINE de la NATURE, que nous avons nommée ou que nous nommerons *médecine facile* : c'est celle que cette bonne *mère* inspire instinctivement à tout être souffrant. Mais il est ici question de la MÉDECINE de L'HOMME, de la *médecine* réduite en art. Or, quel est le but de cette médecine-là ?

Médecine physiologiq.

Est-il, dans tous les cas, d'*abattre* totalement ce que l'on nommait autrefois les EFFORTS *médicateurs*, pour faire, dit-on, *avorter*, pour *trancher* la maladie, afin que la santé soit immédiatement rétablie sans combat, au risque, par les soustractions que l'on aura faites, sans mesure, de la vigueur de ces efforts, de laisser la *vie* sans énergie, indéfiniment languissante, et de la voir définitivement s'éteindre peut-être, parce qu'on aura radicalement affaibli le *stimulus* inné qui la constitue ?

Médecine expectante.

Ce but n'est-il pas, peut-être, en modifiant une conduite trop absolue, d'ôter, quand il le faut, avec la mesure et le discernement dont l'homme est capable, à la *réaction vitale*, l'exubérance des forces par l'emploi désordonné desquelles elle s'*étoufferait* elle-même, et ferait succomber *l'être* qu'elle anime, mais dont une portion lui est nécessaire cependant, dont une portion est de l'essence du *vis naturæ medicatrix*, pour que la maladie qui, probablement, n'en doit pas moins parcourir ses périodes, soit vaincue ?

J'adopte ce dernier parti, croyant ensuite que lorsque la *nature* paraît se suffire à elle-même, ce qui, sans doute, arrive souvent ; suppléant, d'ailleurs, par ses CRISES, aux secours douteux qu'on aurait pu omettre, on peut alors l'abandonner à son *laisser-aller*, en la secondant de quelques *adjuvans* thérapeutiques et hygiéniques qui sont dans sa *tendance*: les moyens de l'*hygiène* bien coordonnés étant d'ailleurs, en toutes circonstances, des secours essentiels, du premier ordre, sans lesquels les moyens de la thérapeutique ne sont rien.

Nous allons donc suivre rapidement les efforts de la RÉACTION VITALE, et ceux de ses moyens *modérateurs*, dans le cadre nosologique de l'IRRITATION ; et nous donnerons ensuite l'*appendice* resserrée, mal dessinée, mal limitée, des cas où la *réaction vitale* est, ou paraît être, non plus opprimée sous la vigueur de ses propres efforts, mais impuissante, ce semble, par faiblesse ; où elle a besoin d'être relevée, corroborée, suppléée, en quelque sorte, par les moyens ACTIFS de la *thérapeutique* et de l'*hygiène*. Ce sera, si l'on veut, un peu d'ASTHÉNIE *honteuse*, qui disparaîtra sans doute un jour entièrement, sous les coups *brillans* de la MÉDECINE exclusive de l'*irritation*. Ce sera encore une ressource provisoire pour placer bon nombre de nos *médications excitantes* dont, sans cela, nous ne saurions que faire[1], en attendant qu'on nous explique pour quel autre usage la *nature* a créé les ingrédiens nombreux qui les constituent, et dont l'art, toutefois, sait merveilleusement réduire les principes, si, cependant, il n'en est qui échappent à ses procédés; ou qu'une médecine plus savante, répétons-le encore, mais plus scabreuse, et dont il ne faut pas perdre la tradition, restitue (en accroissant le domaine de leurs miracles), restitue à l'individualité, peut-être, des médicamens, à leur succédanéité, si l'on veut, et à leurs mélanges, l'action et les prodiges

[1] Je ne réponds point, toutefois, que toutes mes *têtes médicatrices*, ou l'un de leurs succédanés de la première *section* de cette *quatrième partie*, reparaîtront dans les médications de cette *seconde section*. Du moins, j'en ai indiqué l'usage général dans la première section, et plusieurs, d'ailleurs, appartiennent à la *thérapeutique chirurgicale*, dont un résumé est exposé dans la suite de ce volume.

que les siècles ont cru obtenir de leur emploi.

Une *sous-section* intermédiaire exposera la *thérapeutique* des FIÈVRES INTERMITTENTES et des maladies qui les simulent par leur *périodicité*. Ces affections, dont la cure est sous le domaine évident de l'homme, et qui entrent avec effort dans la théorie de l'*irritation*; paraissent devoir, sous ces deux rapports, s'offrir sous une évidence isolée.

## SOUS-SECTION PREMIÈRE.

### DE L'IRRITATION, DE LA STHÉNIE ET DE SES MODÉRATEURS.

On sait que la *médecine* de l'IRRITATION a chassé les FIÈVRES GÉNÉRALES, les *fièvres* sans FOYERS FIXES, sans *foyer* de *départ*, de son DOMAINE : ce sont des ENTITÉS, des êtres *ontologiques*, selon elle; il n'y a point de *fièvre* sans IRRITATION, sans *inflammation* d'un *tissu*: ou plutôt, la FIÈVRE n'est que l'expression de cette *irritation*, de cette INFLAMMATION *locale*, lorsque, toutefois, le tissu, l'organe, ont assez d'importance dans l'*économie*, pour que leur affection phlegmasique soit exprimée par la *fièvre*.

Nous rappellerons ici pour l'ordre, que les *tissus* connus dans leur isolement, ou dans la texture de nos organes, sont les tissus cellulaire, nerveux de la vie animale, nerveux de la vie organique, artériel, veineux, celui des exhalans, celui des absorbans et de leurs glandes, l'osseux, le médullaire, le cartilagineux, le musculaire de la vie animale, le musculaire de la vie organique, le muqueux, le séreux, le synovial, le glanduleux, le dermoïde, l'épidermoïde, le pileux, etc.: tous nos organes, comme il est dit plus haut, résultant de l'assemblage, de l'enlacement d'un plus ou moins grand nombre de ces tissus auxquels il faut ajouter le parenchyme de plusieurs viscères, qui n'est point encore connu dans sa nature, et le tissu érectile qui semble spécial surtout, aux organes de la *vie* de l'*espèce*, quoiqu'on le retrouve aussi dans quelques-uns de ceux de la *vie animale*, et que, d'ailleurs, il soit quelquefois un résultat pathologique.

Or, c'est dans l'*irritation* anormale, dans l'irritation phlegmasique de ces divers *tissus*, et des *organes* qu'ils constituent,

IRRITATION avec ou sans *fièvre,* selon sa force, ou l'importance du tissu ou de l'organe irrité, que consiste la maladie; c'est contre elle, ou plutôt contre sa cause externe ou intime, que se lève la RÉACTION VITALE, pour *évulser,* détruire l'AIGUILLON, l'*être* non-naturel, l'*obstacle,* cause de l'*irritation; réaction* salutaire dans le but de la *nature:* mais que doivent modérer plus ou moins les RESSOURCES de la *thérapeutique,* et celles de l'*hygiène* qui, dans ce cas, sont confondues avec les premières.

(Voyez l'article terminal de ma troisième partie, Ier Vol., ayant pour titre: de la MÉDECINE HUMORALE, pour adoucir un peu l'aridité de ce *solidisme.*)

1°. Cure: *Cura.* Soin de la gastro-entérite : ci-devant, embarras gastrique, *id.* intestinal, fièvre muqueuse, *typhus,* fièvre bilieuse, *cholera-morbus,* fièvre jaune, fièvre inflammat[re], fièv. putride, fièv. maligne, peste.

Cette IRRITATION connue sous le nom de *gastrite,* de *gastro-entérite,* et qui est fixée dans l'estomac, le *duodenum,* l'intestin grêle, les organes annexes des voies digestives, et surtout le foie et ses dépendances; et qui, selon ses degrés, l'âge, le sexe, le tempérament de la personne malade, le climat qu'elle habite, la saison dont elle subissait l'influence, et d'ailleurs, comme on le disait dans ce temps-là, la *constitution régnante,* usurpait, autrefois, les noms d'embarras gastrique, d'embarras intestinal, de fièvre muqueuse, de typhus, de fièvre bilieuse, de cholera-morbus, de fièvre jaune, de fièvre inflammatoire, de fièvre putride, de fièvre maligne, dans ce dernier cas le *cerveau* étant affecté d'une manière consécutive, quelquefois d'une manière primitive; de peste enfin, se traite, selon la graduation de la gravité de l'affection, graduation que j'ai indiquée par l'expression ascendante des anciennes dénominations de cette affection *multiforme*, par les boissons acidulées, les mêmes boissons légèrement laxatives, quelquefois semi-toniques dans la période avancée de la gastro-entérite muqueuse, les boissons sédatives et délayantes, les boissons adoucissantes, l'application des sangsues à l'épigastre, quelquefois à la partie latérale et supérieure du cou, la saignée générale, les frontaux sédatifs et acidules, les pédiluves et manuluves émolliens et tièdes; les pédiluves animés avec la moutarde, les frontaux fortement réfrigérans, les sinapismes et les épispastiques, comme rubéfians et révulsifs, lorsque la maladie offre un caractère typhoïde, ictérode, adynamique, ataxique, adéno-nerveux. C'est maintenant une *hérésie* de proposer, même dans les embarras gastrique et intestinal, ce qu'on nommait autrefois, lorsque du moins ils avaient de l'intensité, fièvres bilieuses et muqueuses, les *vomitifs* [1] et les *purgatifs,* ne fût-ce que pour débarrasser, au commencement de la maladie, les *premières voies* d'un foyer qu'on nommait *putrescent,* et, à la fin, éliminer le produit de la CRISE, de la *coction,* pour dire le mot, croyant, dans ce dernier cas, obéir

[1] La MÉDECINE PHYSIOLOGIQUE rejette l'emploi des *vomitifs* et des *purgatifs,* comme étant plus propres, agissant *loco dolenti*, à augmenter l'*irritation viscérale,* cause des fièvres dites *essentielles*, qu'à calmer, régulariser et borner les maladies. « *Vos saletés gastriques*, » dit-elle, « ne sont que le résultat d'une excrétion augmentée par cette irritation maladive, des mucosités et des humeurs que fournissent le ventricule, les intestins et les viscères avoisinans qui appartiennent au système digestif. Tuez-moi cette irritation, en la noyant au moyen des délayans internes, en éteignant la phlegmasie qui en est la suite, par l'application de nombreuses sangsues à l'épigastre, et vous trancherez le mal. » Cependant, lorsqu'un pauvre patient rend la bile et d'autres *vilenies* intestinales par rengorgement, il paraît bien naturel d'aider la nature, qui indique la voie

à ce précepte : *quò natura vergit, eò ducendum.*

Quant aux conseils de l'*hygiène* à suivre dans le cas de gastro-entérite, ou des *fièvres diverses* qu'elle représente, outre la propreté la plus stricte, qui est de la santé et de toutes les maladies, la respiration d'un air pur, sain et vif est nécessaire dans celles de ces fièvres que des miasmes délétères, stupéfians et contagieux ont pu déterminer, et il en est d'ailleurs, la *pro-*

par laquelle elle veut être soulagée: *quò natura vergit, eò ducendum.* Donnons deux exemples entre mille :

» 1° Je voyais ici, été de 1822 * : j'écris à *Guînes*,

* Cet été, sec et chaud, précédé d'un printemps qui, proportionnellement, avait offert la même température, et médiatement, d'un hiver tellement doux, que de mémoire d'homme on ne s'était vu soumis, dans une telle saison, à une influence atmosphérique aussi constamment tempérée : et il est étonnant que cette remarque, sans doute générale, n'ait, nulle part, été consignée ; cet été sec et chaud, disons-nous, a été remarquable, sous le rapport médical, dans ce pays, et sans doute partout, par les nombreux phénomènes semi-apoplectiques qui se sont offerts, surtout chez les jeunes gens, et par les céphalalgies intolérables, et insolites à raison de leur violence et de leur durée, qui accompagnaient les fièvres nombreuses que détermina l'ardeur de la saison; étourdissemens et céphalalgies qui cédèrent toutefois, sans qu'il y ait eu d'événement funeste, à l'emploi continu des boissons tempérantes et acidulées, aux pédiluves sinapisés et aux abondantes évacuations sanguines par les saignées locales. Notez encore que cette année sans hiver a été signalée par l'absence des maladies du printemps : les fièvres tierces et les péripneumonies, ce qui peut très-physiologiquement s'expliquer.

*phylactique* indispensable pour ceux qui servent les malades qui en sont atteints, pour les habitans de leur domicile et ceux de la cité. Un air plus doux, amolli par des émanations aqueuses, peut-être utile à ceux qui ne subissent qu'une fièvre purement bilieuse ou inflammatoire.

Empoisonnemens.

A la suite de la *gastro-entérite*, idiapatique en quelque sorte, se rangent les IRRITATIONS, les *inflammations gastriques* produites par l'introduction des POISONS;

Pas-de-Calais, un moissonneur, âgé de 18 à vingt ans, accablé par une fièvre intermittente bilieuse dont chaque accès, à son invasion, était signalé par des vomissemens énormes et prolongés. Je le fis vomir; et non-seulement le ventricule éprouva un dégagement entier; mais encore la fièvre fut incontinent rompue.

» 2° Un militaire revenu du service éprouvait depuis long-temps une anorexie complette; sa langue était habituellement couverte d'un enduit jaunâtre, et il avait constamment un goût amer. Je lui donnai le tartre stibié, et l'appétit revint immédiatement avec les couleurs et tous les attributs de la santé.

Des *sangsues* à *l'épigastre*, dont l'usage est certainement salutaire, mais ne doit point être exclusif, eussent-elles seules rompu d'une manière aussi prompte la fièvre tierce du premier de ces malades, et eussent-elles contribué en rien à la solution de l'interminable anorexie du second? »

introduction qui, toutefois, pour les poisons *narcotiques*, et même les poisons *narcotico-acres*, exige, dans le principe, les vomitifs : tous les cas d'empoisonnement, d'ailleurs, requérant les délayans à haute dose; les boissons acidulées étant spécialement affectées aux empoisonnemens narcotiques; et l'albumine délayée : la solution de blanc d'œuf, par exemple, étant spécifique, en quelque sorte, contre l'empoisonnement par le *sublimé* corrosif.[1]

Cure de l'encéphalite et de l'arachnoïdite : hydrocéphale aigüe et chronique, phrénésie.

Cette irritation, connue sous le nom d'ENCÉPHALITE ou de CÉPHALITE, lorsqu'elle

[1] Voilà un résumé bien court (comme le seront les suivans) de la GASTRITE ou des *fièvres* dites autrefois ESSENTIELLES, qu'elle représente, et de leur *thérapeutique;* fièvres et traitement dont le *Farrago*, depuis des siècles, remplit des volumes; et cependant, les *points* de vue *saillans* (les *commentaires* en étant faciles), qui appartiennent à la matière, sont signalés dans ce *résumé*. C'est ici néanmoins le lieu de répéter « que les *auteurs* et les *sectateurs* de la médecine moderne, dont on ne nie point les vues saines, sont très-savans, et qu'en effet, il leur a fallu beaucoup de science et une perspicacité profonde pour parvenir par la voie d'exclusion, à la réduction admirable à laquelle ils sont arrivés. Mais ceux, qu'on me passe l'expression que je vais employer, qui reçoivent leur système *tout mâché*, auront-ils besoin de ces études qui auront conduit les

attaque le *cerveau*; et, par anticipation, parce que le traitement est le même, d'ARACHNOÏDITE, lorsqu'elle atteint la membrane *arachnoïde* (ici viennent se ranger l'HYDROCÉPHALE aiguë et chronique): ces affections étant d'ailleurs la *phrénésie* d'autrefois, exige la saignée du pied, la saignée à la jugulaire, les sangsues et les ventouses scarifiées à la base de la tête, les pédiluves sinapisés, ammoniacés, les lavemens cathartiques et même drastiques ; l'eau froide, la glace sur le crâne rasé; d'ailleurs les boissons délayantes et acidules, la position verticale de la tête;

créateurs de l'édifice à ce point de simplicité? Il sera peu des adeptes à venir qui concevront ce qu'ils appelleraient la bonhomie de s'initier péniblement à ces divagations de vingt siècles dont on aura fait table rase; et si, par hasard, la docte antiquité, et les temps qui la suivirent intermédiairement jusqu'à nous, n'avaient point toujours eu tort, les temps à venir en porteraient la peine, puisque l'ignorance, dédaigneuse à l'égard de ceux qui ne voudraient point y rester; puisque l'ignorance dont on se ferait gloire du radotage réel ou supposé de ceux qui nous ont précédés, serait érigée en principes, et qu'il suffirait de se reposer fièrement sur l'oreiller de la science quintessencée, mais extrêmement facile, dont la pénible filière resterait perdue avec ceux qui l'auraient amenée à cette exiguïté. »

Et d'ailleurs encore, comme soins hygiéniques, l'absence de la lumière et de tout ce qui peut contrarier, agiter, irriter le malade, soit physiquement, soit en excitant moralement son irascibilité.

Cure de la pneumonie et de la phthisie pulmonaire.

L'*irritation* du PARENCHYME du poumon, *péripneumonie*, veut les saignées du bras, les manuluves, la respiration de vapeurs adoucissantes, les boissons émollientes, adoucissantes et sucrées, sous le nom de boissons pectorales; quelquefois les infusions diaphorétiques-calmantes et antispasmodiques, lorsque la sueur, comme crise, se prépare; et alors, la chaleur du lit.

La PHTHISIE PULMONAIRE n'est point une maladie univoque: elle est ou ESSENTIELLE, ou HÉRÉDITAIRE, ou SUITE d'une maladie dégénérée du poumon, ou SYMPTÔMATIQUE.

1° *Essentielle*, lorsqu'elle se déclare chez un homme sain d'ailleurs, après une imprudence;

2° *Héréditaire*, chez un scrophuleux, et alors *tuberculeuse*;

3° *Dégénération* d'une maladie du poumon, après une péripneumonie négligée;

4° *Symptômatique*: de la maladie vénérienne, par exemple.

Dans le premier et dans le second cas, elle peut exiger, à son premier degré, ou dans son principe, de légères saignées à quelque temps d'intervalle ;

Dans le troisième, ce moyen pourrait être dangereux ;

Dans le quatrième, il est inutile.

Tous les cas exigent des remèdes adoucissans et un régime lacté, farineux et analeptique.

Le troisième cas, dans lequel la maladie est toute formée dès qu'elle peut être reconnue, demande un exutoire.

Toutes ces variétés, ou si l'on veut, toutes ces espèces de la maladie requièrent, dans leurs progrès, ou bien ce moyen, ou l'irritation de la peau par les applications laineuses; mais le mercure est la ressource essentielle dans la phthisie vénérienne.

En *médecine humorale*, il est bien une *phthisie métastatique*, d'un *exanthême* aigu ou chronique ; mais en *médecine philosophique*, il reste à décider si l'exanthême ne disparait pas, parce que la *phthisie*, ou une irritation du poumon plus forte que n'est celle de l'exanthême, est déclarée à l'avance.

Quoi qu'il en soit, indépendamment des remèdes appliqués à la maladie principale actuellement existante, il est toujours bon d'établir un point d'irritation là où existait l'affection exanthématique.

L'air atmosphérique étant en rapport immédiat avec le poumon, ce sont surtout les qualités hygiéniques de cet agent nécessaire qu'il faut soigner dans les maladies de cet organe. En général, si non dans les phthisies muqueuses, sans ressort et apâthiques, l'air respiré, et dans la péripneumonie, et dans la plupart des phthisies, ne doit point être trop oxigéné, puisqu'il augmenterait l'incendie qu'il s'agit précisément de modérer et d'éteindre, pour guérir le malade. Voilà pourquoi les maladies du poumon sont plus communes sur les lieux élevés et les plages maritimes exposées aux vents piquans et pénétrans du nord; et leur traitement réussit mieux dans les lieux bas, d'une température douce, onctueuse en quelque sorte. L'on cherche à imiter ces qualités de l'atmosphère en faisant coucher les poitrinaires plutôt au rez-de-chaussée que dans les étages supérieurs des maisons, et principalement dans les étables, où l'air, désoxigéné déjà par les animaux qui y respirent, est de plus imprégné des émanations animales, balsamiques et laiteuses que ces derniers y répandent.

Cure de l'hépatite.

Dans *l'irritation* du *foie* (nous voulons toujours dire *l'irritation phlegmasique*, et c'est ainsi que nous l'entendons en toute circonstance) : *hépatite*, on a recours aux sangsues localement appliquées, appliquées à *l'anus;* aux fomentations émollientes, aux boissons délayantes, et surtout acidules, et même apéritives; à celles-ci, cependant, lorsque l'érétisme est calmé; aux boissons acidules principalement, lorsque *l'ictère,* comme phénomène, se déclare. Dans ce dernier cas, et même dans l'hépatite en général, on se trouve bien des bains généraux qu'indique le *prurit* universel dont le malade est tourmenté dans cette maladie, surtout lorsque l'ictère se manifeste. Parlerai-je de l'administration de l'éther, comme spécifique, lors de l'existence des *calculs biliaires?*

Cure de l'ictère;

de la splénite

L'*irritation de la rate,* splénite, affection rare, comme aiguë, exigerait aussi les saignées locales, à l'anus, les *fotus* adoucissans, les délayans.

de la néphrite ;

A *l'irritation* phlegmasique des *reins* : néphrite, on opposerait au besoin, la saignée locale par les sangsues et les ventouses scarifiées, les demi-bains gélatineux, les lavemens adoucissans, les boissons mucilagineuses et même légèrement diurétiques.

des lithontriques.

Parlerons-nous des LITHONTRIPTIQUES, dans le cas de GRAVELLE constatée. M. Magendie les fait consister, dans la plupart des cas, dans le RÉGIME *végétal acide* qui est alors prophylactique de la maladie, ainsi que dans la nécessité d'éviter la vie trop sédentaire.

Cure de la pleurésie, de la péritonite, de l'inflammation de la tunique vaginale, des membranes et capsules synoviales.

Les *irritations* des *membranes séreuses* : (nous avons confondu celle de l'*arachnoïde*, quant à son traitement, avec la céphalite); de la plèvre : pleurésie, si tant est que la pleurésie existe tout-à-fait, indépendamment de la *péripneumonie*, la plus commune des inflammations après la *gastrite* ; du *péritoine* : *péritonite* à laquelle se rapporte la fièvre puerpérale, demanderaient les copieuses saignées locales[1], les boissons sédatives et adoucissantes : pour la première, les manuluves, les fomentations mucilagineuses ; pour la seconde, les demi-bains, les lavemens adoucissans, et d'après une expérience récente, comme traitement héroïque, les frictions locales mercurielles à deux gros, et le mercure doux à deux grains, de deux heures en deux heures ; pour toutes deux, dit-on, les applications locales rubéfiantes et mêmes épispastiques.

Les inflammations soupçonnées de la *tunique vaginale*, des *capsules* et des *bourses synoviales*, n'exigeraient que des soins locaux : d'abord des fomentations adoucissantes peut-être, sans doute quelques sangsues, ensuite les applications astringentes, résolutives, répercussives même. On sait, d'ailleurs, que les collections séreuses et séroso-purulentes sont assez souvent la suite de l'inflammation des membranes de ce nom, inflammations directes, ou par *consensus*, assez souvent,

[1] Le *pinélisme* et le *broussaisisme* même, peut-être, se bornaient aux saignées locales pour la *pleurésie* et la *péritonite*. Maintenant on leur réoppose les nombreuses saignées générales.

avec celle des viscères parenchymateux et les viscères creux que ces membranes recouvrent; et qu'on doit en évacuer la matière par la ponction. Toutefois, cette évacuation serait mortelle pour l'hydrocéphale et l'hydrorachis. On l'emploie pour la cure palliative de l'hydrocèle. Je ne sais si elle a été pratiquée pour les collections synoviales.

Cure du catarrhe de l'oreille;

Si l'*irritation* phlegmasique frappe les *membranes muqueuses*, on oppose à *celle* de l'*oreille: othorrée*, les injections adoucissantes, calmantes et huileuses;

de l'ophtalmie.

A *celle* des *yeux*, de la conjonctive: ophtalmies, quelquefois les sangsues au-dessous de l'œil, les collyres adoucissans, sédatifs, fortement opiacés; et lorsque l'irritation baisse, nous dirons ici, par anticipation, qu'on doit avoir recours aux topiques résolutifs, même irritans[1]: pommade ophtalmique de la veuve Farnier: mon

[1] Cette réussite des *irritans* dans les ophtalmies chroniques; de l'*opium* à haute dose dans les ophtalmies aiguës, ne mettrait-elle pas sur la voie de l'emploi de ces moyens dans les phlegmasies internes analogues: et gare alors les systèmes!.. Du reste, les ophtalmies graves, celles surtout qui envahissent tout l'œil, demandent les abondantes saignées locales.

remède de prédilection et sur lequel je reviens à plusieurs reprises dans le cours de cet écrit. On sait d'ailleurs que, dans l'*ophtalmie*, on doit se garder de l'impression de la lumière;

A *celle* de la *membrane pituitaire: coryza*, les aspirations de vapeurs émollientes, les boissons émollientes pectorales, diaphrorétiques, la chaleur à la périphérie, l'exercice jusqu'à une douce transpiration, avec le soin, après cela, de ne se point laisser refroidir, et même, de se couvrir de laine sur la peau;

Cure du coryza: rhume de cerveau;

A *celle* des *amygdales*, des *muqueuses* du *pharynx* et du *larynx* : *amygdaloïdite* ; angines pharyngée, laryngée, quelquefois la saignée générale, presque toujours les saignées locales, les aspirations adoucissantes, les gargarismes muqueux et détersifs, les boissons délayantes, adoucissantes, les lavemens de même nature, les bains de pied, la flanelle autour du cou, même comme prophylactique ; les cataplasmes émolliens, la chaleur du lit, la tête haute;

de l'inflammation des amygdales; des muqueuses du pharynx et du larynx;

Au *croup*, les sangsues sur les parties latérales du larynx, les cataplasmes adoucissans, si l'enfant est sanguin ; après, les

du croup.

sinapismes, les vésicatoires aux cuisses, aux jambes; les pédiluves irritans, les lavemens de même nature. Si l'enfant est pâteux, lymphatique: le sirop d'ipécacuanha, l'émétique, le sinapisme et le vésicatoire sur le lieu qui correspond au mal.

En toute circonstance, et dans le premier cas après les évacutions sanguines: *sulfure de potasse* dans du miel: dix grains le matin et autant le soir. Emploi, depuis quelque temps, de la cautérisation locale, au moyen de la pierre infernale, et de l'insufflation de l'alun en poudre. (Voyez d'ailleurs mon *observation sur le croup*, présent volume.)

Cure de la trachéite, de la bronchite, du catarrhe pulmonaire ou rhume;

A l'*irritation* de la *muqueuse trachéale*, *bronchique*, *vésiculaire*, du *poumon*: trachéite, bronchite, catarrhe pulmonaire, ou, en général, au *rhume*, rarement la saignée générale, quelquefois les saignées locales; les manuluves, les boissons mucoso-sucrées, le lait; en général, les soins conseillés dans le *coryza*, qui, presque toujours, ainsi que l'agine légère, aboutit par une progression descendante, à un catarrhe pulmonaire;

du catarrhe

A l'*irritation* catarrhale du *tube digestif*:

(et il faut bien faire ici cette distinction, un peu sujette à caution peut-être : mais j'en laisse l'embarras à la médecine physiologique, pour séparer cette espèce d'irritation gastrique de celle qui constitue la *gastrite* et la *gastro-entérite* de la médecine moderne); à l'irritation catarrhale de l'estomac et du tube digestif : catarrhe de l'estomac, diarrhée, dysenterie, les boissons muqueuses ou adoucissantes, les lavemens de même nature, la chaleur du lit, l'exercice; et, dans la dysenterie, les fomentations émollientes, les demi-bains, les bains entiers, les sangsues à l'anus. Ensuite, comme cette dernière phlegmasie ne s'en prend point à la muqueuse seule du tube digestif, et qu'elle peut envahir toutes ses membranes; qu'elle est très-dangereuse et communicative par ses effluves, elle exige, outre les soins spéciaux et assidus qui lui appartiennent, que les individus bien portans, ou, du moins, qui n'ont pas cette maladie, ordinairement épidémique, contagieuse peut-être, et contractée par le fait de l'insalubrité des camps, des grands rassemblemens d'hommes, etc., soient garantis

de l'estomac, de la diarrhée; de la dysenterie.

de ses atteintes. C'est dans ce cas surtout, comme dans celui de typhus, de peste, de fièvre jaune, de variole, de rougeole, de scarlatine, de miliaire, qu'il faut apporter les soins les plus stricts à ce que, dans les établissemens publics, et même chez les particuliers, par des admonitions paternelles, les règles les plus sévères et les plus minutieuses de l'hygiène soient observées : propreté, lotions, arrosement, ventilation, etc., et surtout isolement;

Cure des aphtes benins. Aux *aphthes benins*, les adoucissans internes et en gargarisme; l'extrême propreté et le bon air, pour qu'ils ne dégénèrent point en *aphthes gangréneux et épidémiques*, cas dans lequel il faudrait ajouter au régime tonique sans doute, les gargarismes acidulés, de décoction de quinquina, et même les semi-cautérisations que porterait sur chaque aphthe un pinceau trempé dans un acide presque concentré : l'eau de *Rabel*, par exemple, ou tout autre acide minéral, avec la précaution ultérieure peut-être, d'absterger les points cautérisés avec une décoction émolliente;

Cure de la méthrorrhée, leucor- A *l'irritation aiguë des muqueuses utérine, vaginale, vésicale, utrérale :* méthrorrhée, leucorrhée, cystorrhée, blennorrhée actives, demi-bains et les bains locaux adoucissans, les fomentations de même nature, les injections muqueuses, les lavemens sédatifs et mucilagineux, les boissons de même nature, et même, selon l'acuité de l'inflammation, l'application des sangsues à l'hypogastre, à la vulve, au périnée. rhée. cystorrhée, blenorrhée actives.

L'*irritation phlegmasique aiguë du tissu musculaire:* rhumatisme aigu, exige les saignées générales et locales, les fomentations et les bains adoucissans, les boissons sédatives, antispasmodiques et légèrement diaphorétiques. C'est dans cette maladie, si je ne me trompe, mais certainement dans la sciatique, qu'a été conseillée l'ingestion, à haute dose, de l'huile volatile, essence de térébenthine; c'est encore ici que M. Laënec tentait sa puissante révulsion gastrique, au moyen du tartre stibié, à dose exagérée. Les calmans, comme topiques, quoique pouvant amortir notablement les douleurs, ne seraient-ils point dangereux dans le rhumatisme comme dans la goutte, en laissant craindre qu'il ne résultât de leur application une métastase sur un organe important à la vie? Y Cure du rhumatisme aigu.

a-t-il une sympathie musculaire, si on peut se servir de ce terme, entre la portion du système de ce nom, qui appartient à la vie animale, et celle qui est du ressort de la vie organique? On croit avoir observé, et je dois cette remarque à mon ancien ami, le Dr. Lamaze, que l'irritation phlegmasique des muscles de *la vie de relation* pouvait se transmettre au tissu musculaire du cœur et déterminer *l'hypertrophie* de cet organe.

Cure de la cardite, et par déduction, de l'anévrisme ou hypertrophie du cœur

A *l'irritation active* du *cœur:* cardite, qui peut, en s'aggravant et en se prolongeant, produire *l'anévrisme actif*, ou l'hypertrophie de cet organe, on oppose les saignées générales, les saignées locales, les boissons délayantes, les antispasmodiques, et surtout, après et conjointement avec les déplétions sanguines, la *digitale pourprée;* regardée comme sédative spéciale de la *circulation*. C'est sous ce rapport qu'elle est indiquée dans toutes les *hémorragies actives* et spécialement dans l'*émoptysie* de ce caractère, et presque toujours dans la *phthisie pulmonaire*, surtout chez les jeunes gens: maladie cruelle qui enlève l'homme à la fleur de ses ans, parce que, feu dévorant, elle consume rapidement la vie chez les infortunés qui savent le mieux la sentir, et qui sont presque inévitablement entraînés à en abuser : courte et bonne étant leur devise, si des conseils au-dessus de ceux de la médecine et qui, dès-lors, s'associent puissamment à ceux de cette dernière, ne parviennent à les maîtriser, lorsque, peut-être, il en est temps encore.

L'*hypertrophie*, l'anévrisme actif du cœur, et tous les *anévrismes* en général, lorsqu'ils sont de quelque importance, tirent, pour leur curation, un grand profit de l'observance des règles de l'hygiène : de la respiration, par exemple, d'un air peu oxigéné, et amolli, qui empêche le sang de devenir trop riche et rutilant ; et surtout d'un régime sévère, gélatineux, muqueux, végétal, aqueux ; de la diète même presque absolue : diète connue sous le nom de *Valsalva*, qui la recommanda et la fit observer avec succès, et dont le but est de tellement exténuer le malade, que, l'amenant à une inanition presque complette, les organes malades : le cœur et les vaisseaux, perdent leur accroissement partiel, en général exubérant, étant ensuite rendus, comme le reste de l'économie, à l'état où ils se trouvaient avant leur *hypertrophie*, par une nourriture graduellement de plus en plus substantielle et prudemment ménagée.

Cure de la diaphragmatite ;

L'*irritation phlegmasique du diaphragme :* diaphragmatite, difficile à constater, problématique peut-être, demande la médication de la *cardite;* surtout l'application de nombreuses sangsues autour de la base de la poitrine, à côté de l'appendice xiphoïde ; le repos et le silence.

de la goutte.

L'*irritation phlegmasique du tissu fibreux:* goutte, demande les applications laineuses, celle de *tissus* imperméables qui retiennent le produit halitueux de la transpiration sur la partie, pour lui servir de bain local. On craint, comme nous l'avons dit à l'occasion du rhumatisme, d'employer contre cette maladie des applications trop calmantes, dans l'appréhension des *métastases,* auxquelles toutefois, comme nous avons déjà eu l'occasion d'en faire la remarque, philosophiquement, on ne croit plus guéres, pensant en général que ce que l'on nomme ainsi, n'est qu'une maladie plus grave, parce que l'organe qui en est le siége est plus important; et qui, dès-lors, par sa violence, doit absorber la première: celle-ci reparaissant ordinairement lorsque le désordre, soi disant métastatique aura produit son effet, si le malade n'y a point succombé. On croit cependant pouvoir soustraire une portion de l'irritation, au moyen des sangsues appliquées autour des malléoles et au coude-pied. *Métastase* réelle, ou maladie primitive, s'il y a *raptus* sur un organe essentiel, ou bien, si la goutte est irrégulière, on la fixe aux extrémités inférieures, au moyen de bains excitans, de sinapismes ou de l'application du cataplasme Pradier.

Le *régime* de la goutte en est en même temps la prophylactique; il doit rouler sur les végétaux, les viandes blanches et, ce qui est bien difficile pour un goutteux, l'abstinence du vin, que, du moins, on doit couper avec beaucoup d'eau. Pendant les paroxismes et leurs courts intervalles, les boissons doivent être sédatives et légèrement diaphorétiques.

Cure du phlegmon;

On oppose à la *phlegmasie du tissu cellulaire:* phlegmon, les sangsues localement appliquées, les cataplasmes adoucissans, indépendamment de l'action ultérieure de la chirurgie, action qui doit être prompte dans le panaris.

Cure du panaris;

du clou, furoncle, charbon, pustule maligne, bubon.

A certaines *phlegmasies* offrant un caractère *malin*, qu'on veuille bien me passer cette qualification surannée, et qui envahissent en même temps, d'une manière très locale, tout le derme et une portion du tissu cellulaire sous-jacent : quelques-unes, d'ailleurs, faisant en peu de jours des progrès énormes, rapides, épouvantables, qui ne tardent point à amener la mort: clou, furoncle, charbon, pustule maligne, bubon, on oppose les applications émollientes et maturatives, peut-être les saignées locales préliminaires: et on a recours, pour la plupart, à l'intervention prompte de la chirurgie, qui désétrangle le mal en coupant crucialement dans le vif; qui tonifie fortement par le kina et le camphre le lieu sphacélé, pour borner, s'il est possible, l'éruption excentrique du désordre, et qui, d'ailleurs, administre, du moins selon l'ancienne manière de voir, les corroborans fixes et diffusibles à l'intérieur.

On oppose à *l'irritation phlegmasique active* du *tissu cutané:* érythème, érysipèle, zona, pemphigus, variole, rougeole, scarlatine, phlegmasies anomales aiguës; résultats phlegmasiques des piqûres des insectes vénéneux, des morsures des animaux enragés, les boissons délayantes, sédatives, quelquefois les fomentations et les bains de même nature; en général, on s'abstient pour l'érysipèle et l'érythème de toute application humide; on a recours à la saignée générale dans la variole, la rougeole et la scarlatine, si l'érétisme, la turgescence et la confluence sont considérables. On a le soin, dans ces trois derniers cas, et en général, dans les maladies éruptives, de ne point trop couvrir les malades, de leur faire respirer un air sain, d'entretenir dans le lieu où ils se trouvent une extrême propreté, de les isoler, non-seulement dans l'intention de rendre la contagion moins active et moins propagatrice, mais pour leur propre bien-être. Les gargarismes adoucissans et détersifs conviennent encore dans la scarlatine, la rougeole et la variole. Celle-ci demande les collyres adoucissans et oléagineux.

Cure de l'érythème, de l'érysipèle, du zona, du pemphigus, de la variole, de la rougeole, de la scarlatine, des phlegmasies anomales aiguës du tissu cutané, des résultats phlegmasiques des piqûres des insectes vénéneux, et des morsures des animaux enragés.

Les piqûres des insectes vénéneux exigent d'abord l'emploi topique des légers cathérétiques : l'ammoniaque, l'eau de Luce, dont quelques gouttes sont administrées à plusieurs reprises à l'intérieur, dans un large véhicule sudorifique ; et la préliminaire et prompte cautérisation locale, est exigée dans le cas de morsure par les animaux enragés.

Quoique l'air pur soit recommandé dans les maladies éruptives, il doit cependant ne point être froid. On doit éviter ses courans, et dès-lors, sinon, sans doute, dans les saisons chaudes, garder la chambre. Il est essentiel, sous peine de mort, de ne point sortir pendant quinze jours au moins, après qu'on est guéri de ces maladies, puisque le mouvement excentrique qui en avait expulsé la *matière :* qu'on me passe cette vieillerie, peut n'avoir point encore été complet, et que l'impression vive de l'atmosphère, à laquelle on s'exposerait, peut la refouler audedans, sur un organe essentiel à la vie, et, à ce qu'il paraît, surtout sur l'une ou l'autre des membranes séreuses, ce qui produirait une arachnoïdite, une pleurésie, une péritonite surtout[1], plus dangereuses que la maladie primitive, souvent mortelles; et qui exigeraient, pour leur curation, très-problématique, l'application de nombreuses sangsues sur les tégumens correspondans à la phlegmasie, des bains mucilagineux, des fomentations de même nature, des boissons d'abord adoucissantes, ensuite diaphorétiques et définitivement une médication révulsive, fortement irritante: des frictions rubéfiantes ammoniales, cantharidées, l'application *loco dolenti* des sinapismes et des épispastiques.

Cure des dartres, lèpre, gale, teigne.

L'*irritation chronique, sui generis*, du *tissu cutané: impetigines:* lèpre, dartres, gale, teigne, demande d'abord, sans doute, les lotions et bains adoucissans, et les boissons délayantes; mais elle exige après, une contre-irritation désorganisatrice, en quelque sorte, de la première, et consistant en applications locales actives

[1] J'ai été à même de voir deux cas de *péritonite* qui ont été funestes chez deux enfans de dix à douze ans, qui, guéris en apparence de la scarlatine et de ce qui pouvait la suivre, refréquentaient l'école depuis un mois.

dont le *soufre* fait presque tous les frais; aidant, au-dedans, son action, par les boissons dépuratives: les décoctions de patience, de chicorée, de fumeterre, de scabieuse; les infusions antiscorbutiques: joignant à ces moyens les bains tièdes et les bains hydrosulfureux, et usant d'un régime frais dont seront bannis les condimens exaltés.

Cure de l'artérite, de la phlébite de toutes les affections traumatiques

Enfin, on combat l'*irritation phlegmasique* des *artères* et des *veines:* artérite et phlébite, par les moyens internes et topiques: sédatifs et adoucissans que le degré de l'irritation indique; moyens qui sont également les mêmes, après l'emploi des résolutifs, dans les *phlegmasies traumatiques:* les *contusions* et les *blessures*.

Cure des hémorragies épistaxis, hémoptysie, hématémèse hématurie, ménorrhagie, hémorrhoïdes.

Les HÉMORRAGIES (en est-il, avons-nous dit, de passives?) l'épistaxis, l'hémoptysie, l'hématémèse, l'hématurie, la ménorrhagie, les hémorrhoïdes même, sinon que le siége de celles-ci peut être plus profond que les membranes muqueuses, lesquelles, comme on le voit par notre énumération, sont l'aboutissant, le plus ordinaire du moins, de cette exsudation sanguine: car, autre part peut-être, elles n'ont lieu, le plus souvent, que par suite de rupture de vaisseaux; les hémorragies sont le résultat, souvent critique, assez souvent salutaire, d'une turgescence générale, d'une turgescence ou d'une irritation locale: elles exigent, par conséquent, le traitement de l'irritation, traitement qui s'adresse moins à l'hémorragie qu'à sa cause. Pour la plupart elles demandent les saignées générales ou locales révulsives; les bains tièdes et les applications irritantes loin du lieu où l'hémorragie a son siége; les réfrigérans, mais prudemment employés autour, dans le voisinage du lieu, et sur le lieu même, sur l'émonctoire d'où se fait l'écoulement; plus prudemment encore, les astringens internes et topiques; les boissons sédatives plutôt froides que tièdes; la diète acidulée et un air frais, qui en sont en même temps la prophylactique; le repos général et surtout celui de l'organe, siége de l'hémorragie.

Les *hémorroïdes*, flux d'or des Allemands et de Stahl, exigent des soins spéciaux: non fluentes et trop douloureuses, elles demandent des bains locaux adoucissans, calmans, et les onctions de même nature; quelquefois l'application des sangsues sur les tumeurs hémorrhoïdaires. Si elles fluent abondamment et d'une manière épuisante, on doit alors prévenir ou modérer ce flux excessif par des saignées révulsives.

Cure de l'apoplexie: 1° Prophylactique :

L'APOPLEXIE est-elle une hémorragie par rupture? On doit chercher à la prévenir, ainsi que, comme nous l'avons dit à l'article *cardite*, on cherche à prévenir l'accroissement et la rupture des anévrismes, par les saignées déplétives et révulsives, et d'ailleurs, par le calme des passions, un régime sévère et des boissons tempérantes.

2° de la maladie même.

L'*apoplexie* existe-t-elle: des saignées révulsives et des irritans de même nature sont employés pour diminuer, autant que possible, la compression cérébrale que dissipent quelquefois peu-à-peu la résolution et la résorbtion du sang épanché, résolution que favorise, dit-on, l'usage interne de l'infusion d'*arnica*.

On peut sans crainte, dans l'*apoplexie*, favoriser la révulsion, en stimulant, en irritant fortement le *gros intestin*, par l'administration des lavemens drastiques. La muqueuse, au *rectum*, et même au *colon*, est douée d'une verte résistance; et il n'y a pas là d'*entérite* à craindre. D'ailleurs, où serait le grand mal? Il faut, au pis aller, sauver l'essentiel aux dépens de ce qui l'est moins. M. Laënec, que l'art et la clinique ont perdu, procurait bien, ce qui est pis qu'une *entérite*, procurait bien une *gastrite*, pour essayer de guérir révulsivement une péripneumonie. Il y a plus; dans l'apoplexie, on pourrait, sans hésiter, déposer un cathartique à tout le moins, sur la muqueuse de l'estomac: cette muqueuse est, sinon vierge, du moins saine, dans cette maladie; puisque l'apoplexie vous foudroie souvent, lorsque, bon vivant, vous sortez de faire gaîment honneur à un bon et copieux dîner. Je ne parle point, au reste, de l'émétique (moyen autrefois préconisé et appuyé, je crois, du grand nom de *Portal*), à moins qu'il ne puisse agir comme péristaltique, ce dont on n'est point sûr. Si son effet se déclarait par le vomissement, l'effort et les secousses de celui-ci, l'accélération de la circulation artérielle et la compression des vaisseaux veineux descendans (compression, ou plutôt refoulement de bas en haut, selon la direction des tubes), que cette action violente détermine, pourraient augmenter l'épanchement, et par suite, aggraver la compression cérébrale.

Les *révulsifs topiques*, dans l'apoplexie et l'hémiplégie qui en est la suite et la longue conséquence inévitable, sont, comme tout le monde le sait, les frictions irritantes, ammoniacées, cantharidées, l'urtication, les sinapismes, les vésicatoires volans, et au besoin, et dans le cas de *coma* profond, l'eau bouillante, qui serait projetée et versée, surtout sur les extrémités inférieures.

Nous avons parcouru rapidement, jusqu'ici, le domaine le plus saillant de l'*irritation phlegmasique*, qu'on pourrait appeler *sanguine*, et celui de ses moyens modérateurs, de ces moyens qui *brident*, en quelque sorte, dans ces circonstances, la *réaction vitale*: pour ne point perdre de vue notre *cheville ouvrière*, et ne lui laissent que le degré d'action nécessaire pour vaincre la maladie. Nous trouvons toutefois encore cette *irritation* et les moyens qui en diminuent l'effervescence, si nous jetons un regard sur quelques maladies de la *vie* de l'*espèce*: l'aménorrhée sthénique, le satyriasis, la nymphomanie, qui exigent aussi, d'une manière exclusive et certaine, l'emploi des agens thérapeutiques négativement énergiques sur lesquels nous avons insisté jusqu'ici: les saignées générales du pied, du bras; les saignées locales au périnée et à la vulve; les bains, les demi-bains; les boissons délayantes, sédatives, légèrement antispasmodiques: l'*agnus castus*, dit-on, le lait d'amandes, les fruits acides, le *nymphæa*. N'oublions pas, surtout, quoique nous répétant je crois, ce spécifique, dit-on:

Cure de l'aménorrhée sthénique, du satyriasis de la nymphomanie.

*Camphora*, qui, *per nares, castrat, odore mares.*

Le camphre, comme on sait, uni au nître, forme la poudre tempérante de Stahl. Mais je crains bien que le camphre et sa poudre ne soient encore une hérésie.

Enfin, on conçoit que, dans ces dernières maladies, le régime doit correspondre à la médication.

Ce qui nous reste à examiner du domaine de l'*irritation* est plus problématique, moins saillant, moins évident, moins assuré. Ce n'est plus cette *irritation rutilante* des affections dans lesquelles le sang exerce son exclusive influence, puisque nous n'avons plus maintenant à la suivre, ainsi que ses secours modérateurs, que dans les systèmes lymphatique et nerveux; ou, quand bien même l'*irritation* que nous devons encore signaler, n'aurait point son siége dans les systèmes que nous venons de citer, elle est loin, dans nos aperçus ultérieurs, de se manifester avec cette énergie qui forme son caractère dans les maladies que nous avons jusqu'ici sommairement désignées. Cette *irritation*, dans ce que nous avons à en indiquer encore, est quelquefois si peu perceptible, que dans certains cas, comme on le faisait naguères encore, on la prendrait pour de l'*atonie*, qui aurait alors besoin de toniques et d'excitans. Quoi qu'il en soit, les moyens modérateurs de la *réaction vitale* auront ici bien moins d'énergie; et le plus puissant de ces moyens, la saignée générale, y trouve à peine son application.

Avant d'aller au-delà, nous devons faire

un retour sur la simplicité du traitement appliqué à la longue série apparente des maux que, jusqu'ici, nous avons énumérés : mais ces maux ne paraissent nombreux d'abord, qu'à raison de la grande variété de leur siége; ils se confondent tous dans un mode unique d'irritation : l'*irritation sanguine*. L'*élément médicateur* doit donc être le même: la déplétion sanguine quelquefois; toujours la médication sédative, directe du moins, à la révulsion près: cette action médicatrice variant seulement selon l'intensité du mal, ou selon l'organe, selon le tissu, et d'ailleurs, le lieu qu'occupe le tissu affecté.

On conçoit cette unité de médication sédative proprement dite, acidule, adoucissante, antiphlogistique d'autrefois, variant seulement dans ses degrés, dans l'*inflammation franche* produite par des causes évidemment sthéniques: les répercussions par le froid, l'abus des alimens trop *confortables*, comme disent les Anglais; l'incandescence que portent dans l'économie les condimens trop exaltés, les vins trop généreux, les liqueurs alcooliques; l'exaltation que déterminent les passions ardentes et furibondes : mais ce qui confond tous nos pressentimens, c'est que des causes vireuses, septiques, stupéfiantes, anti-vitales qui, selon nous, devraient foudroyer par leur action délétère le *principe* de la *vie*, et demander qu'on leur opposât, comme autrefois, les toniques, les diffusibles, les alexipharmaques les plus puissans, n'agissent que par un *stimulus* phlegmasique plus puissant encore que les causes manifestement sténiques, et réclament d'autant plus alors les moyens que l'on oppose aux inflammations! C'est ainsi que l'*aura* altérant et diversiforme qui frappe la muqueuse gastrique, dans le typhus, la fièvre jaune, la fièvre putride d'autrefois, la fièvre maligne putride, la peste, n'indique d'autre traitement dans ces gastro-entérites mortellement communicatives (sinon, sans doute, des révulsifs plus nombreux et plus puissans), que celui que réclament nos *gastro-entérites*, bénignes auprès de ces maladies dont quelques-unes, surtout, portent avec elles la terreur et l'effroi ; que réclament, dis-je, nos *gastro-entérites* connues sous les noms de fièvre muqueuse, fièvre bilieuse, fièvre inflammatoire ou angioténique, dernière dénomination d'ailleurs qui indique où notre immortel *Nosographe* plaçait le siége de cette dernière maladie, et qui, si celui-ci était réel où M. Pinel le place, désorganiserait un peu le *cadre* de la *Théorie moderne.*

Un *aura* spécial frappe également le *tissu cutané* dans la variole, la rougeole, la scarlatine, etc.; et toutefois, cet *aura* varié qui semblerait demander son spécifique, ne change rien, sinon pour les degrés, au traitement fondamental des phlegmasies cutanées, des phlegmasies en général, et ici, en particulier, du simple érythême.

Quelque paradoxales que ces assertions puissent paraître, et relativement aux maladies typhoïdes en général, et relativement aux maladies éruptives, la prudence moderne les détermine; et elles sont d'autant plus consolantes, que la conduite opposée à celle que, maintenant, elles suscitent, n'aurait pour guide que les ténèbres, serait, dès-lors, plus qu'équivoque, et pourrait conduire le malade à sa perte.

Mais il y a, dans ces maladies miasmatiques, et nous ne les avons point toutes nommées, des soins prophylactiques à prendre pour préserver les personnes saines du contact immédiat ou médiat de l'atmosphère plus ou moins étendue peut-être, de celles qui en sont atteintes; et c'est pour ces malades surtout, pour eux et leurs entours, qu'il faut insister sur la stricte observance des règles de l'hygiène, et surtout de celles de ces règles qui ont rapport aux *circumfusa* et aux *applicata*.

Au demeurant, il y a, comme je l'ai déjà dit, quelque chose de louche, de pénible, qui fait mal, dans cette pensée, que ce *quid divinum* de certaines maladies foudroyantes n'ait point quelque chose de spécial, d'*alexipharmaque*, pour dire le mot, pour sa *Thérapeutique*. Ce secret, renouvelé des Grecs, se retrouvera peut-être un jour. La chose est à désirer pour le bien de l'humanité, si réellement ce secret est perdu ; et la médication sthénique, dès-lors, recouvrerait une portion de son terrain.

Cure des scrophules, et des mala-

L'*irritation* du SYSTÈME LYMPHATIQUE (les phlegmasies blanches, parmi lesquelles figurent principalement les scrophules (écrouelles), exige tout au plus, quant à cette dernière maladie, chez les sujets sains d'ailleurs, et jouissant d'une certaine vigueur, les saignées locales, à l'*anus* peut-être pour *la carreau*, et les délayans ainsi que les adoucissans, à l'intérieur et comme topiques. On sait que l'ancienne médecine, et nous parlons ici des scrophules, traitait exclusivement ces maladies par le régime corroborant et les toniques, les viandes faites, à osmazôme développé, l'habitation des montagnes, ou du moins des lieux secs, et l'influence corroborante de la lumière. Cette conduite anti-étiolante est celle que l'on doit tenir encore pour nos scrophuleux de carrefours, rachitiques, impotens, à figure blême, dont le col est ceint de tumeurs agglomérées, indolentes, d'ulcères blafards et sans activité ; et un traitement *phlogistique* en quelque sorte paraît nécessaire pour résoudre les unes, et mener les autres à la cicatrisation. Je dis paraît : parce qu'avec nos principes actuels sur la *sthénie universelle,* on ne peut être ferme lorsqu'il s'agit d'assertions thérapeutiques qui les contrarient.

dies qui en dépendent: phthisie tuberculeuse, carreau.

Ici reparaît en son lieu la vraie *phthisie*, parce qu'elle suppose des *tubercules* dans le poumon. Moins à raison de ces tubercules peut-être, que par rapport à l'irritabilité du poumon, à la texture vasculaire sanguine qui se répand en réseaux infinis sur les vésicules de cet organe, la phthisie commençante peut exiger, et nous l'avons déjà dit, les légères déplétions sanguines. Le régime est lacté, farineux, et la médication adoucissante. Si l'individu malade est mou, pâteux, un exutoire au bras produirait une révulsion utile. Nous avons dit aussi que cet exutoire serait nécessaire et même éminemment curateur, non seulement dans l'ulcération du poumon, suite d'une péripneumonie mal jugée, comme j'en ai eu deux exemples dans ma pratique, mais encore, et surtout, dans la phthisie regardée comme effet de la répercussion d'un exanthême.... Je dois toutefois rappeler avec un peu plus d'extension que je ne l'ai fait, qu'en bonne médecine, ce n'est point, en général, la répercussion des exanthêmes, la métastase des vieux ulcères, la rétropulsion d'une maladie quelconque de la périphérie sur un organe central essentiel à la vie, qui déterminent la maladie de celui-ci ; mais que c'est parce qu'un viscère important est lésé, que les affections extérieures disparaissent, parce que les *forces de la vie*, alors la *réaction vitale*, doivent nécessairement, d'après les lois de la nature vivante et en souffrance, doivent quitter le travail de la curation d'affections peu importantes, pour se porter et converger en un point où elles auront à combattre, peut-être, pour la conservation de l'existence. La preuve en est que la maladie la plus grave, capitale, étant guérie, les éruptions cutanées, les exsudations ulcéreuses reparaissent spontanément, tandis que l'exutoire, quelquefois, n'a produit aucun effet, c'est-à-dire, n'a rappelé ni l'ulcère, ni l'exanthême, ou du moins, n'a point produit le bien-être qu'on eût attendu de la réapparition de ceux-ci. Ce n'est pas une raison cependant pour ne point avoir recours à cet exutoire : ne dût-il agir, selon l'intention qu'on en a d'ailleurs, que comme révulsif ordinaire.

En général, pour employer les exutoires, et surtout les épispastiques cantharidés, il faut que le malade n'offre point trop de sécheresse dans l'habitude ; qu'il y ait quelque chose d'haliteux, de détendu à la périphérie; qu'il ne soit point trop frêle, trop irritable; que le phthisique en particulier, dont il est ici question, ordinairement sanguin et affligé, plutôt que doué de couleurs vives que cette constitution naturelle ou acquise détermine, ne soit point émacié, brûlé par la fièvre exténuante que produit chez lui l'affection rongeante et mortelle de l'organe sanguificateur : sans cela l'exutoire, surtout si les cantharides en font la base, aggraverait le mal, au lieu de le diminuer, puisqu'il ne ferait que rendre plus actif l'incendie qui consume le malade.

Cure de la syphilis, de l'exostose, de la carie, de l'ostéo-sarcôme, de la nécrose.

On prétend maintenant traiter et guérir la *syphilis* par les anti-phlogistiques. On sait que cette maladie générale et les affections spéciales qu'elle pouvait déterminer, étaient traitées naguères par le mercure et les sudorifiques.

*L'Exostose*, tumeur de l'*os*, dépend ordinairement, ainsi que la *périostose*, de la syphilis et suit son traitement.

Quant à la *carie*, à *l'ostéo-sarcôme*, à la

*nécrose*, le vice syphilitique peut encore en être la cause déterminante. Mais ces affections demandent, en général, la main du chirurgien, après que, selon leur nature, elles ont été soumises au traitement interne qui leur convient, mais, le plus ordinairement, au traitement antiphlogistique.

Les HYDROPISIES sont, en général, des *résultats* et non des maladies. On sait que les *membranes séreuses* en sont le siége ordinaire dans leurs capacités, quoique l'hydropisie de *l'utérus* fasse exception à cette *règle*. Ainsi, nous avons l'hydrocéphale, l'hydrorachis, l'empième séreux, l'hydropéricarde, l'ascite, l'hydrocèle, l'hydrorachis, et même les hydropisies articulaires. Cure des hydropisies :

On comprend encore sous le nom d'hydropisie, la *leucophlegmatie* ou l'anasarque : infiltration universelle du tissu cellulaire, et *l'œdème*, ou hydropisie partielle du même tissu.

Le plus souvent les hydropisies sont le produit d'une inflammation chronique, soit des viscères parenchymateux, soit des membranes séreuses qui les recouvrent par Suite des phlegmasies chroniques.

leur surface adhérente. On leur oppose, *empiriquement*, les apéritifs, les diurétiques, et, en désespoir de cause, les drastiques et les hydragogues :

> Armes des charlatans *(répéterons-nous)*, dont les mortels travers,
> Vous mettent par milliers des ames à l'envers !

et le remède de M. Leroi qui, ici, ou jamais, est à sa place.[1] Mais on est obligé d'en finir par avoir recours à la ponction,

[1] Le livre de M. *Leroi* montre de l'instruction, et je ne sais quelle ingénuité dans son auteur : mais cependant à qui celui-ci eût-il fait croire, au bout du compte, que l'*eau-de-vie allemande*, que la *médecine* n'emploie en général et vainement que contre les hyropisies ; à qui eût-il fait croire que l'eau-de-vie allemande, car c'est son remède ou à peu près, puisse guérir toutes les maladies ! Il n'y a donc qu'à faire un auto-da-fé de toutes les bibliothèques médicales amassées depuis Hyppocrate jusqu'à nos jours ; qu'à briser pour la suite des siècles la plume de tous les médecins présens et futurs ; ou plutôt ; il ne faut plus de médecins, ni d'apothicaires : on peut fermer toutes les écoles, supprimer toutes les facultés, toutes les académies, toutes les sociétés de médecine, clore toutes les officines. La doctrine du bon M. *Pelgas*, que nous transmet M. Leroi son élève ; suffit avec surérogation à la conservation de la santé des hommes et de tous les animaux, et à la cure de toutes leurs maladies. Le *livre* qui contient cette doctrine facile, est maintenant entre les mains de tout le monde ; et chacun peut mettre dans une bouteille d'eau-de-vie

qui, comme on sait, ne peut ordinairement, sinon dans une hydropisie essen-

pour cinq sous de jalap et de scammonée qu'il achètera chez l'épicier du coin, et composer ainsi sa *panacée universelle* pour lui et ses connaissances. « Il n'y a qu'une » cause de toutes les maladies, nous dit M. Leroi : la » *sérosité âcre.* Expulsez-moi la avec mon remède ; et » votre affaire est faite.... Mais non, continue notre » auteur, on trouve bien plus noble de se promener à » cheval, de se faire dandiner en voiture, et d'attendre » qu'il plaise à la *nature*, aidée ou non de sangsues, de » se guérir, que d'aller à pied à sa garde-robe évacuer la » *putridité* qui tue un si grand nombre de malades. Eh » bien ! soit : je vous ai averti : advienne qui plante : cela » n'est plus mon affaire ; et je m'en lave les mains. Mais » plus tard, vous m'en donnerez des nouvelles, si vous » êtes encore de ce monde. »

Je n'ai d'autre but, dans cette sortie, que de provoquer une discussion de ce système exclusif de *médecine stercoraire*, que je n'ai vu jusqu'ici signalé dans aucun journal de médecine. Il serait cependant bon, utile, urgent, de savoir à quoi s'en tenir relativement à cette méthode qui est colportée à la ville et à la campagne, et qu'on applique à tous les maux, sans en excepter l'épuisement et la phtisie pulmonaire *.

* M. D***. (je pourrais le nommer en toutes lettres), jeune propriétaire-cultivateur du Calaisis, ayant négligé une affection de poitrine, suite d'un échauffement qu'il avait contracté à la chasse, devint phthisique. Plusieurs médecins le virent successivement. Les gens riches, les grands, les princes peut-être, veulent guérir vite ; le *lenté sed tuté* n'est point leur devise ; ils prétendent, comme vous le demande le campagnard ingénu, qu'on tombe sur

tielle, chose très-rare, produire qu'une cure palliative. '

' Eh! qu'obtiendrait-on autre chose qu'une cure palliative dans l'*hydropisie*, résultat de l'engorgement et de l'obstruction des viscères, surtout abdominaux, par suite de l'*abus* prolongé d'un régime incendiaire, et de l'*ingurgitation* sans mesure et sans terme de liqueurs spiritueuses, pour ceux qui ont contracté cette funeste et irremédiable habitude, dont les suites: l'*endurcissement* et l'*ustion* des viscères, font surtout le désespoir des médecins dans leurs efforts impuissans; impuissance dont on accuse leur art, tandis qu'on ne devrait accuser que soi-même, puisque l'art ne peut agir que sur ce qui l'aide, et de concert avec des organes qui secondent ses efforts; et que des organes: un foie, des viscères, un estomac brûlés et détruits, ne participent plus à la vie sans laquelle la médecine ne peut rien.

le remède, et gare au *pal* ou au *cordon* pour l'*Esculape* aux abois du GRAND TURC, qui ne ferait pas aussitôt cette trouvaille. Il faut donc ici (et du *grand-turc* on peut descendre à divers degrés de grandeurs et de prétentions;) il faut donc ici que le docteur malencontreux s'évertue à expédier promptement sa besogne. Aussi, arrive qu'arrive; celui-ci en fait la tentative, ou le plus souvent, un charlatan pour lui, aux risques et périls de l'impétrant; et voilà pourquoi, lorsqu'ils sont malades, beaucoup de nos hauts personnages détalent avec tant de prestesse: ce qui est plus rare dans la classe moyenne, qui est moins exigeante, qui est plus patiente, qui a plus de cette longanimité nécessaire aux combinaisons du médecin, dont souvent les secrets sont la prudence et le *temps* surtout: *natura medicatrix*. Le jeune M. D***, qui n'était point un *prince*, mais qui avait cette *morgue* que, quoi qu'on en dise, comme autrefois, et plus qu'autrefois, donne la richesse:

Quiconque est riche est tout, etc.

ennuyé du traitement méthodique, mais longuement adoucissant

Cure des hydropisies atoniques.

Il est toutefois, encore ne sais-je trop si l'on me fera cette concession; il est toutefois des *hydropisies atoniques.* Telle est celle à laquelle sont exposés les habitans des lieux humides, bas, malsains: mais ces sortes d'hydropisies ne sont ordinairement que cellulaires. Il en est de même de l'œdème partiel des convalescens et de certaines professions. Ces *hydropisies*, ou plutôt *infiltrations cellulaires* qu'on peut reléguer, je crois, sans crainte de se tromper, en ce SIÈCLE PHLOGISTIQUE, dans ce qui nous reste d'*asthénie*, ou du moins d'*asthénie provisoire* en médecine, demandent, *provisoirement* alors, et en attendant mieux, le changement de lieu et d'habitation, l'abandon momentané de la profession qui peut les déterminer, un régime

que successivement ses médecins lui faisaient subir, traitement, toutefois, dans lequel les révulsifs topiques n'étaient pas oubliés, et ayant entendu parler de la méthode qui passait pour plus expéditive du vomi-purgatif, se la fit appliquer par un *cultivateur* qui, par *esprit de bienfaisance*, la propageait personnellement à six lieues de rayon de son domicile. M. D***. devait probablement mourir de son affection lente de poitrine: mais était-ce bien le vomi-purgatif, ou le traitement approprié qui devait le guérir, ou du moins, prolonger ses jours? Il est vrai que, comme tout s'explique en médecine: la thérapeutique contre-stimulante, révulsive, pourrait ici jouer son rôle: c'est l'émétique à haute dose dans la péripneumonie.

tonique roulant sur les viandes fortement osmazomées: le bœuf et le mouton rôtis par exemple, si on en a la faculté, l'usage du vin, l'exercice; en un mot, l'exercice et le régime que nous conseillons, en son lieu, au tempéramment pituiteux.

Cure des hydropisies mécaniques et par compression;

Il est des *œdêmes mécaniques*, résultats de la compression des vaisseaux lymphatiques, comme cela a lieu chez les femmes enceintes, qui, par la même raison de compression, mais des veines, sont sujettes aux *varices* des extrémités inférieures. Ces infiltrations cessent par l'ablation de leur cause productrice, c'est-à-dire, par l'accouchement.

des hydropisies suite de fièvres intermittentes.

Il est des LEUCOPHLEGMATIES énormes, des *ascites* peut-être, qui sont entretenues par une fièvre intermittente muqueuse, quarte ordinairement, qui persiste. On les guérit immédiatement, en coupant la fièvre au moyen de son spécifique [1].

[1] Le sieur *Lachair*, marchand chapelier en cette ville, était atteint d'une vaste *leucophlegmatie* qui le rendait tellement impotent, que soutenu un jour par sa femme et sa fille, il ne put affranchir le seuil de sa chambre, et tomba tout de son long, la face en avant, dans celle-ci, en laissant ses deux soutiens dans la cuisine,

Mais il est des *hydropisies*, des *anasarques* éminemment *sthéniques:* on les voit chez

Cure des hydropisies sthéniques.

et se faisant deux blessures transversales à la face tibiale des deux jambes, qui lui servirent, ultérieurement, de dangereux exutoires. La *leucophlegmatie*, chez ce malade, était entretenue, et je la présumai avec raison, produite par une fièvre quarte qui durait depuis longtemps. Je m'amusai d'abord à combattre la fièvre par les amers, et la leucophlegmatie par les diurétiques. Rien n'avançait : et la chose n'était pas étonnante. J'administrai alors, selon les doses et le mode prescrits, deux bouteilles de vin de kina de Séguin. La fièvre fut rompue; le malade urina en deux jours plein un plat-seau, et depuis vingt-deux ans il se porte bien.

Le sieur *Lefebvre*, ouvrier potier, était atteint d'une *leucophlegmatie* entretenue par une fièvre quarte. Une péripneumonie, traitée par les moyens connus, se plaça au milieu de la maladie principale. La péripneumonie guérie, j'administrai contre la fièvre le vin de kina. La fièvre fut rompue : l'énorme leucophlegmatie s'évanouit en deux jours, et depuis quatorze ans le sieur Lefebvre se porte bien.

Honneur, d'ailleurs, ici au *vin* de *Séguin*, qui est moins mordant que le *sulfate* de *quinine*, et que, malgré leurs *prétentions*, les officines ne peuvent pas loyalement imiter. Il est seulement à désirer que M. *Séguin* le rende, autant que possible, abordable à la *moyenne propriété*, et même aux *chaumières*.

Le *choléra* étant comparé à un accès de fièvre pernicieuse, ne pourrait-on pas s'en préserver en prenant deux fois par jour, un petit verre de vin de Séguin : le petit verre répond à deux cuillerées à bouche.

des sujets jeunes, forts, sanguins; quelquefois chez des femmes, à la suite des couches. C'est cette nature d'infiltration qui se remarque chez les sujets atteints d'*anévrismes actifs* du cœur. Ici, le gonflement a plutôt quelque chose de rosé qu'il n'est blanc : il est résistant, et ne laisse par conséquent point, ou ne laisse que peu d'impression sous le doigt qui le comprime. La face est vultueuse, rouge, quelquefois brune, et les lèvres gonflées et noires dans l'*anévrisme;* le pouls est plein et fort. Tout annonce une pléthore exubérante, le *trop plein,* en quelque sorte, des vaisseaux sanguins, qui ne leur permet point de recevoir la lymphe qui, accumulée, produit l'infiltration ou l'épanchement. La déplétion sanguine est, en conséquence, fortement requise dans ce cas. Le régime doit être délayant. Il en sera de même des remèdes; et la pariétaire ou la bourrache, tout au plus, seront admises comme diurétiques. On y joindra toutefois, la digitale pourprée si l'anasarque tient à l'anévrisme du cœur qui, comme nous l'avons précédemment indiqué, pourrait requérir la diète aqueuse de *Valsalva.*

L'écoulement par crevasses, mouchetures, plaie vésicante, soulage ordinairement dans les *leucophlegmaties*. Mais ce mieux est ordinairement trompeur et de très-peu de durée. La *gangrène* s'empare de l'ulcération, et bientôt le malade est conduit au tombeau.

Le *diabétès* et le *scorbut* sont disputés entre la *sthénie* et l'*asthénie*. On se règle, pour leur conduite curative, sur le degré d'activité et d'affaiblissement que peuvent offrir, et ces maladies elles-mêmes, et les individus chez lesquels on les observe.

Cure du diabétès; du scorbut;

Les NÉVRALGIES sont du domaine de l'*irritation nerveuse*, sanguine, peut-être, du *névrilème;* et demandent les saignées locales, les calmans internes et topiques, les antispasmodiques, et surtout, dans beaucoup de cas (spécialement dans la sciatique) comme moyens héroïques, ainsi que j'en ai fait bien des fois l'expérience, les révulsifs épispastiques principalement, et au besoin le *moxa*.

des névroses et 1° des névralgies;

Les *névroses* proprement dites, partie honteuse de la médecine, comme le sont ces *résultats fluctuans* des *phlegmasies chroniques*, ou les *hydropisies*, sont agglomérées dans un cadre disparate et indéterminé :

2° des névroses proprement dites.

Cure des vésanies,

Le traitement des *vésanies* appartient autant à la morale qu'à la médecine. En général, maintenant, les verroux, les entraves douloureuses, les chaînes sont bannis de leur curation : ou plutôt, tous ces moyens cruels n'étaient propres qu'à aggraver le mal et à en éterniser la durée. Selon les cas, que l'aspect du malade indique au médecin, on continue à employer les bains, les saignées, les évacuans, les calmans antispamodiques de toute espèce. Mais c'est surtout de la sage combinaison des procédés moraux que l'on attend maintenant les triomphes de l'art dans le traitement de ces déplorables infirmités de notre espèce. C'est dans les écrits des Willis, des Pinel et des élèves qui marchent sur leurs traces, et que ces hommes célèbres ont formés, qu'il faut étudier, et l'économie de ces moyens philosophiques, et l'exposé des heureux résultats qui ont été obtenus de l'usage que ces grands médecins en ont fait.

de l'hydrophobie.

L'*hydrophobie* est prévenue par la *cautérisation* de la plaie qui a été la dépositaire du *virus* rabique. Cette précaution préliminaire prise, on peut s'amuser à cautériser aussi les vésicules qui pourront naître sous la langue, à user de la poudre des bulbes du plantain d'eau: *alisma plantago*, et à faire de la tisanne de genêt de teinturier: *genista tinctoria*..... La rage déclarée, on a recours aux opiacés, aux antispasmodiques. L'ammoniaque à l'intérieur, dit-on, les bains de mer, si on en est à portée, seront employés avec avantage; mais on n'étouffera pas le malade: c'est toujours un assassinat, digne dès-lors de la peine du *talion*. Il est dur d'être obligé de répéter cela, même au siècle des lumières.

Il faudrait attaquer l'*épilepsie* dans son siége primitif, s'il était connu: la saignée, chez les sanguins, peut modérer l'intensité des accès. Mais au fait, l'épilepsie est, jusqu'ici, à peu près aussi incurable que l'hydrophobie déclarée. Est-elle acquise chez un enfant? le développement de la puberté peut la faire disparaître. En toute autre circonstance, sa cure est problématique. Produite par une impression morale forte, une contre-impression de la même nature peut en rompre l'habitude. C'est ainsi que par la terreur qu'il inspira

Cure de l'épilepsie.

en menaçant de brûler avec un fer rouge quiconque tomberait épileptique, le grand *Boerrhave* arrêta les progrès d'une épilepsie communicative, dans un hôpital d'enfans trouvés. S'il était possible d'astreindre cette maladie à la périodicité, comme M. le professeur Dumas y est parvenu par une combinaison savante, dans un cas donné et favorable, alors on pourrait, si elle n'était pas entretenue par une cause mécanique, la traiter et la guérir, comme une fièvre intermittente, par l'administration du quinquina. *Si parva liceat componere magnis ;* et d'ailleurs, sans avoir prévu la combinaison que je viens d'indiquer, et bien loin alors de l'avoir mise en usage, je crois cependant avoir, par l'emploi très-prolongé de l'écorce du Pérou, rompu l'épilepsie chez une dame de soixante ans, M^me^ B***, qui l'avait contractée, peu de temps auparavant à la vérité, par l'effet d'une impression morale débilitante. Du moins cette dame a-t-elle cessé, pendant deux ans au moins avant sa mort, due à une autre cause, d'en éprouver les accès, qui revenaient auparavant à des intervalles de quelques mois, et qu'une année, au plus, séparaient les uns des autres.

Du reste, tous les antispasmodiques conviennent dans cette maladie : on sait que pour ce cas la valériane à haute dose est le spécifique de prédilection. Mais que feront ces moyens contre une maladie originaire, tenace, et qui peut tenir à une affection organique dans le cerveau, à des ossifications développées dans la dure-mère, à des pointes osseuses qui, implantées par leur base à la paroi interne du crâne, vont piquer la masse cérébrale.

N'oublions pas, en finissant, le mystérieux *aura epileptica*, partant d'un point quelconque de l'économie, montant avec plus ou moins de rapidité vers le cerveau, et donnant toutefois le temps de prévoir l'accès et de le prévenir, dit-on, en interposant une ligature entre l'endroit d'où part cette vapeur, l'orteil par exemple, et le centre de la sensibilité. Il y a plus : en cautérisant le lieu d'où part le *raptus* épileptique, si tant est qu'il y ait de la réalité dans tout cela, on trancherait alors la maladie même.

Cure de l'hystérie.

Le champ des antispasmodiques est ouvert à l'*hystérie*. Si, d'ailleurs, il y a pléthore, excès de santé, la saignée sera nécessaire, le mariage peut-être. M. Georget prétend toutefois qu'il est rare que ce dernier moyen soit indiqué.

Si la maladie est le résultat de l'exténuation, des excès libidineux : un régime corroborant, des médicamens toniques : les ferrugineux surtout, une extrême continence d'ailleurs, seront nécessaires.

Cure des vapeurs,

Les *vapeurs*, qui tenaient quelque chose de l'hystérie, quand elles n'étaient pas simulées et comme maladies du bon ton, dans ces temps où les dames ne sentaient que leurs nerfs, ou du moins voulaient qu'on le crût ainsi, ne sont plus guères de notre époque. Voyez, du reste, pour la conduite hygiénique et thérapeutique dans cette circonstance, le paragraphe : *Exercice chez la femme*, page 261, 1er vol.

de l'hypochondrie.

L'*hypochondrie* représente les vapeurs. Les hommes y sont plus sujets : ils doivent cette disposition, il faut le dire, à leurs écarts de régime, à d'autres excès, à une vie trop indolente. Ces causes jettent de profondes racines qu'une vie plus régulière et soutenue telle pendant longues années peut seule extirper ; et des hommes ne s'amuseront point et ne seront point abusés avec les colifichets anti-vaporeux des petites-maîtresses. Voyez, d'ailleurs, présent volume, les conseils que je donne aux hypochondriaques.

Cure des spasmes: aphonie nerveuse, angine de poitrine, asthme, coqueluche, hoquet, vomissemens spasmodiq$^{es}$.

Les *spasmes:* aphonie nerveuse, angine de poitrine, asthme, s'il y a réellement un asthme idiopathique; coqueluche, hoquet, vomissemens spasmodiques, requièrent, en général, les adoucissans, quelquefois les émissions sanguines, les applications révulsives (j'ai vu réussir le moxa à l'épigastre, entre les mains de M. Dubois, pour un hoquet interminable). Toutes ces affections, d'ailleurs, demandent la médication palliative que leur dénomination indique.

des convulsions; du tétanos; de la catalepsie; de la danse de S$^{t}$.-Weit; du narcotisme.

Les *convulsions* veulent souvent la saignée ou générale ou locale, parce qu'assez souvent elles tiennent à une irritation cérébrale directe ou sympathique; le *tétanos* exige également la saignée, les bains, les antispasmodiques et l'opium; la *catalepsie* n'attend que la révolution de l'âge, comme la *danse* de *St.-Weit*, ainsi que j'en ai vu un exemple pour l'une et l'autre de ces maladies qui, toutes deux, d'ailleurs, requièrent les antispasmodiques; le *narcotisme* veut ordinairement la phlébotomie, les sangsues et les excitations topiques; les *névroses* de la vue sont quelquefois l'indice d'une affection cérébrale: l'*amaurose*, en particulier, peut annoncer plus ou moins prochainement une attaque d'apoplexie [1]; et les névroses de l'ouïe font

Cure des névroses de la vue, id. de l'ouïe.

[1] Je passe rapidement sur les NÉVROSES de la *vue* et de l'*ouïe* qui appartiennent plutôt à la *médecine externe*. Cependant, comme tout se lie de celle-ci à la médecine interne, et *vice-versà*, ou, plutôt, comme il n'y a qu'une médecine, je ferai la remarque ici, quant aux *névroses* de l'œil, que j'ai connu une dame qui, depuis plusieurs années, était affectée d'AMAUROSE ou *goutte sereine*. Sa fortune lui permit de prendre de nombreuses consultations des médecins les plus renommés et les plus célèbres, et des villes voisines, et de la capitale, où elle se transporta pour cet effet. Souvent, il est vrai, tout le résultat de ces consultations d'apparat est de déposer quelques pièces d'or sur la tablette du médecin consultant, et de ne rien faire ensuite de ce qu'il a pu dire: c'est un ton comme un autre*. Quoi qu'il en soit, un soir de l'automne de 1821, en revenant d'une assem-

* Ce ne sont point seulement les *riches* et les *grands seigneurs* de toutes les époques qui, quelquefois, prennent les conseils de la médecine pour la forme, et sans les suivre ensuite: cela arrive dans toutes les classes de la société. Ici ce n'est point par ton, il est vrai: mais pour entendre, comme on dit; et après, on n'en fait qu'à sa tête. La chose est bien pis si la médecine est forcée, comme

le désespoir du chirurgien. Gloire, toutefois, à M. Itart!

Les *antispasmodiques* calment, du moins momentanément, les *affections spasmodiques*.

blée où elle avait été très-gaie, cette dame fut atteinte, en rentrant chez elle, et en descendant de voiture, d'une attaque d'APOPLEXIE qui l'assomma, puisque la connaissance ne revint pas, et qui l'emporta au bout de quelques jours. La *goutte* séreine, dans ce cas, n'était-elle pas, ou plutôt cela est indubitable, le prélude et l'annonce de cette maladie foudroyante! et beaucoup d'affections regardées comme purement chirurgicales, ne tiennent-elles point souvent à une lésion profonde de l'économie? *Consensus unus, conspiratio una.* Ce qui ne veut pas dire toutefois qu'on doive réunir dans la pratique, en une seule profession, la médecine et la chirurgie. Du moins, pour ma part, ai-je essayé de prouver le contraire dans un mémoire que je rédigeai dès 1805 ou 1806, et que je pris la liberté d'adresser postérieurement, sous le couvert de S. Ex. le Ministre de l'Intérieur, M. de *Vaublanc*, à la *commission* chargée de rédiger un projet de loi relatif à l'organisation de l'*art* de *guérir*, et que je transcrirai, si ce loisir me reste, à la suite de cet écrit, en y joignant les réflexions qui m'ont été suggérées depuis sa rédaction première. (Voyez ce Mémoire au présent volume.)

dans les hôpitaux. Après cela, docteurs, faites des observations sur l'effet de vos remèdes; faites de savantes autopsies! Les fossés de l'hôpital de la Réunion d'Aix la-Chapelle contenaient plus de médecines et de potions non-dénaturées qu'il n'en était entré dans le ventre des malades : et les bons MM. Dérivière, Cols, Montrol et Pégourié constataient par écrit leurs revers et leurs succès!

Ils sont donc sédatifs de l'*irritation* nerveuse qui domine dans les névroses. Ils appartiennent donc à cette portion sthénique de nos maux, quoique la médecine nouvelle les regarde comme irritans. Ne feraient-ils, quelle que soit leur manière d'agir, qu'endormir pour quelques instans l'agitation et la douleur, on ne peut, ce semble, se refuser à leur emploi, puisque par eux, l'être souffrant, ou qu'agitent des mouvemens désordonnés, éprouve ne fût-ce que quelques instans de repos.

Je termine cette première *sous-section* de ma rapide Esquisse Thérapeutique, en faisant la remarque que le *kina* pourrait, en quelque sorte, être considéré comme le plus puissant des *antispasmodiques;* et que c'est comme tel qu'il agit en rompant les *fièvres intermittentes*, les *fièvres larvées*, ou moins improprement, les affections périodiques sans fièvre, et même les névroses (l'épilepsie, par exemple, comme nous l'avons dit), qui, sans affection organique, offrent le caractère de périodicité.

Quoi qu'il en soit de cette assertion qui tendrait à faire considérer les fièvres intermittentes et les affections périodiques sans fièvre, comme plus ou moins spasmodiques, et n'appartenant point, toujours du moins, d'une manière évidente au domaine de l'*irritation sanguine*, quoique M. Pinel lui-même, comme nous allons le voir, en ait fait une dépendance de ses fièvres générales, et les ait, dès-lors, légués en quelque sorte à la *gastro-entérite* moderne, nous allons, comme nous l'avons annoncé, les passer rapidement en revue, ainsi que leur *thérapeutique*, dans une sous-section isolée.

### SOUS-SECTION DEUXIÈME.

### DES FIÈVRES INTERMITTENTES ET DE LEUR THÉRAPEUTIQUE.

Les FIÈVRES qu'on appelait autrefois *essentielles*, et qui ne sont plus admises par la théorie de M. *Broussais*, qui regarde toutes les *fièvres*, quelles qu'elles soient, comme le résultat d'une *phlegmasie*, et d'après cette vue, les *fièvres* dites *essentielles*, comme produites principalement par l'*irritation phlegmasique* des voies digestives;

Ces fièvres n'ont point toutes, dans leur cours, le même degré d'intensité :

Celles dans lesquelles cette intensité est uniforme depuis le début jusqu'à la terminaison, ou du moins, dont la force s'accroît graduellement jusqu'à leur plus grande ferveur, et décroît ensuite jusqu'à la fin, se nomment *continues ;*

Fièvres continues pures ;

Il est toutefois des fièvres continues qui, chaque jour, ont une ou plusieurs exacerbations, mais sans frissons préliminaires à chacune de ces exacerbations : ce sont encore des fièvres continues, mais seulement avec *redoublement ;*

avec redoublement ;

Il est des fièvres continues, mais qui ont des stâses, des intervalles, point cependant inapirexiques, mais dans lesquels la fièvre baisse d'une manière plus ou moins apparente, les redoublemens étant précédés de tremblemens et de frissons : ce sont les *fièvres rémittentes.*

rémittentes.

Il est enfin des fièvres qui offrent des *intermissions*, des *apyrexies* complettes, et dont les redoublemens, ou plutôt les *paroxismes*, les *accès*, sont précédés de frissons et de tremblemens, qu'accompagnent ordinairement, selon la nature de la fièvre, une soif plus ou moins considérable, quelquefois inextinguible; frissons et tremblemens auxquels succède une chaleur quelquefois intolérable, et qu'une sueur abondante qui termine l'accès finit par amortir. Ces *fièvres* sont celles qu'on nomme *intermittentes*.

Fièvres intermittentes

Toutes les *fièvres :* et je préviens que je parle ici selon l'ancien système des fièvres, et abstraction faite de la médecine physiologique; toutes les fièvres ne sont point susceptibles de revêtir le caractère de l'intermittence. Je ne crois pas qu'on l'ait encore observé dans les fièvres angioténiques: inflammatoires, supposé qu'il y ait des fièvres angioténiques: car je parle, je le répète, dans cette sous-section, d'après le système de l'ancienne médecine.

Type des fièvres intermittentes.

Relativement au *type* des fièvres intermittentes: il est quotidien, tierce, double-tierce, quarte, double-quarte, etc.

Toutes les fièvres, selon l'ordre, en général, des fièvres dans lesquelles elles ont été placées, ne sont pas, dit-on, susceptibles de se montrer sous les types que nous venons de marquer. M. Pinel a cru observer que le *type tierce* appartenait aux fièvres bilieuses; les *types quotidien* et *quarte* aux fièvres muqueuses. Quant aux fièvres intermittentes adynamiques et ataxiques, elles s'offrent, selon ce célèbre professeur, sous tous les types. Ce sont ces dernières fièvres, et il en est de rémittentes de cette nature, que l'on connaît sous le nom de *pernicieuses*, ou de fiévres de mauvais caractère.

Fièvres intermittentes pernicieuses

A la thérapeutique de la gastro-entérite, de la gastro-céphalite, etc., nous avons indiqué le traitement des fièvres continues angioténiques, méningo-gastriques, adéno-méningées, adynamiques, ataxiques, etc., représentées, dans leur agglomération, sous cette dénomination moderne. Il n'est ici question que de la thérapeutique des fièvres intermittentes et rémittentes qui appartiennent à l'un ou à l'autre de ces ordres de fièvres.

Cure des fièvres intermittentes et rémittentes simples, bénignes et surtout printanières.

Si ces fièvres sont sans caractère pernicieux, et c'est ainsi que nous l'énonçons en marge de ce paragraphe, quel que soit l'*ordre* auquel on les suppose appartenir: fièvres bilieuses ou muqueuses; quel que soit leur type (le quotidien et le quarte sont les plus tenaces : je n'ai pu faire céder qu'à l'administration d'une bouteille et demie de vin de Séguin, une fièvre quarte très-régulière, récente et sans complication, chez un enfant de cinq ans); quel que soit donc leur type, surtout si elles sont printannières, et alors ordinairement tierces, il faut en abandonner la curation à la nature[1], ou, du moins, les laisser

[1] Quoique, à part, les efforts qu'elle attend et qu'elle obtient des *révulsifs* topiques, au nombre desquels je ne comprends pas les sangsues, la *médecine physiologique*, telle qu'elle est jusqu'ici, ait réellement, en pratique, et plus qu'elle ne pense, beaucoup d'affinité avec la *médecine expectante* qui, du reste, emploie ces moyens au besoin, cependant, si j'ai bien compris ce que j'ai lu et entendu jusqu'à présent, il paraîtrait qu'elle se défie des ressources de la nature, comme nous l'avons exprimé au commencement de cette partie de notre travail; qu'elle ne croit point, ou qu'elle ne croit que peu à ses efforts ou à ceux de la RÉACTION *vitale* qui la représente, pour combattre, par son propre travail, et pour éliminer l'ennemi qui l'opprime; et que partout elle voudrait la suppléer, même dans les maladies les plus simples. Quant à nous, nous croyons encore au *natura medicatrix*, et sinon que nous avons cessé d'exercer, cette opinion continuerait à être un de nos guides, jusqu'à ce que l'opinion universelle eût irréfragablement affermi la nouvelle doctrine. En attendant mieux, il faut toujours s'en tenir à quelque chose.

aller jusqu'au septième accès. Seulement, autrefois, on employait les moyens généraux dont les symptômes indiquaient l'usage, qui pouvaient, selon les vues d'alors, rompre l'intensité de la maladie et en abréger le cours. Ainsi, s'il y avait goût amer, céphalalgie sus-orbitaire, douleur épigastrique (à laquelle on oppose maintenant les sangsues, parce qu'on regarde l'irritation phlegmasique du ventricule et de ses annexes comme la cause de tout le désordre), on faisait vomir dans le principe, avec le tartre stibié (voyez la note de la p. 315, 1er vol.); si l'embarras des premières voies paraissait plutôt muqueux que bilieux, l'ipécacuanha était le vomitif qu'on préférait. Dans l'un et l'autre cas, on faisait quelquefois suivre, dans un jour d'apyrexie ou de rémittence, l'administration du vomitif, de celle d'un purgatif, qu'on préférait purement salin dans les fièvres rémittentes et intermittentes qui offraient un caractère muqueux. Le cours ultérieur de la maladie, et ceci est de tous les temps, ne requérait et ne requiert que les boissons acidulées végétales, les délayans et, selon les anciens, quelques amers dans les intermissions et les rémissions des fièvres muqueuses : toutes, d'ailleurs, demandent sans inconvénient quelques toniques pour assurer leur convalescence.

Au demeurant, y a-t-il toujours phlegmasie de la muqueuse gastro-intestinale, dans ce que l'on nommait jadis FIÈVRES ESSENTIELLES, qu'elles fussent non-seulement intermittentes, mais même continues ? Mais alors les vomitifs et les purgatifs, qui sont des irritans, doivent toujours en augmenter l'intensité. Ces moyens toutefois, les vomitifs surtout, rompent quelquefois ces fièvres. Est-ce en évacuant les saburres d'autrefois, qui en sont le foyer, la cause, le *stimulus*? est-ce en produisant une perturbation salutaire dans la manière d'être des viscères qui les détermine ? faut-il proscrire comme anti-philosophiques, comme des espèces de poisons, des moyens, qu'en certaines circonstances données, les sangsues et la gomme ne peuvent remplacer, et qui, alors, produisent des miracles ? Toutefois, dans ces circonstances, la *médecine physiologique*, si elle ne fait pas des prodiges, est beaucoup plus prudente, et elle ne nuit jamais, du moins immédiatement.

Cure des fièvres intermittentes et remittentes ataxiques.

Après avoir indiqué le traitement modéré des fièvres intermittentes et rémittentes bénignes, faisons observer que si les *fébrifuges* peuvent être inutiles, prématurément donnés; que si même quelquefois, selon l'opinion, ils peuvent être nuisibles lorsque la nature, se suffisant à elle-même, a besoin de quelques jours pour arriver au complément salutaire de ses efforts dans les fièvres d'accès qui ne présentent évidemment aucun danger: l'usage de ces moyens héroïques est de rigueur, de rigueur sous peine de mort dans les fièvres rémittentes et intermittentes ataxiques, ou, les *fièvres pernicieuses,* et dont les accès se manifestent par la complication du *coma,* de la paralysie, de l'aphonie, de la syncope, du vomissement atroce et exténuant, etc.: complications qui ne font que s'aggraver d'accès en accès, et qui, en peu de jours, emporteraient le malade. Il faut donc ici, dans les intermissions et les rémissions, se hâter de donner le *quinquina* à haute dose pour tâcher de rompre la FIÈVRE INSIDIEUSE avant le troisième accès qui pourrait donner la mort. C'est ce que, il y a quelques années, j'ai obtenu chez un vieillard âgé de soixante-dix ans, et cassé par les travaux de la campagne. Il était atteint d'une fièvre *quotidienne soporeuse* dont les accès se renouvelaient tous les soirs, avec une apparence apoplectique. Ses parens et ceux qui le visitaient le regardaient comme perdu. Lui-même, dans les intervalles lucides de sa maladie, désespérait de son état. Je lui administrai pendant trois jours, chaque matin, huit grains de sulfate de quinine dans quatre cuillerées de sirop commun, prise, chacune, à une heure d'intervalle: en tout, vingt-quatre grains, et le troisième accès ne parut pas. Les impressions qu'avaient laissées cet état maladif mortel, et les suites de l'action violemment perturbatrice du remède qui l'avait aussi subitement rompu, se montrèrent pendant quelques jours chez M. E...., par un état d'étonnement et d'hébétude qui inquiétèrent sa famille et ses amis: mais le temps, un régime et quelques médicamens toniques rendirent successivement le convalescent à la situation où il était avant sa maladie[1].

Cure des fièvres quarte et quotidienne

Les fièvres *quarte* et *quotidienne* simples, c'est-à-dire, sans être compliquées d'un caractère pernicieux, étant ordinairement automnales d'ailleurs, susceptibles d'une longue durée, d'une durée indéfinie, demandent aussi, toujours selon l'ancienne médecine, plutôt que les fièvres tierces, lorsque cette durée se prolonge, à être rompues par l'écorce du Pérou. On prévient ainsi les obstructions des viscères

[1] Dans le même temps, M. T......s, notre c.... et d.... était atteint d'une maladie qui offrait les mêmes phénomènes semi-apoplectiques, non point quotidiens, mais en tierce, que ceux que présentait la précédente. Après quelques soins préliminaires et surtout une forte déplétion sanguine, au moyen de nombreuses sangsues appliquées à la base du crâne, je voulus soumettre le malade au même traitement que le précédent. Mais plus récalcitrant que le père Évrard; incrédule, d'ailleurs, à l'égard de la médecine, quoique fils, et peut-être parce qu'il était fils de médecin; au surplus, un peu *turc* sous le rapport de la fatalité, je ne pus parvenir, avec peine, à le décider que pendant une intermittence, à la méthode que M. E.... avait supportée pendant trois jours. Aussi, la fièvre apoplectique, rompue d'abord au point de permettre à notre savant et é....... P...... de reprendre ses fonctions avec une convalescence équivoque, laissa-t-elle des traces si profondes, qu'une rechute moins grave à la vérité que la

abdominaux [1] et l'hydropisie qui en est la conséquence. Cependant l'hydropisie, dans ces fièvres, paraît quelquefois précéder les obstructions, et elle cède, aussi bien que la fièvre, à l'administration du quinquina, comme nous en avons antérieurement cité deux exemples.

Cure de certaines affections intermittentes ou fièvres larvées.

Certaines affections intermittentes, non fébriles, sans doute plutôt nerveuses qu'inflammatoires, disparaissent quelquefois par l'emploi de ce moyen héroïque.

maladie première, mais infiniment plus tenace, le força pendant long-temps à garder le P......... dont il ne sortit, en santé passable, qu'au bout de quelques mois. Notre respectable et savant et éloquent d......, que je vénère profondément, mais qui se prête à l'innocente plaisanterie, comme on sourit grâcieusement à celles qu'il décoche avec tant de gaîté, rira aussi le premier de ce que je trouve sa personne et quelques-unes de ses paroles sous la main, comme exemples, en deux ou trois endroits de cet Opuscule. J'ai voulu, d'ailleurs, prouver par-là, et en d'autres circonstances, que mon ouvrage était local, et de notre *endroit;* qu'il portait, en un mot, le goût du *terroir*. Il en est de même quant à mes *rabâcheries* sur les trois portes de derrière de notre église : *parcere personis, dicere de rebus :* ce sont, sans conséquence, quelques exemples pris sur les lieux.

« [1] La *fièvre* n'est point une *entité*, dit victorieusement la *médecine physiologique :* elle est un résultat, un *symptôme...*» et cependant, voilà des *obstructions,* c'est-à-dire

Nous avons déjà cité M. Dumas qui, par une combinaison savante, ayant amené chez un jeune homme des accès d'épilepsie à une périodicité régulière, guérit ensuite cette maladie par l'usage du fébrifuge par excellence; et il ne peut y avoir d'inconvénient à l'employer, toutes les fois qu'il se présente une affection quelle qu'elle soit, ordinairement nerveuse, ou pseudo-nerveuse, avec des retours réguliers.

des *phlegmasies chroniques* ou des produits de ces phlegmasies qui sont la suite d'une fièvre quarte ou quotidienne long-temps prolongée, et qui n'existaient pas dans le moment de la violence, de la plus grande ferveur de ces fièvres, puisqu'alors, ces fièvres coupées par l'écorce du Pérou, toute maladie disparaît : ce qui ne serait pas s'il y avait des obstructions, dont d'ailleurs le fébricitant guéri n'offre aucune trace. C'est donc, dussé-je être ici taxé d'obscurantisme, de blasphême anti-philosophique, ou mieux, peut-être, de courte-vue; c'est donc la fièvre indéfiniment prolongée qui détermine ces obstructions. La *fièvre* est donc, quelquefois du moins, une *entité*. *Ergo* il existe des *fièvres essentielles : fiat lux*... Je pourrais peut-être soutenir la *thèse* contraire : mais elle a de meilleurs champions, et cet Écrit est assez prolongé, d'autant plus que ce n'est pas l'*œre perenniùs*, et que l'on guérit la fièvre sans tout cela. Mais il est bon toutefois de disserter, et la théologie a aussi ses thèses *ad libitum disputantis*.

## SOUS-SECTION TROISIÈME ET DERNIÈRE.

### DE L'AB-IRRITATION, DE L'ASTHÉNIE, ET DES EXCITATEURS DE LA RÉACTION VITALE.

Nous avons indiqué rapidement les combats de la RÉACTION VITALE dans les maladies produites par la franche IRRITATION *phlegmasique sanguine;* dans les *irritations,* en général plus faibles, quelquefois problématiques, des *systèmes lymphatique* et *nerveux;* et les *moyens modérateurs* de cette *réaction*, dans ces diverses circonstances.

Généralement parlant, l'ASTHÉNIE est peut-être plutôt une *négation,* ou une *presque négation*, qu'elle n'est un *être positif.* Sans être précisément, si elle existe, hors l'état de convalescence, ASTHÉNIE *maladive idiopathique*, elle est une dégénérescence atonique, ou presque atonique, d'une irritation primitive. Mais si cette irritation y est encore pour quelque chose, pour conserver provisoirement un peu d'*asthénie* dans ce monde, on regarde ce reste d'*irritation comme si elle n'était pas:* du moins, la médication tonique, diffusible, qu'on se croit autorisé à employer alors, indique que c'est là l'opinion qu'on se forme dans cette circonstance. Au pis aller, une *irritation* plus forte tuera la plus faible, et rétablira, par je ne sais quel mécanisme, les choses dans leur ancien équilibre. La *pommade irritante* de la veuve *Farnier*, qui guérit merveilleusement les vieilles ophtalmies chroniques, est toujours mon aveugle argument dans le cas dont il est ici question.

Au demeurant, et nous l'avons déjà dit, cette portion problématique du domaine de la médecine est faible, irrégulière, mal limitée; elle prend ce qu'elle peut trouver, selon elle, sur les maladies des trois systèmes sanguin, nerveux, lymphatique, que nous avons plus longuement considérés sous le rapport de leurs affections sthéniques: et celles-ci révendiqueront peut-être peu à peu ce qui nous reste à passer rapidement en revue, de manière à réduire un jour l'*asthénie* à zéro. Aussi serons-nous forcés, pour donner quelque consistance à cette très-légère partie terminale de notre ébauche, de piller çà et là, sur le *domaine* de la *sthénie*, quelques *bribes* qui paraîtront les moins suspectes à notre but, et qui nous permettront d'indiquer l'usage de quelques-unes des richesses dont la matière médicale ne sait que faire avec la médecine de l'*irritation*.

Cure des catarrhes atoniques.

Des toniques internes et topiques qui rappellent les membranes muqueuses excrétantes à leur état de tonicité naturelle et normale, ne sont-ils point nécessaires dans *certaines excrétions muqueuses, atoniques* en apparence, indolores, chroniques, des yeux, du poumon, du tube intestinal, des voies génitales et urinaires? Au besoin, si on le juge opportun et prudent, des *exutoires*, quoi qu'en puissent dire les solidistes, et qui peuvent bien faire cette petite concession, d'autant plus que j'use vertement de leurs armes dans ce combat à outrance que je fais subir à ma *réaction vitale* que je prends toutefois un peu en pitié, pour la secourir, dans ces dernières pages; au besoin donc, quoi qu'en puissent dire les *solidistes*, et les partisans exclusifs de l'*irritation* des solides, des exutoires suppléeront, par des évacuations artificielles, à celles auxquelles, depuis si long-temps, s'était habituée la nature.

Cure de la colique de plomb ;

La *colique sédative* des *peintres*, que revendique depuis peu la *médecine* de l'*irritation*, a cédé, jusqu'ici, sans danger, à une médication évacuante énergique.

des aphtes gangréneuses ou muguet ; de l'angine gangréneuse;

Les *aphtes gangréneuses* ou muguet, que M. Guersent ne confond pas; l'*angine gangréneuse*, qui devient presque immédiatement atonique, demandent les gargarismes et les médications internes puissamment toniques et, comme on disait autrefois, antiseptiques : les acides, le kina, le camphre.

de la morsure sédative de la vipère ;

La *morsure* sédative de la *vipère* n'exige-t-elle pas les cathérétiques locaux, et les boissons ammoniacées ou puissamment sudorifiques ?

du scorbut ;

On ne peut nier, ce semble, que le *scorbut* ne soit, quelquefois du moins, évidemment *atonique:* il réclamerait dans ce cas les moyens curateurs, c'est-à-dire *contraires*, que cette qualification indique, et spécialement, outre ceux de l'hygiène, qui consistent en un air pur et sec, l'action vivifiante de la lumière, l'insolation, une alimentation fraîche, acide-végétale; outre, dis-je, les moyens hygiéniques, ceux que lui consacre la thérapeutique, c'est-à-dire, les acides encore, végétaux et minéraux, et spécialement les *antiscorbutiques* proprement dits : la moutarde, le cresson, le raîfort, et, en général, les plantes crucifères.

Médication des hémorragies passives ;

Il est des *hémorragies*, quoi qu'on en dise, d'apparence *passive:* surtout des *épistaxis,* et qui demandent qu'on associe aux réfrigérans locaux, les révulsifs irritans, ainsi que le régime et le traitement anti-scorbutique.

des vers intestinaux.

Les *vers intestinaux* sont le produit de l'*atonie;* ils demandent les contraires de cette cause : c'est-à-dire, une habitation saine pour l'enfant ou l'individu affecté de vers, une alimentation restaurante, un peu de vin, les amers, et les vermifuges proprement dits.

Cure du charbon, de la pustule maligne, des bubons de la peste.

Les *tumeurs cellulaires-cutanées gangréneuses:* charbon, pustule maligne, bubons de la peste, exigent évidemment, avant qu'elles ne soient parvenues à cet état, un traitement interne et topique surtout, énergiquement anti-phlogistique : mais lorsque la dégénérescence septique est décidée, qui peut ne pas convenir qu'il faille avoir recours, indépendamment de l'emploi des scarifications qu'exige même l'état phlegmasique antérieur pour le *tuer* en quelque sorte, du moins dans certaines de ces tumeurs; qu'il ne faille, dis-je, avoir recours aux puissans topiques antiseptiques, quelquefois à la cautérisation active, aux cordiaux, aux diffusibles à l'intérieur?

Cure des impetigines: teigne, dartres, gale, etc.

Après quelques lotions délayantes préliminaires, quelques bains de même nature, n'est-ce point aux lotions sulfureuses, irritantes, aux boissons dépuratives et amères, qu'on a recours dans les *impetigines:* dartres, gale, teigne, etc.?

des scrophules;

Quant aux *scrophules,* on aurait peine à nier que, du moins, dans les cas de constitution affaiblie et blafarde, rendue telle par l'état de l'atmosphère, du climat, de l'habitation, du régime, on ne doive recourir aux amers, aux ferrugineux, au kina, indépendamment de l'habitation sèche, exposée à la lumière, aérée, et du régime animal et vineux.

du rachitis;

Le *rachitis* exige évidemment le régime et les remèdes des *scrophules* atoniques.

Cure de la phthisie vénérienne.

Il est une *phthisie*, comme il est une *ophtalmie* vénérienne. On les guérit l'une et l'autre par les mêmes moyens qu'on oppose à la maladie primitive. De toutes les phthisies, celle-ci est la plus curable, puisqu'elle a son spécifique dont l'effet est à peu près assuré, celui, comme nous venons de le dire, de l'affection dont elle dépend. Ce n'est pas que, dans ce siècle de phlegmasies, on ne doute, comme de toute autre chose, de l'opportunité du mercure pour la guérison de la syphilis, à laquelle on serait tenté d'opposer, ainsi qu'à tout le reste, les sangsues et l'eau de gomme qu'il faut en effet employer dans son premier érétisme inflammatoire: mais elle n'en est plus là lorsque la phthisie de son nom est déclarée; et, dès-lors, si un phthisique suspect s'offre à vous, il sera bon de l'observer, de s'enquérir de ses gestes et actions du temps passé; et si de ses aveux il résulte une presque évidence de la cause qui a pu déterminer le désordre qui, chez lui, mine et détruit l'organe pulmonaire, logé d'ailleurs dans un ample thorax que n'atteignit point une péripneumonie ou un catarrhe antérieurs, et qui ne fut pas le point aboutisssant de répercussion, de métastase de quelqu'*impetigo*, parce que la personne n'en offrit point antérieurement de vestiges; alors, malgré la considération due aux inductions qui semblent naître du progrès de nos connaissances, on administrera les mercuriaux à ses risques et périls; et cette conduite peu philosophique, fondée sur une expérience qui commence à tenir de l'antiquaille, pourra cependant être suivie d'un plein succès.

Cure de la leucophlegmatie atonique et de l'œdème des convalescens

Qui ne conseillera le régime corroborant, le vin blanc, les applications et les frictions toniques, les diurétiques actifs, le bon air, l'insolation, dans la *leucophlegmatie atonique*, l'*œdème* des *convalescens* et des ouvriers qui travaillent debout dans des lieux humides et malsains?

du diabétès;

Le *diabétique*, malgré sa soif, s'est quelquefois bien trouvé du régime à l'*osmazome*, du civet de lièvre qu'arrosaient quelques rasades de vin de Bergerac.

de la fièvre putride.

Que dirons-nous de la *fièvre putride?* le vénérable *Pinel* ne s'en est-il point traité lui-même avec quelques bouteilles de vin d'Arbois? de la *fièvre putride*: pierre d'achoppement de la *réformation médicale* moderne? Est-elle toujours la *gastro-entérite* portée à son *summum?* et l'avenir, après que les controverses de l'enthousiasme physiologique seront amorties, ne fera-t-il point revenir, à raison de quelques circonstances du moins, et par le fait de ces circonstances: celles du séjour dans les hôpitaux, de celui des prisons, des asiles de la misère, à une *vraie fièvre putride* qui exigerait alors le traitement et le régime indiqués par notre célèbre et respectable *maître?* (Voyez, présent volume, ma *Folie* en vers burlesques, sur la fièvre putride.) Du reste, l'*instituteur* et le *père* de tous les médecins français vivans (1829) peut avoir erré en ce point; et le plus sage ici est de s'en tenir, comme nous l'avons indiqué pour le typhus, la fièvre jaune, etc., provisoirement du moins, aux conseils prudens de la médecine physiologique.

On oppose à la *paralysie*, sans congestion cérébrale, les frictions sèches et alcooliques, les applications rubéfiantes et épispastiques, les irritans internes anti-paralytiques, au nombre desquels la noix vomique Cure de la paralysie.

figure d'une manière spéciale et caractéristique.

Cure des névroses sans douleur et sans coma ;

Les antispasmodiques qui, du moins, sont un palliatif consolant, sont administrés aux vaporeuses, dans les névroses flatulentes, convulsives, mais sans douleur et sans coma.

des asphyxies ;

Les *asphyxies* demandent quelquefois les déplétions sanguines : mais on leur oppose de plus les irritans topiques et internes de toute espèce.

de l'impuissance, de la chlorose, de l'aménorrhée atonique.

On combat l'*impuissance*, la *chlorose*, l'*aménorrhée atonique* par l'exercice, le régime analeptique, les ferrugineux, le kina.

Nous terminons là cet exposé thérapeutique, et ce nouvel *essai* de nos inutiles loisirs, signalé plutôt par des vues isolées et pratiques peut-être dans leur laconisme, que par une coordination bien régulière; essai dans lequel, en poursuivant notre rédaction rapide, nous avons indiqué, autant qne nos réminiscences, à l'appui desquelles nous n'avons appelé aucun secours étranger, nous l'ont permis, les sommités des choses médicales qui ont fait la matière de nos études et de nos réflexions. Notre intention, qui ne tient rien du *dogmatisme* auquel nous reconnaissons n'avoir aucun droit, puisque, d'ailleurs, ce qui pourrait paraître tel serait jugé ne nous point appartenir; notre intention, disons-nous, a été de nous rendre un compte sommaire des principes qui, depuis près de trente ans, nous ont servi de guides dans notre pénible course, et qui nous conduiraient encore avec, toutefois, les modifications que les vues de la science, que nous avons été heureux de deviner en partie; et ses progrès ultérieurs nous diraient d'y ajouter, si l'état pénible de notre santé que nous avons sacrifiée au service de nos concitoyens, qui verraient, nous osons nous en flatter, par cet essai, que nous n'avons point été tout-à-fait indigne de leurs bontés, ne nous avait dit qu'il était temps de nous retirer.

*N. B.* Cet Essai, tel qu'il est dans le précédent volume et une partie de celui-ci, est aussi complet que j'ai voulu le faire; et les pièces qui formeraient, par leur collection, un troisième volume, quoique éclaircissement et additions utiles, n'en seraient point, en général, un complément indispensable.

## CONCLUSION,

### OU TOUT CE QUE L'ON VOUDRA.

En résumé, la MÉDECINE est, en quelque sorte, la science la plus simple, et la science la plus difficile.

1° La SCIENCE la plus *simple:* comme science d'*instinct*, science *physiologique*, avec cependant un peu moins de sangsues; comme, sans comparaison, celle de cet *écrit* sans doute, quoique nous en ayons pu dire au commencement de la deuxième section de notre *thérapeutique*, présent vol.; comme celle de l'*irritation identique*, et de la *succédanéité* de ses moyens médicateurs; comme celle de ma *thérapeutique rationnelle* et de la *convergence* de mes *matières médicales naturelle*, *chimique* et *physiologique*; comme science d'*instinct* donc, science d'*à peu près*, science *infuse*, science d'*inspiration* et d'inspiration nécessaire, et que la *nature*, sans injustice, ne pouvait refuser à l'être sensible qui ne lui a pas demandé l'existence.

2° La SCIENCE la plus *difficile:* comme *science* de l'homme; comme science d'observations surtout hors de nous; comme science d'observations encore, à raison de leur immense multiplicité; comme science de combinaisons, soit qu'elles résultent de faits observés ou recueillis, soit qu'elles soient l'œuvre du génie; comme science d'application, quelque étudiée qu'elle soit, car, malgré cela, comme l'*Auvergnat*, quoiqu'il y voie plus clair que le *médecin*, on peut encore mettre la pièce à côté du trou, et M. Barbier lui-même ne serait point exempt de ce désappointement : *experientia fallax, judicium difficile.*

## MÉDECINE FACILE, OU DE LA NATURE.

La MÉDECINE est la *science* la plus simple: la médecine facile de nos jours (je parle de ses applications directes : car ses *révulsions* font son triomphe, et leur application, leurs combinaisons savantes sont, par là même, hors de la portée du vulgaire); la médecine facile de nos jours (quoique sublime dans ses recherches inutiles à l'instinct), n'étant que l'application de cette *simplicité;* et je dis quelque part, sans vouloir *blasphémer* la science, si on se pénètre bien de mes *antécédens*, qu'on pourrait l'apprendre à l'*école* avec son A, B, C; et à moins de frais que cela, en suivant ses propres inspirations.

### *Hygiène de l'instinct.*

Et en effet, l'*instinct* indique d'abord à la brute, à l'homme qui est resté enfant par sa simplicité, et qui, d'ailleurs, se portent bien, ce qu'ils doivent faire pour se conserver en santé; et mieux qu'un philosophe raisonnant ou déraisonnant, l'un et les autres se conforment d'une manière imperturbable aux règles sages et invariables de l'hygiène.

La brute, l'enfant et l'homme simple se conforment aux règles de l'hygiène :

Sans ressasser ici cette assertion vulgaire que l'*animal carnassier* mourrait sans y toucher auprès d'un tas de blé, ou d'un monceau de légumes ou des fruits les plus savoureux, et que l'*animal frugivore* se laisserait périr d'inanition, ayant à sa portée les viandes les plus succulentes, ce

1° la brute;

qui tient à leur organisation : on sait que l'*animal herbivore* refuse, malgré la faim, les herbes détériorées qui, saines, sont sa pâture ordinaire, et choisit scrupuleusement, malgré la grossièreté apparente de ses organes investigateurs, et mieux que ne le ferait le botaniste le plus exercé, les brins de l'herbe salubre qui doit servir à sa réparation, auprès de ceux de l'herbe vénéneuse : *ranunculus lingua*, id. *flammula*, id. *sceleratus*; *œnanthe fistulosa*, id. *phellandrium*; *cicuta major*; *cicutaria aquatica*; *conium maculatum*, etc., qui lui donneraient la mort.

2.° l'enfant ; Pour parler de ce qui nous tient de plus près, l'enfant ne manifeste-t-il point un choix parmi les diverses espèces de laits qui lui sont offerts? ne repousse-t-il pas avec obstination et dédain celui qui ne lui convient pas? plus tard, ce choix et ce dédain ne s'exercent-ils pas sur les autres alimens qui lui sont présentés?

Ne fait-il point entendre des vagissemens lamentables sous le maillot dont l'imbécillité, l'incurie, la paresse, la cruauté marâtre le garottent? libre, ne manifeste-t-il point par des ris épanouissans de la vie, la joie qu'il éprouve de pouvoir, par le frétillement de ses membres, donner à ceux-ci, à ses esprits éducteurs, toute l'excentricité qu'accroîtront plus tard la volubilité et la continuité de ses mouvemens plus vigoureux, et que les monitions les plus sévères, et quelquefois *intempestives*, puisqu'elles contrarient les vues de la *nature*, n'empêchent point d'être incoërcibles?

3° l'homme simple.

La *nature!*... L'homme simple qui suit ses inspirations, à moins qu'il ne soit contrarié par des obstacles contre lesquels sa volonté ne peut rien, suit également d'une manière imperturbable les règles de l'*hygiène*, qui sont celles de ses besoins. Il est surtout continent, comme et autant que la nature l'exige; il est sobre: et, sous ce rapport, on se rappelle « ces Indiens » de l'est des Etats-Unis, qui députèrent » au président de cette république, pour » qu'il s'opposât à l'introduction, chez eux, » de poisons (ils parlaient des liqueurs » spiritueuses), qui leur causaient des » maux qui jusque-là leur avaient été » étrangers. » (*Dissertation inaugurale.*)

*Outrage à l'hygiène de l'instinct par la dépravation ou l'abus de la liberté.*

La brute, l'enfant, l'homme simple font ce qui est bien, pour la conservation de leur santé et de leur être, par l'inspiration de l'*instinct:* l'homme qui l'oublie se tue par la dépravation ou l'abus de sa *liberté;* par le leurre, la fausse direction de son raisonnement, et même de ses sentimens les plus doux.

Crapule. *Lucullus* engouffre en un jour dans son estomac usé et qu'excite l'art perfide qui usurpa les droits de la pureté vierge de ses forces digestives, de quoi nourrir, par sa valeur intrinsèque du moins, une province entière, ou plusieurs milliers de malheureux, en gagnant d'ailleurs pour lui, par ce joli régime, la dyspepsie, la goutte, la gravelle, l'hydropisie: en un mot, tout le cortège des maux qui suivent l'intempérance:

*O felices nimiùm, sua si bona nôrint,*
*Agricolas!* VIRG. GEORG.

Brusques changemens de climats. L'*homme* avide d'or, et que maudit Horace, avide de cet or qu'il n'emportera pas avec lui (les jouissances, dit-on, qui reviendront à la patrie du résultat de ses courses lointaines, l'excuse), va trouver, pour sa part, sous des cieux brûlans qui n'étaient point faits pour lui, la mort dont, peut-être, il y développa le germe par ses excès; ou en rapportera empaquetés dans pacotille, les effluves de ces maux propagateurs que la patrie ne connaissait pas.

Fatigues immodérée

Le *chasseur* passionné auquel, pendant l'année presque entière, ses pieds refusent l'exercice le plus salutaire, ne connaît et ne met plus de bornes, dans les mois de *Diane*, à ses courses, à ses fatigues extravagantes et sans soins, dont les suites peuvent être des *gastrites* graves, et de plus graves affections du poumon.

Exercices imprudens selon les circonstances

La jeune *citadine* dont les forces musculaires sont énervées, dont la constitution est affaiblie, ou n'a jamais eu de vigueur, soit par le fait d'une transmission héréditaire, soit par l'inaction habituelle, à laquelle, forcément casanière, les convenances peu saines de sa position la condamnent, se rend, vêtue à peine, à ces grandes réunions d'étiquette, dans un appartement fermé, réunions qui ont lieu ordinairement au milieu de l'hiver. Elle s'y livre, immodérément pour ses forces, au plaisir de la *danse*, salutaire d'ailleurs lorsqu'elle est modérée, et lorsque cet exercice est pris en plein air. Sortie du salon où elle a respiré un air étouffé qui a gorgé son poumon d'un sang qui le traverse avec peine, couverte de sueur, elle est vivement saisie par le froid piquant de la rue, malgré le schall et les fourrures qui ne la garantissent qu'imparfaitement; malgré l'abri de sa voiture qui la transporte rapidement à son hôtel : bientôt une petite toux se déclare, le rhume négligé fait des progrès, et la frêle *Therpsicore* s'éteint peu à peu, encore dans les *prodrômes* de son printemps. La jeune bourgeoise, la grisette, plus vigoureuse, résiste mieux, sans doute, que la frêle héritière du marquis ou du receveur-général, quoique guères mieux garantie cependant : mais elle trotte, elle gimbonne jusqu'à ce qu'elle soit arrivée à son logis : et cela la maintient dans sa température insolite qui ne baisse que graduellement et sans danger, et que soutient, d'ailleurs, la vigueur de ses poumons.

L'Italie et la Grèce dans les régions hyperboréennes.

Quoi qu'il en soit, et à part les dangers pour la poitrine et les rhumatismes prématurés, de sortir peu couverts et sans précautions préliminaires, des lieux de nombreuse réunion, nous ne sommes ni à Rome ni à Athènes; et le costume léger que permettait aux dames de ces villes-modèles, la douce température de leur climat, ne peut être adopté sans danger et sans imprudence par les dames de nos contrées hyperboréennes.

Coutumes spartiates et bretonnes.

Il ne faut pas conclure non plus, pour s'autoriser à braver, sans soins préliminaires, la rigueur de notre ciel du nord, des coutumes extravagantes des Spartiates et des habitans d'Albion, qui plongeaient et qui plongent leurs enfans nouveaux-nés dans l'eau froide et glacée. Ces peuples ne voulaient et ne veulent que d'une génération vigoureuse: tant pis pour les êtres faibles qui ne pouvaient et ne peuvent résister à ces rudes épreuves, qui n'avaient et n'ont égard qu'à la conservation *herculéenne* de la *race!*

De la nuit, le jour et vice-versâ

Mais revenons à nos folles erreurs ordinaires contre l'observance des règles de l'hygiène:

La nuit est faite pour le sommeil: l'homme des champs, en général, qu'ont affaissé ses travaux rustiques, regagne, en chantant encore, malgré ses fatigues, vers le déclin du jour, son toit hospitalier; et peu après son simple repas, il se livre à un repos réparateur, se couchant, pour ainsi dire, avec le soleil. Le *soleil* de la *ville*, ce sont mille bougies étincelantes qui semblent braver la lumière du jour. L'*aurore* de l'*Opéra* fait honte à l'*aurore* de la *nature*, et les fraîches couleurs que celle-ci départit à la jeune paysanne sont là éclipsées par l'incarnat du carmin. Mais celui-ci couvre les vapeurs dont se rit la robuste habitante de la campagne.

Bravades de l'homme des champs.

Mais le *paysan*, car il faut être impartial, aura aussi toutefois ici son paquet........ Si *l'homme de la ville* s'épuise et meurt souvent avant le temps, par l'excès même de la culture qu'il donne aux facultés de son ame; par l'exaltation de ses passions, dont l'élan, pour quelques-unes du moins, ne peut que l'honorer et faire circuler la vie dans tout son être, par l'éducation trop exquise qu'il donne à ses sens; par l'abus des plaisirs dont ceux-ci (les sens) sont la porte en quelque sorte; plaisirs dont la nature n'a donné l'aiguillon à l'homme que dans un but conservateur: l'homme des champs qui connaît peu toutes ces causes de maladies que le citadin doit à son inactivité physique, à ses loisirs, au raffinement de ses jouissances, qui sont loin d'être toujours coupables; l'homme des champs, par sa rudesse, par l'omission des sages précautions qu'il méprise et qu'il laisse, dit-il, aux *bourgeois*, est sujet à des maux graves, à des maladies aiguës qui ne rompent que trop prématurément, et d'une manière violente et brusquée, une existence que sa constitution de fer destinait à de longs jours.

### *Thérapeutique de l'instinct.*

Nous avons vu d'abord (hygiène de l'instinct) quelques résultats heureux, et ils ne peuvent être que tels, de l'hygiène, de la prophylactique de notre *médecine facile,* inspirée par la *nature* à l'être vivant, brute ou dépourvu de raison, qui s'abandonne à son *instinct;* mais ensuite, nous avons signalé les désordres nombreux que l'homme éprouve dans sa santé par la fausse direction de son raisonnement et même de ses sentimens les plus doux.

Quoi qu'il en soit, *l'instinct* donc inspire à tout ce qui sent, ce qui doit être évité, pour conserver *l'alacrité* de *l'être*; mais il y a plus, et sans cela la *nature* serait une *marâtre* (car la science de l'homme n'est point toujours là, et, surtout, elle n'a point toujours été), *l'instinct* dit et commande à l'être souffrant ce qui convient, directement du moins, à son mal, surtout si ce mal a été inévitable, s'il n'est point de son fait, s'il n'est point le résultat de l'abus de sa liberté, et alors, d'autant plus inextricable :

Thérapeutique de l'instinct 1° chez la brute;

L'animal blessé par le chasseur avide, mais qui n'a pu conquérir sa proie, ne guérit-il point, abrité dans son gîte ou son terrier, en léchant sa blessure, et sans tous les baumes qui ne feraient qu'entraver et retarder le travail vulnéraire et certain de la nature ?

La fable ou la réalité nous parlent de l'hippopotame qui se débarrasse de sa pléthore en se frottant dans les roseaux, dont les pointes brisées ouvrent ses veines gonflées par un sang surabondant.

Tout le monde sait que le chien, peut-être un peu glouton, recherche le chiendent, qui, par l'irritation qu'impriment au velouté de son estomac la rudesse et les nœuds du chaume aride de ce graminé, débarrasse le viscère, trop avidement farci de débris à moitié mâchés, et par cet allégement nécessaire, dispose l'animal à de nouvelles curées.

Que veut, la plupart du temps, le malade, qu'il soit homme ou brute? il veut qu'on le laisse en repos, et qu'on le rafraîchisse.[1] Il recherche la température qui lui convient, quelquefois la chaleur, quel- 2° chez l'homme;

[1] Au demeurant, dis-je dans un autre de mes Opuscules, je croirais presque que la cure des *maladies bilieuses* s'opérerait également en se bornant, pour tout remède, aux boissons dont les *acides*, surtout végétaux, les acides minéraux se rapportent à une autre indication; dont les acides végétaux feraient la base; et j'avoue que depuis vingt-cinq ans que j'exerce, ou plutôt que j'exerçais, c'était-là assez généralement ma méthode, et que, la plupart du temps, lorsque je m'en écartais, je ne le faisais point par une conviction intime, mais bien pour condescendre, lorsque je n'y vois pas grande conséquence, au désir, à l'inquiétude qu'a le malade de purger, inquiétude qui n'est pas moins vive chez ceux qui l'entourent. Je pense..... et cet accolement de l'infiniment petit au grand, est, comme on le sent bien,

quefois le froid ; il observe, s'il en sent le besoin, ou si son instinct l'y porte, une *diète* sévère que ne lui ferait point rompre alors la vue des alimens qu'il recherche

comme le savent ceux qui me connaissent, et comme on en est convaincu de reste par tout ce bavardage, sans prétention de ma part ; je pense donc que c'est-là le système de M. B........ qui, ne voulant plus de fièvres essentielles, et regardant toutes celles que l'on considérait sous ce rapport comme le résultat d'une irritation, d'une phlegmasie gastro-intestinale, *gastro-entérite*, se borne à leur opposer les saignées contiguës locales, et les boissons tempérantes et acidules, regardant, dans les fièvres et affections bilieuses, et dans toutes les fièvres, puisqu'il y a partout, puisque tout est gastro-entérite, directement ou par réflexion, l'action des vomitifs et des purgatifs, comme propres à accroître, loin de les faire disparaître, les désordres de la phlegmasie de la muqueuse de l'estomac et des intestins, et, par conséquent, à augmenter et prolonger la maladie générale, ou ce qu'on regardait comme tel, loin d'en rompre la force et d'en borner la durée, puisqu'une irritation nouvelle, celle causée par le vomitif ou le purgatif, était ajoutée à celle qui, dans les voies gastriques, déterminait les désordres existans. Peut-être serait-il prudent que ceux qui se traitent sans appeler de médecin, et qui, à plus forte raison, s'abstiennent de demander sur leurs maux et les remèdes qui leur conviennent, les avis des donneurs de remèdes et même ceux des personnes charitables et bienfaisantes (car la bienfaisance et la charité ne consistent point à

avec le plus d'avidité et de délices lorsqu'il se porte bien. Cet homme et cette brute, en suivant cet instinct, se tireront sains et saufs de la majeure partie de leurs

faire ce qu'on ne connaît pas, ce dont on ignore l'opportunité : c'est bien là le contraire, le contre-pied de cette double vertu dont l'essence, dont l'exercice vrai, dans le cas qui nous occupe, est de donner et de soigner, pour que les vues du médecin, qui n'a pas trop de sa science, ou qui, plutôt, la sent si souvent en défaut, soient remplies); peut-être donc serait-il prudent que ceux qui se traitent sans appeler de médecin, se bornassent à l'emploi des moyens simples que nous regardons comme les plus sûrs et, par conséquent, les moins équivoques pour ce qui concerne les affections bilieuses: les acides et les boissons acidulées; et, qu'en général, dans toutes leurs maladies, ils s'en tinssent à remplir les indications que leur fournit d'elle-même la nature, au lieu de se détruire et de se tuer avec des remèdes dont l'emploi, quant à son opportunité, peut même quelquefois, nous ne saurions trop le répéter, être mal saisi par le médecin le plus exercé ?

Mais retournons un instant la médaille, puisque mes notes et même quelques portions de mon texte sont de la controverse, l'un même des buts principaux de cet *Écrit*, ce qui ne doit point détourner, pour avoir un guide, du moins provisoire, de s'attacher à la doctrine du *texte :*

Quoi qu'il en soit: aux *sangsues* et à la *révulsion* près, du *Broussaissisme* ci-dessus, mal exprimé sans doute, et que d'ailleurs je devine, chose dont je dois prévenir, pour que mes présomptions ne soient point mises sur

maux ; ils pourront à la vérité, sans doute, se laisser, mais ils ne se feront pas mourir, avec cette *médecine facile de la nature.*

## MÉDECINE DE L'HOMME.[1]

Ces mots, *médecine* de la NATURE supposent, qu'en apparence du moins, il est une autre *médecine*, et c'est *celle* de l'*homme*, ou combinée, en apparence, par l'homme qui arracherait à la première son secret que ne devine point *instinctivement* l'être souffrant[2]; et nous devons alors croire aux

le compte d'une réalité que je défigure ; quoi qu'il en soit donc des doutes que je viens d'exprimer relativement au traitement des *maladies bilieuses* ; *le vomissement artificiel* paraît cependant quelquefois d'un besoin marqué dans ces *affections*, surtout à leur début ; et l'émétique prudemment administré a, parfois, paru rompre, comme j'en ai fait l'expérience, l'intensité des symptômes de ces fièvres ; calmer les désordres, et même, peut-être, trancher le cours de la maladie.

[1] Il n'y a point, au reste, proprement, de *médecine de l'homme :* il n'y a qu'une MÉDECINE de la *nature*, dont l'homme est le *ministre.* L'homme étudie l'instinct de celle-ci ; il étudie les ressources qu'elle se prépare, et celles qu'elle sollicite du dehors, et dès-lors, il en accroît, en multiplie et en varie le domaine.

[2] Ou qu'il ne peut s'appliquer.

secours que celui qui s'offre à nous comme médecin nous administre, puisque Dieu nous l'ordonne : *honora medicum propter necessitatem.* Il faut donc, par l'ordre de Dieu même, quand on le peut, avoir recours au médecin ; mais aussi, il faudra qu'il vienne avec la médecine, soit avec ses ressources rationnelles et évidentes, soit avec ses ressources constatées : car s'il venait tout seul, et qu'il voulût, par trop du moins : *tentemus experimentum*, être plus sage que la nature, dont, au bout du compte, avec, sans doute, des épreuves prudentes, il n'est que le très-humble ministre ; qu'il supplée quelquefois à la vérité, mais encore avec son aide, quoique seule alors elle, serait impuissante, ce en quoi, surtout, il est évidemment nécessaire : *honora medicum* ; s'il venait tout seul, il pourrait s'exposer par des manœuvres intempestives (toujours coupables chez le charlatan), *à tuer le malade, au lieu de tuer la maladie* ; et mieux eût valu alors s'en rapporter *entièrement* à la *médecine facile*, à la médecine instinctive de celui qui réclame des secours, médecine qui, je le répète, n'opérant point de miracles, ne fait, du moins jamais mourir, et laisse, la plupart du temps, à la nature, ses droits à reprendre la santé.

La *médecine* de nos jours, comme je l'ai déjà exprimé; la médecine de l'*irritation* et de l'*irritation univoque*, quoi qu'elle en puisse dire, n'est autre chose par ses résultats, en la dégageant de son savant et très-savant échafaudage, qui sera oublié un jour, que la science simple de la nature, puisqu'elle n'a que ses adoucissans directs et ses émissions sanguines[1], et qu'elle ne comprend, qu'elle ne conçoit même pas le quinquina, qu'elle n'admet, qu'elle ne laisse encore, dans sa méticulence, que par une espèce de pudeur, tant elle craint de blesser sa chère membrane muqueuse gastrique; qu'elle ose à peine recourir aux *révulsifs*, qui cependant bien ménagés, feront la moitié de son triomphe, tant elle craint que leur action secondaire, sympathique; tant elle craint que la transmission de leurs effluves dans l'économie n'y ajoute une *sur-excitation* à une *irritation* simple que son étude est d'éteindre. Ce n'est point cette médecine-là

[1] Elle doit toute fois les modérer peut-être.

qui contente notre *géomètre* et notre pasteur, quoique nous les ayons engagés à s'en contenter, provisoirement du moins[1]; et son rationalisme doit cependant satisfaire le premier : elle n'est que la *médecine* ou la *thérapeutique* des *masses* agissant sur des masses pathologiques. Cette science est trop étroite ; ce n'est point une science, ou plutôt, c'est celle de tout le monde. Il faut à notre homme positif (et énonçons cette chimère peut-être, puisque nous devons exposer toutes nos chances de salut : *fac hoc, et salvaberis*) ; il lui faut des individualités thérapeutiques, agissant évidemment, comme curatrices, sur des individualités maladives. Il n'y a pas deux feuilles qui se ressemblent dans la nature, dit-il : il doit en être de même des maladies et de ce qui doit les guérir. Alors, je vous pose cette question : *une maladie individuelle donnée, trouvez-m'en le remède individuel :* que ce remède soit *simple*, ou que ce soit le *carioscotin*. C'est-là notre science, notre *médecine difficile*, notre *médecine de l'homme*. Celle de la nature, réduite à elle-

[1] Voyez le *préambule* de la quatrième partie de cet écrit.

même, ne fait pas, mais laisse quelquefois mourir : la perfection de *celle* de *l'homme* est d'avoir le plus que possible de chances de succès, là où cesse le domaine de la *médecine* de la nature abandonnée à ses propres efforts : et cependant la nature, sans que l'homme le sache quelquefois, lorsqu'il pense n'agir qu'empiriquement, est toujours nécessairement la *règle* de sa conduite et son aide indispensable.

Ainsi donc, j'ai parcouru d'un œil rapide l'immensité des connaissances que suppose et qui constitue la médecine, dans le Préambule de la partie thérapeutique de cet *Essai;* et cependant, mon sévère, mon positif géomètre, après cette immensité d'études, n'y voyait encore que ténèbres, et continuait à demander dans son inquiétude, et tout en admirant : *Qu'est-ce que cela prouve?....* Quoi qu'il en soit, résumons de nouveau, comme conclusion, le tableau des connaissances à acquérir, par la réunion desquelles est constituée la *médecine*, idéale peut-être, de l'*homme:* et s'il n'est point dans la nature de celle-ci d'atteindre au résultat que nous assignons; si ce résultat est chimérique; si, de nos

jours, le point de vue sous lequel la médecine est considérée est celui qui lui appartient, faisons voir du moins que ceux qui consument leurs veilles à l'étude de ce qui peut être le plus directement utile à l'homme, c'est-à-dire, contribuer à le maintenir en santé ou à le guérir lorsqu'il est malade, sont dignes, par l'étendue de leurs efforts, de la considération que ceux-ci peuvent mériter, et que si la fin de leurs travaux n'atteint pas la conviction de leur *géomètre*, ils méritent, du moins, l'admiration qu'il leur voue :

Connaissance minutieuse de tous nos organes et des tissus, dans leurs variétés individuelles peut-être, malgré leurs analogies apparentes, qui les composent ; connaissance, bien difficile à conserver, de leurs rapports anatomiques ; connaissance de l'importance de chacun d'eux, et de celle, surtout, de ces organes éminemment vitaux, et dont la chaîne qui les lie ne peut être rompue, atteinte, sans que la vie ne cesse instantanément ; connaissance du degré d'importance de nos organes, quels qu'ils soient, par les lumières qu'offrira dans l'inspection des organes identiques, l'anatomie comparée ;

Connaissance du jeu isolé de ces organes, de leurs rapports physiologiques, de leurs sympathies ;

Connaissance de tout ce qui, selon les influences de l'hygiène étudiées par tout le globe, agit pour conserver la régularité dans le jeu de l'organisation, et sur les habitans d'un climat donné, et sur les étrangers, d'un climat plus ou moins opposé, qui viennent en subir l'influence ;

Connaissance des affections maladives par leur symptômatologie seule, qui est cette médecine admirable des anciens, que les anciens nous ont léguée depuis et avant *Hippocrate* qui en a déduit ses immortels *aphorismes;* dont les âges intermédiaires ont, jusqu'à nos jours, accru le domaine, et que, peut-être, notre suffisance philosophique serait portée à dédaigner ;

Connaissance nécroscopique, par espèces et variétés, de tous les désordres des tissus, des organes que ces tissus constituent, et connaissance de ces désordres, selon qu'ils sont primitifs ou secondaires ;

Connaissance alors des affections maladives, par tissus considérés selon leurs espèces et leurs variétés, par organes, par appareils d'organes, par sympathies..... Tout cela est admirable! et tout cela, cependant, n'est encore rien. Tout cela est science spéculative. Tout cela est science de savant, acquise par d'immenses travaux et par d'indicibles dégoûts quelquefois, que soutenait un courage ignoré, solitaire, qui vaut bien d'autres courages plus brillans, plus éclatans sans doute! mais il ne faut point s'arrêter-là: c'est de ces bases nécessaires qu'il faut partir pour aller au-delà; il faut soulager, guérir ce malade qui, peu soucieux de vos sciences académiques qu'il ne soupçonne pas peut-être, loin de savoir les apprécier, vous demande des secours, un remède selon son langage:

*Et hìc opus, hìc labor est,*

ajouté à vos travaux qui, jusque-là, ne sont que de la philosophie.

Laissez ce malade à lui-même: la SCIENCE FACILE de la *nature*, avons nous dit; celle de son *instinct*, le guérira le plus souvent sans doute, s'il s'adonne à ses inspirations;

mais il ne s'agit point de cela ; il veut guérir par la *science* de l'*homme*, quoiqu'en résumé, et à son insu peut-être quelquefois, elle soit toujours la *science* de la *nature*. C'est pour l'acquérir et l'appliquer pratiquement, qu'on se fait *médecin*, et que, comme tel, ce malade vous témoigne sa reconnaissance sonnante. Ainsi, évertuez-vous donc à étudier toute la *nature*, pour en scruter toutes les ressources curatrices, indépendamment de celles que vous fournira l'*hygiène*, pour la maladie comme pour la santé; toutes les ressources curatrices, disons-nous, non point *systématiques*, non point *succédanées* par conséquent, quoique la *succédanéïté* ait été à nous-même qui nous reconnaissons pour peu de chose dans cette affaire, notre *chimère;* mais les ressources réelles, et probablement alors *individuelles*. Il y a peut-être un grand sens médical dans cette locution d'*inspiration* des *bonnes femmes*, que nous ressassons d'ailleurs ici, *qu'il n'est point de simple dans la nature qui n'ait son usage individuel pour une maladie déterminée* : les découvertes actuelles de nos chimistes, sur les principes efficaces particuliers à chaque végétal: émétine, morphine, strichnine, vératrine, quinine, etc., semblent le confirmer. Il faut donc étudier toutes les individualités médicatrices; tous les mélanges officinaux et magistraux réputés efficaces qui en auront été faits, depuis l'origine de la médecine jusqu'à nos jours: fût-ce, comme je le dis autre part, les monstruosités galéniques, apparentes, que nous out transmises les siècles. Il aura fallu, auparavant, étudier et connaître toutes les individualités maladives, et la *science*, la *clef* de la *science*: une maladie donnée, en trouver le remède: qu'il soit physiologique, ou qu'il soit l'antipode de nos *systèmes*, comme le *kina* et la *pommade de la veuve Farnier* le sont de la *médecine* de l'*irritation;* la clef de la science donc sera d'appliquer d'une manière bien certaine, bien assurée, bien invariable, autant qu'il peut y avoir d'invariabilité en médecine, l'*individualité* du *médicament*, à l'*individualité* de la *maladie:* que cette individualité soit primitive, ou qu'elle soit rendue telle per sympathie.

*Quelle immensité !*

et combien est resserrée la mesure du

temps dont nous pouvons disposer, pour en embrasser une portion peut-être! (Voyez, présent vol., mon Essai sur réformes, dont sont susceptibles l'étude et l'exercice de l'art de guérir.) Il faut donc être à l'œuvre, et toute la vie, pour étudier, scruter et atteindre le noble but de la profession dont le sujet est, surtout, l'homme dans ses souffrances, et le terme, l'allégement ou la curation de ses maux.

*Ars longa, vita brevis.*
*Nocturnâ versate manu, versate diurnâ.*

En attendant, faisons de notre mieux: le sage *empirisme*, l'*éclectisme* si l'on veut, objet actuel de nos dédains, et que l'étude peut réduire à la *régle*, terme désirable de nos efforts, nous offre déjà de nombreuses ressources à l'investigation desquelles quelques *scrutateurs*, bravant le ridicule attaché à cet obscurantisme, paraissent depuis peu se livrer. Ces ressources, dont le passé semble être plein, sachons les appliquer, quoiqu'irrationnelles en apparence. Elles nous offriront, elles offriront à la médecine de l'*irritation* étonnée, à laquelle, toutefois, il est juste de faire gloire de ses révulsifs; elles offriront dans leurs résultats autant de miracles, parce qu'elles atteindront des individualités, des causes humorales, vaporeuses, miasmatiques, virulentes, spécifiques: que sais-je! de maladies que cette médecine de nos jours ne peut saisir et vaincre dans sa marche méticuleuse, parce qu'elle ne part que d'un point de vue, et que par lui elle veut tout s'expliquer. Pour le reste, suivons la nature, qui a peut-être une marge plus large que celle qu'on lui assigne, et à laquelle l'empirisme appartient: mais lorsque nous aurons saisi le lien qui l'y attache, il ne sera plus empirisme. La lumière sera faite: et notre géomètre sera peut-être satisfait.

Il y a du *romantisme*, du décousu apparent, de l'irrégularité, de l'incomplet, dans cette *boutade* terminale: la *matière* le requiert peut-être! Si elle enveloppe quelque lueur de vérité, un esprit mieux fait qùe le mien pourrait débarrasser celle-ci de ses nuages. Je désire qu'en tout ceci, dans cette conclusion, on puisse démêler le *denier* de la *veuve*.

# PRÉAMBULE

## DE L'ESQUISSE QUI VA SUIVRE.

Les pages précédentes contiennent une *Esquisse*, extrêmement imparfaite sans doute, de ce que l'on nommait autrefois exclusivement *médecine*, abstraction faite de cette portion brillante et courageuse de l'art qui, cependant, venait quelquefois à son aide par de légers, mais importans secours; de la *chirurgie* en un mot, qui, maintenant, a pris place dans la science dont elle est en effet inséparable.

Dans mon *Esquisse Médicale*, qui forme le premier volume de cet ouvrage et une portion de celui-ci, à quelques titres de divisions près, pour l'ordre, j'ai volé de mes propres aîles, et mon vol n'a pas été bien merveilleux. Dans les *Boutades Chirurgicales* qui vont suivre, quoique la matière ne m'en soit point étrangère; que je les aie digérées par la réflexion; que j'aie eu l'avantage d'entendre les Tinchant père et les Caillot, à Strasbourg; les Sabatier, les Pelletan, les Lassus, les Boyer, les Lallement, les Dubois, les Roux, les Cullerier, à Paris, j'ai pris cependant pour *guide* l'œuvre régulière de M. Richerand.

Voici, quoi qu'il en soit, quel a été mon but dans ce bref résumé. J'ai cherché, pour la plupart des maladies chirurgicales, car il en est échappé quelques-unes, sans doute, à ce rapide aperçu, à saisir et à exprimer en quelques mots le point saillant de l'indication qui détermine leur traitement. Un *travail* court, car la brièveté et la concision en feraient le mérite, rédigé dans cet esprit par un *praticien*, ne pourrait être que d'une très-grande utilité: ce serait le *vade-mecum* de l'opérateur, puisqu'il offrirait d'un coup-d'œil, pour chaque cas, la conduite qu'on aurait à tenir. Je n'attache aucune valeur personnelle à cette Esquisse, puisqu'en général elle n'est que de pure théorie (à la différence de celle qui la précède et dont l'esprit est celui de ma pratique); qu'alors elle peut être caduque, nécessairement très-fautive, et que, pas aussi pénétré de la matière, je n'aurai point parfaitement saisi l'esprit de mes guides.

Je ferai observer en finissant, qu'il est beaucoup d'opérations : celles des yeux, du calcul, des hernies, les amputations, etc., dont quelques mots ne peuvent donner une notion précise : toutes, cependant, comme les autres opérations et indications chirurgicales, sont exprimées et analysées le plus brièvement que possible, dans un autre opuscule de mes *collections* ayant pour titre :

FORMULAIRE OPÉRATOIRE,

*ou Exposé succinct, en style de Formules, de toutes les opérations de chirurgie.*

Quand je n'ai pu m'aider de mon principal guide, et que d'ailleurs, mes réminiscences m'ont manqué, les notes que je conserve des leçons que j'ai suivies, m'ont été d'un grand secours.

# BOUTADES CHIRURGICALES,

## OU CHIRURGIE EN MINIATURE.

*Quod manus non sanat, ferrum sanat; quod ferrum non sanat, ignis sanat; quod ignis non sanat, insanabile reputetur.*

Fasse mieux qui voudra.

---

Un chirurgien philosophe pourrait traiter :

La *brûlure*, par l'eau froide et l'eau de Goulard;

Les *membres gelés*, par la neige, l'eau froide, l'eau tiède et le vin bouilli;

La *gangrène*, par la vin aromatique;

Le *cancer*, en le laissant tranquille s'il est invétéré; maintenant, dit-on, les sangsues et la compression en préviennent le développement; et M. Serres l'isole et l'enlève en épargnant les tissus intacts;

Les *plaies*, en cherchant à les réunir, et en les soustrayant au contact de l'air;

Les *contusions*, en cherchant à les résoudre par des applications spiritueuses;

Les *plaies contuses*, en les couvrant de cataplasmes adoucissans;

Les *plaies* avec *corps étrangers*, en extrayant ces corps, si faire se peut;

Les *plaies envenimées*, en les brûlant;

Les *ulcères atoniques*, en les comprimant;

Les *autres ulcères*, en attaquant médicalement la cause;

Les *maladies de l'œil*, après avoir étudié MM. Demours et Scarpa;

Les *maladies* de l'*oreille*: tout cela est encore très-problématique. Lisez et consultez M. Itart;

Les *maladies* du *nez*: M. Deschamps fils, si je ne me trompe;

Les *maladies* de la *bouche* et des *dents*: M. Gariot dit bien; M. Laforgue est un peu hâbleur;

Le *panaris*, d'abord les sangsues. Si elles sont inefficaces, fendre le doigt jusqu'à l'os;

Les *verrues*, en brûlant leurs racines mises à nu, par l'acide nitrique;

Les *compressions nerveuses*, en enlevant la cause comprimante;

La *maladie* de *Poot*, en entretenant deux cautères sur les côtés de la tumeur vertébrale ;

Les *fongus* de la *dure-mère*, en les cernant, pour les réséquer ensuite ; en les cernant donc par plusieurs couronnes de trépan ; traitant d'ailleurs médicalement le vice producteur, s'il en est un, le vice vénérien par exemple ;

Les *hernies cérébrales*, en les réséquant, et, en tout état de cause, les soutenant par une calotte de cuir bouilli ;

Les *fractures*, en mettant les fragmens en rapport qu'indique la direction et la conformation naturelle du membre ; et ce par des *tractions* modérées, et avant le développement des accidens inflammatoires, ou après la presque cessation de ceux-ci ;

Les *exostoses*, par leur excision, et le traitement ordinairement anti-vénérien ;

La *carie*, par le même traitement et l'application du feu ;

L'*ostéo-sarcôme*, par l'amputation du membre ;

La *nécrose*, par l'extraction de la portion d'os, nécrosée ;

Les *fractures communitives*, par le bandage de *Scultett*, pour la facilité des pansemens journaliers;

Le *rachitis*, par les toniques internes, et l'emploi des machines prudemment appliquées;

Les *tumeurs blanches articulaires*, par l'iode, dit-on; plus sûrement par l'amputation du membre, après avoir épuisé l'application des anti-phlogistiques, les saignées locales et les moyens compressifs;

Les *hydropisies articulaires*, par la ponction;

Les *corps étrangers* dans les *articulations*, celle du genou, par leur extraction;

Les *entorses*, par l'eau froide et le repos;

Les *luxations*, par leur réduction, avec les précautions indiquées pour les fractures;

Les *squirrhes*, par les fondans, maintenant les sangsues peut-être, la compression, l'extraction, si la prudence le permet;

Les *fistules salivaires*, *lacrymales*, par les procédés décrits;

La *grenouillette*, en emportant une pièce du sac qui la constitue; et l'introduction de l'instrument, du double bouton ou bilboquet de M. Dupuytren;

Le *filet*, en évitant de le couper trop près de la langue;

Le *gonflement* de la *langue*, par des scarifications profondes, s'il est inflammatoire; en contenant la langue derrière les arcades dentaires, s'il est atonique. Consultez M. Fréteau, *Journal général de Médecine*, pour ne point faire de sottises;

La *chute*, c'est-à-dire le *relâchement* de la *luette*, par les astringens;

Le *gonflement atonique* des *amygdales*, par leur résection;

Les *plaies transversales* du *pharynx*, par la position fléchie de la tête;

Les *plaies* et *autres affections* de l'*œsophage*, en introduisant par les narines, dans ce canal, une sonde de gomme élastique qui sert à injecter du bouillon;

L'*embarras* de ce *canal* par un corps étranger, en extrayant ou refoulant ce corps, selon la facilité que son extraction présente, et selon la nature de ce corps;

Les *blessures* du *canal intestinal*, par les procédés décrits. *Celles* de *l'estomac; profondes* du *foie* et de sa *vésicule*, à cause de l'*épanchement;* de la *rate*, à raison de l'*hémorragie;* de la *vessie*, dans sa portion recouverte par le péritoine, à raison de l'*épanchement des urines* dans la *cavité abdominale*, sont mortelles;

Les *dépôts abdominaux*, en ne les ouvrant que lorsqu'on présume que l'adhérence de leurs parois avec les enveloppes abdominales est formée;

L'*ascite*, par la paracenthèse à distance égale de l'ombilic et de l'épine antérieure et supérieure de l'os des îles;

Les *hernies*, par le *taxis* qui suit la direction de la sortie du viscère; ensuite l'application du brayer, en faisant observer que les hernies qui sont anciennes, et celles qui sont le résultat de l'expulsion hors de l'abdomen, de la portion d'intestin qui les forme, par des développemens contre nature, l'empâtement de quelque viscère, devraient, peut-être, seulement être maintenues par un suspensoire[1];

La *hernie étranglée*, par les opérations

[1] Le *brayer* ou *bandage* est certainement une invention utile, indispensable pour les *hernieux* qui sont assujettis à des travaux corporels, puisque, sans ce *soutien*, les secousses, résultats de ces travaux, augmenteraient, aggraveraient indéfiniment leur incommodité, et, par une saccade subite, violente, exposeraient la hernie à l'étranglement; mais le *brayer*, d'autre part,

décrites, après, toutefois, avoir épuisé, mais dans un très-court espace de temps, tous les moyens de réduction, au nombre desquels la saignée et les bains ne sont pas les moins importans;

Les *concrétions stercorales*, en employant la curette;

Les *rétrécissemens* du *rectum*, par les moyens dilatans;

Les *polypes* du *rectum* et les *hémorroïdes borgnes*, par l'excision que suit le tamponnement;

rendant, à la longue, calleuse l'ouverture de l'anneau, par laquelle l'intestin s'est échappé, enlève, par conséquent, à cette ouverture, sa faculté dilatable; et pour peu, ce qui arrive souvent, que le *bandage* se dérange, pour peu que le malade oublie ou néglige de le porter, l'intestin sort et peut, par l'accumulation des matières ou autre cause, devenir irréductible.

L'étranglement est moins à craindre chez le *hernieux* inactif, et qui se borne à porter un suspensoire, parce que, par le fait de son inactivité, sa *hernie* est exempte de secousses, et que chez lui, l'ouverture de l'anneau reste souple, et tend à s'agrandir incessamment.

Ainsi l'on voit ici qu'il n'y a point de règle sans exceptions, et que les plus belles inventions n'ont point toujours une utilité absolue.

(Note appartenant absolument à l'auteur, et dont il assume la responsabilité.)

Les *fissures* du *rectum*, par l'incision, (Boyer);

La *chute* du *rectum*, par le taxis;

Les *abcès simples* à l'*anus*, par la simple incision des tégumens;

La *fistule* de *cet intestin*, par la fente de celui-ci, qui commencera à l'ouverture fistuleuse rectale;

La *rétention* d'*urine*, par le cathétérisme; par la ponction au-dessus du pubis, ou celle de la cloison recto-vésicale, si le cathétérisme est impossible;

Les *abcès urineux*, par leur ouverture, leur pansement excitant, et le séjour d'une sonde dans la vessie;

Les *fistules urinaires-ombilicales*, en détruisant l'obstacle: la membrane qui bouche le canal de l'urètre; introduisant dans la vessie une sonde à demeure, et liant l'excroissance qui garnit ordinairement le contour de l'ouverture ombilicale. Les fistules recto-vésicales sont incurables;

La *cruelle affection* qui résulte de la présence de la *pierre* dans la vessie, ordinairement par le régime végétal, la lithotomie, selon les procédés décrits, et maintenant la lithotricie;

Les *plaies artérielles* et les *anévrismes*, par la ligature;[1] et l'*anévrisme* encore, par la compression;

Les *varices*, par la compression;

Le *varicocèle*, par le suspensoire;

Les *tumeurs variqueuses*, par l'excision et ensuite les styptiques;

L'*angine laryngée* quelquefois, et les *corps étrangers* dans les *voies aériennes*, par la bronchotomie;

Les *plaies pénétrantes* du *thorax, sans épanchement*, par la compression de la cage thoracique. S'il y avait *pénétration* dans les deux plèvres, le malade périrait suffoqué par l'affaissement des deux poumons;

Les *plaies pénétrantes* avec *blessures* du *poumon*, par les scarifications profondes, pour borner l'emphysème, et ensuite par l'opération de l'empième qui se pratique entre la 7me et la 8me côte en descendant, du coté droit; la 8me et la 9me du côté gauche. L'*hydrothorax* et l'*empième purulent* exigent aussi cette opération;

Les *abcès* du *médiastin*, par la trépana-

[1] On a maintenant ajouté la *torsion* à ce moyen (c'est-à-dire, comme pouvant le remplacer), si toutefois l'artère est tout-à-fait béante.

tion du sternum, et le traitement du vice interne;

Les *abcès chauds*, par les larges ouvertures avec le fer;

Les *abcès froids*, par les caustiques;

Les *abcès* par *congestion*, par la ponction;

Les *loupes*, par la dissection;

L'*hématocèle*, par les résolutifs et les scarifications;

L'*hydrocèle*, par la ponction; et pour sa cure radicale par l'injection;

Le *sarcocèle*, par les sangsues, le suspensoire, et définitivement, par l'ablation du testicule;

Le *phymosis*, en fendant le prépuce d'arrière en avant;

Le *trop* de *longueur* du *frein* de la *verge*, en le divisant à la base;

L'*imperforation* du *prépuce* et de l'*urètre*, en emportant le bout du premier, en fendant la membrane qui bouche le canal, en tenant celui-ci dilaté par un bourdonnet;

L'*hypospadias*, en perforant le gland avec un trocart, et en introduisant dans l'urètre une sonde sur laquelle on fera cicatriser l'hypospadias;

Le *paraphymosis*, en coupant, au moyen

d'un bistouri à lame recourbée, la bride que forme l'ouverture du prépuce portée au-delà du gland;

La *gangrène* et le *carcinôme* de la *verge*, par l'amputation de celle-ci, ou, selon un procédé récent, pour tous les cancers et carcinômes, l'ablation de la portion gangrénée ou carcinômateuse, jusqu'au tissu intact qui borne la maladie;

L'*union* des *grandes lèvres*, par leur séparation au moyen d'un bistouri que guide une sonde cannelée, le long de la ligne qui indique la division qu'on doit opérer;

La *longueur* excessive du *clitoris*, par la section de cet organe;

Celle des *petites lèvres*, par une opération analogue;

L'*imperforation* de *l'urètre* chez la *femme*, et celle du *vagin*, par la section simple ou cruciale de la membrane obturante;

Le *déchirement* du *périnée* par la suture;

Les *excroissances* du *vagin*, par les injections astringentes et le traitement de la cause;

La *descente* et le *renversement* de la *matrice*, par la réduction, le taxis et les pessaires;

L'*ante-version* et la *rétro-version* de *cet organe*, par le taxis;

Son *obliquité*, par la position;

Ses *polypes*, par la ligature;

Son *hydropisie*, par la ponction;

La *présence* des *calculs* qui peuvent s'y développer, par l'extraction de ceux-ci;

L'*hydropisie* des *ovaires* par la ponction, et maintenant, pour obtenir la cure radicale, par l'opération scabreuse de l'extraction de l'ovaire;

La *grossesse extra-utérine*, par la gastronomie;

Le *part impossible*, à raison des *vices* du *bassin*, par l'opération de la symphyse, ou celle nommée césarienne;

Les *désordres considérables* dans l'*organisation* des *membres*, par l'amputation de ceux-ci, après avoir épuisé tous les moyens de conservation.

---

# COURT PRÉAMBULE

## POUR LA NOTICE SUIVANTE.

*Pluribus intentus minor est ad singula sensus.*

Qui trop embrasse, mal étreint;
Ou, on ne courre pas deux lièvres à la fois.

---

L'Art est un: mais il est vaste. Est-il raisonnable que, pour l'exercice du moins, il soit embrassé par une seule personne? Gloire, du reste, aux vastes capacités de nos jours! Quant à moi, je l'avoue en toute humilité, et ici, ce n'est point une humilité vaine, je n'étais que médecin; et la science, restreinte à ma manière, avait déjà pour moi une incommensurable étendue, au point que, si pour bien des raisons, j'en abandonnai l'exercice, la défiance de mon savoir ne fut pas une des moindres parmi celles qui me décidèrent à prendre cette détermination.

Je l'ai déjà dit, la partie principale de

cet *Essai*[1], contient l'Esquisse de ce qui est à moi;

La seconde (*Boutades chirurgicales*) est une analyse de mes études;

La troisième, ou celle-ci, est presque une copie d'un Manuel de M. Haï, prévôt de M. le professeur Gardien.

Et cependant, j'ai suivi les leçons des Bandeloque, des Alphonse Leroi, des Gardien; mais c'est la pratique qui fait la science.

Quoi qu'il en soit de ces espèces d'emprunts, et pour mes *Boutades chirurgicales*, et pour ce *Manuel*, j'ai voulu par ces deux derniers essais, quoiqu'ils m'appartinssent, surtout le premier, par mes réflexions et mon travail, compléter ainsi mes vues sommaires sur la science entière de la vie.

[1] C'est-à-dire, mon *Esquisse de la Vie*, ou mon premier volume et portion de celui-ci.

# MANUEL D'ACCOUCHEMENS,

## OU SCIENCE D'UNE MATRONE.

Le *bassin* est composé des os *innominés,* ou des *hanches, du sacrum* et du *coccix.*

Les *os* des *hanches* sont composés de trois pièces réunies dans l'adulte : l'*iléon* en dehors, l'*ischion* en bas, le *pubis* en avant.

Le *bassin* se divise en *grand* ou supérieur, en *petit* ou inférieur.

On considère dans celui-ci les *détroits* ou ouvertures, *supérieur* et *inférieur,* et l'*excavation* entre les détroits.

Le *diamètre antero-postérieur,* ou, d'avant en arrière du *détroit supérieur,* doit avoir au moins *trois pouces.*

La *matrice* placée entre la *vessie* en avant et le *rectum* en arrière, est destinée à contenir le *fœtus.*

On y distingue le *corps* et le *col,* dont l'ouverture se nomme *museau* de *tanche.*

Si, par le *toucher,* on trouve celui-ci près de la vulve, et si le corps de la matrice est plus volumineux, la femme est grosse de six semaines environ.

A trois mois, le museau de tanche est plus haut, et la matrice plus volumineuse.

A quatre mois, l'enfant remue, la matrice déborde le pubis, et le museau de tanche est vers le coccix, un peu à gauche.

A cinq mois, le fond de la matrice est à deux travers de doigt au-dessous du nombril.

A six mois, à deux travers de doigt au-dessus; le museau de tanche est vers le *sacrum,* et difficile à trouver.

A sept mois, le fond de la matrice approche du creux de l'estomac.

A huit mois, on sent la tête de l'enfant sur le détroit supérieur, à l'ouverture du museau de tanche, qui est plus court et plus mollet. Le fond de la matrice est au creux de l'estomac.

A neuf mois, le museau de tanche est effacé; l'orifice de la matrice très-mollet, admet le doigt. Si les membranes qui forment la *poche des eaux* sont alternativement flasques et tendues, l'accouchement est prochain.

## L'ACCOUCHEMENT EST NATUREL, MIXTE, CONTRE-NATURE.

Une *sage-femme* ne doit proprement se permettre que d'assister au premier, du moins, comme personne active.

### ACCOUCHEMENT NATUREL.

L'*accouchement* est *naturel*, soit que l'enfant se présente par la *tête*, soit par les *pieds*, les *genoux*, les *fesses*. Mais le plus naturel de tous est celui qui a lieu par la tête : l'occiput correspondant à la cavité cotiloïde gauche. Parvenue dans l'excavation, la tête prend une direction antéro-postérieure. On soutient le périnée lorsqu'elle arrive à la vulve. Lorsqu'elle est sortie, on empêche l'expulsion trop prompte du *fœtus*, en faisant la fourche, de la main gauche, au-dessus du pubis.

Si l'accouchement a lieu par les pieds, les genoux, les fesses, on ne soutient le périnée que lorsque la tête, et dans le troisième cas, les fesses et après, la tête se présentent.

Le *fœtus* sorti, on le place entre les cuisses de sa mère, la bouche vers le pieds;

on lie le cordon et on remet l'enfant à celle qui doit l'emmailloter.

De nouvelles douleurs provoquent l'expulsion de l'*arrière-faix,* qui se compose du *placenta,* du *chorion* et de l'*amnios,* sacs qui contiennent les *eaux* dans lesquelles baignait le *fœtus.*

Pour extraire l'*arrière-faix,* on le tord sur lui-même : on lui donne ainsi plus de force ; il a moins de volume et se détache plus complètement.

### ACCOUCHEMENS MIXTES.

Ils ne devraient déjà plus appartenir à la sage-femme. Ils résultent de la présence au col de l'*uterus,* d'une région autre que le *vertex,* les pieds, les genoux, les fesses.

Ainsi, l'*accouchement* est *mixte* lorsque la face, les côtés de la tête, la région occipitale se présentent : positions vicieuses qu'on est obligé de rectifier avec la main ou le levier : la main en pronation dans l'une des trois premières positions, en supination, dans l'une des trois dernières.

Si le *levier* devient nécessaire (il ne s'applique que quand la face se présente), s'en servir de manière que sa face concave soit dirigée vers le *vertex* de la tête.

Nota. Il ne s'applique point dans les troisième et sixième positions de la face.

## ACCOUCHEMENT CONTRE NATURE.

Ceux-ci n'appartiennent nullement à la sage-femme.

1° Ces *accouchemens* sont *contre-nature*, *accidentellement*, c'est-à-dire qu'ils seraient naturels ou mixtes, s'ils n'étaient compliqués d'accidens qui les rendent contre-nature. Ces accidens sont : les pertes, les convulsions, les syncopes, l'issue du cordon ombilical, etc... Lorsque la sage-femme voit un de ces accidens, elle doit appeler un accoucheur; puisque, quand bien même la position serait naturelle, l'accouchement doit être terminé par les pieds, si la chose est possible, comme elle l'est lorsque les pieds, les genoux, les fesses se présentent; et par le *forceps*, si la tête se présentant, elle est déjà dans l'excavation du petit bassin.

2° Ces *accouchemens* sont *contre-nature*, *essentiellement*, de deux manières :

1° Parce que l'enfant présente à l'orifice utérin le dos, le ventre, l'un des côtés; et alors il faut aller chercher l'enfant par les pieds;

2° Parce qu'il y a des vices de conformation du bassin; volume excessif et état de monstruosité du *fœtus;* et il faut avoir recours au *forceps*, à l'*opération* de la *symphyse*, à l'*opération césarienne*, etc.

FIN DE L'ESQUISSE DE LA VIE.

# Opuscules Médicaux.

# PATENTE.

## L'EXERCICE DE LA MÉDECINE

### SOUMIS AU DROIT DE PATENTE!!!

Eh ! Pourquoi pas ?... dira le chiffonnier du coin !

*A Monsieur le baron* B........ de B.......,

MEMBRE DE LA CHAMBRE DES DÉPUTÉS,

Monsieur,

Dans le budjet qui est soumis à votre discussion, les médecins, chirurgiens et autres classes d'officiers de santé sont inscrits au nombre des *patentables*. Cette innovation, que nécessitent les besoins de l'*Etat*, me suggère toutefois les réflexions suivantes, que je prends la liberté de vous transmettre :

N'est-ce point avilir les sciences et les arts que d'en astreindre l'exercice à une rétribution pécuniaire; et la médecine, par son but du moins, n'est-elle point la première des sciences, comme la chirurgie, sous le même rapport, est le premier de tous les arts !

La pratique des chiffres et du calcul dessécherait-elle l'ame à ce point, qu'elle nous privât de la faculté de sentir ?...

Faire payer *annuellement* le droit de nous soigner dans nos maux ; d'en étudier l'issue avec anxiété ; de se réjouir avec nous et ceux qui nous sont chers, de l'événement favorable qui se prépare ; de jeter du moins quelques fleurs sur la route qui nous conduit au tombeau ; de nous arracher à la mort, quelquefois inévitable sans le secours de l'art ; d'avancer, au milieu des peines et des fatigues, le terme de sa propre existence, pour conserver et prolonger la nôtre : n'est-ce point là, de notre part, une conduite bien peu réfléchie ? ou, sans pallier les termes, ne méritons-nous pas d'être taxés de la plus monstrueuse ingratitude !

Quelle que soit la valeur de ces considérations générales, et dans l'exposé desquelles, me plaçant à la *galerie*, avec le public, je fais abstraction de ma qualité de médecin, il en est de spéciales, qui sembleraient devoir déterminer à ne point nous placer, nous médecins, chirurgiens, etc. dans la classe des *patentables!*

Nos parens s'imposent d'énormes sacrifices pécuniaires, énormes, pour beaucoup d'entr'eux, afin de faire face aux frais des études qui doivent nous conduire, après bien des années, à la pratique de la médecine. Lorsqu'il nous est permis de nous adonner à cette pratique : pendant bien des années encore, seule, elle ne peut nous fournir de quoi subsister ; dans tous les temps, elle s'exerce sur un nombre d'indigens égal, au moins, à celui des gens aisés qui peuvent nous payer de nos peines ; enfin, notre réception qui, avec les frais préliminaires d'inscription, nous coûte deux mille francs, n'équivaut-elle pas, à raison de ce droit, à une *patente* pour toute la vie? et ce droit n'est-il point plus onéreux que le *cautionnement* que paient les receveurs, les notaires, etc., puisque le fond de ce cautionnement reste, et que MM. les cautionnans en touchent l'intérêt?

Quoi qu'il en soit de toutes ces observations, nous serons probablement *patentés*. Mais, Monsieur, ne pourrait-on point, pour nous, changer le *mot* qui nous assimilerait aux débitans d'eau-de-vie et de fromage, qui n'en sont pas moins estimables pour cela, en donnant au *droit d'exercice* auquel nous serions soumis le nom de *subvention médicale* par exemple, ou tout autre analogue un peu plus honorable pour la médecine que celui de *patente*, qui est loin de laisser dans l'esprit l'idée grande des *lettres patentes* d'autrefois, droit que nous supporterions tant que le besoin du trésor l'exigerait?

Je sais que *le Constitutionnel*, qui n'y regarde pas de si près, tient fortement à ce que nous payions *patente*, pour que ce droit ajoute à notre *cens* électoral. Je tiens certainement, autant que qui que ce soit, au titre et aux foncions d'*électeur :* je les ai remplis pendant dix ans, lorsque le *cens* ne les déterminait pas : mais je ne voudrais point les conserver par une ignominie.

Enfin, Monsieur, je termine ces réflexions, dont vous me pardonnerez l'exposé, en vous priant de remarquer, ce qui sans doute est superflu, que tous les médecins, tous les chirurgiens, tous les officiers de santé ne peuvent être indistinctement imposés à la même redevance, puisque, même à titre égal, un médecin, un chirurgien, etc. de ville, peut gagner 10,000 francs et plus par an, tandis qu'il est des médecins et des chirurgiens de campagne qui suent sang et eau pour arracher, pendant le même espace de temps, 1,000 à 1,200 francs, à leur criarde clientelle.

Je vous prie, Monsieur, de vouloir bien excuser la liberté et la longueur de ces détails, et de me croire très-respectueusement, etc.

Guînes, 7 novembre 1816.

---

## *Réponse dont voulut bien m'honorer M. le baron* B........ de B........

La meilleure raison du monde.... c'est de l'argent!

Paris, 17 décembre 1816.

J'ai reçu, Monsieur, votre lettre du 7 novembre. Les observations que vous me faites sur le droit de patente qu'on propose d'imposer aux médecins et chirurgiens, m'ont paru très-judicieuses. Plusieurs réclamations du même genre sont parvenues à la commission du budget. J'ignore si elles seront prises en considération dans des circonstances aussi graves que celles où se trouve la France, et où les besoins du trésor sont plus impérieux que jamais.

J'ai l'honneur, etc.

---

## *Seconde lettre à M. le b^on^* B........ de B........

Monsieur,

Il paraît que l'on saisit mal le sens de l'éternelle réclamation des médecins pour ne point être *patentés*. Je ne crois pas que ce soit la rétribution en elle-même qui excite ces réclamations, quoiqu'elle soit mille fois remplacée par les soins gratuits que nous donnons aux indigens; mais bien le *mot* exprimant cette rétribution, qui nous place à côté de porte-balles et des distributeurs de coco (honneur, d'ailleurs, à toutes les professions!) et qui, (on serait presque autorisé à le dire, s'il n'était, dans l'application qui nous en est faite, l'effet d'une distraite inattention) ferait peu d'honneur à la sagacité avec laquelle les sommités sociales elles-mêmes distribuent la considération que les convenances attachent aux diverses professions dont le but est de servir plus efficacement les hommes.

La médecine a besoin d'être honorée et elle le mérite. La considération publique est notre plus belle récompense, et soutient nos efforts, dont le but n'est point sans quelque noblesse. Le médecin doit compter autant, peut-être, dans la société, que l'avocat, par exemple, quoiqu'il s'y montre avec moins de bruit et d'éclat; et puisqu'on évite à celui-ci l'humiliation de la *patente*: je parle toujours du mot, ces messieurs, d'ailleurs, ne payant pas la chose, il semble qu'on devrait également en faire grâce au médecin.

Il paraîtrait aussi séant, et veuillez, Monsieur, me passer cette observation, de ne point soumettre ce dernier, dans une assemblée aussi grave que celle des *députés*, à des plaisanteries usées que ne méritèrent jamais des hommes qui, en toutes circonstances, à la campagne surtout, se sacrifient jour et nuit pour le bien-être de leurs semblables, ne retirant, la moitié du temps, pour leur salaire, de leurs peines, que la conscience du bien qu'ils ont fait, ou que leur intention a été de faire.

Continuons donc à venir par le denier de la veuve au

secours de l'état. Les médecins sentent aussi bien que personne les besoins de la chose publique, à l'allégement desquels ils contribueront avec joie. Mais veuillez du moins, Messieurs, changer pour eux le nom de cette *rétribution*, jusqu'à ce qu'on puisse nous l'épargner elle-même. C'est, je crois, tout ce que nous vous demandons.

Veuillez, Monsieur, excuser la liberté de mes remarques, et me croire, etc.

*P. S.* Je vous prie, Monsieur, de ne pas vous donner la peine de répondre à cette lettre : il me suffit qu'elle vous parvienne. N'ayant pas l'honneur d'être connu de vous, peut-être est-il indiscret et inconvenant de ma part de vous fatiguer de ma correspondance; peut-être est-ce un travers que mon projet : mais l'honneur de l'art, comme je l'entends, me fait un besoin de l'exposer et me sert d'excuse [1]. Peut-être ai-je exprimé vivement ma pensée, eu égard, surtout, à la personne éminente à laquelle je prends la liberté de la communiquer : je voulais me faire comprendre; et il n'a point été dans mon intention que cette lettre sortît des règles d'une juste représentation.

[1] Depuis que ceci a été écrit, j'ai lu que M. Ch. Dupin trouvait que les médecins pouvaient bien ne point se croire rabaissés en payant PATENTE, puisque les INDUSTRIELS la payaient bien.

*Trahit sua quemque voluptas ;*

et chacun prêche pour son saint : mais on ne peut désavouer que la médecine n'ait dans son but quelque chose de plus relevé que le but de toute industrie, quelque honorable, quelque sublime qu'elle soit : puisque ce but serait même, au besoin, le rétablissement de la santé de M. Dupin. D'ailleurs, les instrumens de l'industrie sont matériels ; ceux du médecin sont des paroles : *flatus*.... Peut-on imposer ce qui ne peut se saisir !....

# ESSAI SUR LES RÉFORMES

## DONT SERAIENT SUSCEPTIBLES L'ENSEIGNEMENT ET L'EXERCICE DE L'ART DE GUÉRIR.

*Veniam petimusque damusque vicissim.*

Je ne sais si c'est là l'avis de tout le monde.

---

DANS une question en litige qui m'intéresse, comme médecin, comme homme et comme citoyen, je crois qu'il m'est permis d'exposer ma manière de voir; si elle n'est point conforme à celle que d'autres personnes pourraient produire, ces personnes ont le même droit que celui dont je me permets de faire usage. Un seul avis ne décide point une question : c'est du choc des opinions que jaillit la vérité.

*N.B.* La portion de ce *mémoire*, conçu il y a bien des années déjà, relative à MM. les officiers de santé, n'a plus d'application quant au fond: mais l'institution pèche toujours dans la forme, aux yeux même et au grand regret de ceux qui la subissent; et c'est pour cela que je n'ai pas dû supprimer cette portion de mon travail.

---

## AU LECTEUR.

Ces vues avaient été conçues sous l'administration de Napoléon, et dans le temps qu'il ne faisait que de grandes choses. Louis XVIII alors, du lieu de son exil, tout en révendiquant ses propres droits, ou ceux qu'il croyait lui appartenir, le félicitait sur la manière dont il gouvernait la France, après l'avoir préservée, peut-être, du retour du joug sanglant sous lequel elle avait gémi, après qu'elle eût méconnu ses souverains légitimes, ceux, du moins, qui l'avaient gouvernée pendant tant de siècles.

Je dédiais donc mes vues à Napoléon, et je le faisais dans les termes suivans :

*Grand homme!*

Vous épuisez tous les genres de gloire. Oserais-je vous en indiquer un que mes études, mes méditations, ma position peut-être, semblent me faire entrevoir. Je ne me permets que de vous exposer le sommaire de mes vues : votre génie en fera le commentaire. Quel que puisse être le sort qui les attende, je n'aurai jamais à me repentir de l'intention qui me porte à les faire parvenir aux pieds de votre trône.

Guines, 21 novembre 1814.

D.........., *docteur-médecin, à M.* S......T, *rédacteur général du* Journal général de Médecine, Chirurgie, Pharmacie, *secrétaire de la Société de médecine à Paris.*

Monsieur,

L'APERÇU d'un *plan d'organisation de l'art de guérir*, etc., que vous avez inséré dans le n° de septembre du *Journal général de Médecine, Chirurgie*, etc., m'a donné l'idée de vous communiquer un plan de ma façon que je conçus il y a quelques années. Tout abonné au journal que vous rédigez doit lui payer sa dette : si vous jugez, Monsieur, que mon plan, ou l'extrait que vous voudriez bien en faire, puisse acquitter mon tribut, quelque mince qu'il soit, vous pouvez disposer de mon travail.

J'ai l'honneur, etc.

---

## *Extrait de la réponse dont m'honora M.* S......T.

Paris, le 1er avril 1815.

Monsieur et très-honoré confrère,

JE vous remercie infiniment de la communication que vous avez eu la bonté de me faire de vos vues sur l'organisation de l'art de guérir. Elles sont bonnes : un aperçu de ce qu'elle renferment eût figuré avec avantage dans le *Journal général*; je regrette que par un second avis vous m'ayez engagé à n'en rien faire. Rien, au reste, n'est difficile comme le bien, et une foule de projets estimables seront offerts sans que nous fassions un pas vers les améliorations.

Agréez l'assurance de ma considération distinguée.

S.....T.

---

## *A Son Excellence le Ministre de l'Intérieur.*

Monseigneur,

L'ORDONNANCE du Roi du 9 novembre qui nomme une commission pour l'examen de l'état actuel de l'enseignement médical, m'a fait naître la pensée de vous adresser quelques vues que j'avais conçues il y a plusieurs années, sur les modifications dont cet enseignement et l'exercice de la médecine pourraient être susceptibles.

Il y a beaucoup de choses inexécutables dans ces vues que dicte toutefois la philanthropie la plus pure. Je désirerais seulement que quelques-unes de mes idées pussent mériter de vous être offertes, et d'attirer un regard de la commission chargée de répondre aux intentions du meilleur des rois.

Daignez, Monseigneur, agréer l'hommage des sentimens respectueux

de votre très-humble et très-obéissant serviteur,

DEBONNINGUE.

Guînes, ce 10 janvier 1816.

---

## *Copie de la réponse dont m'honora son Excellence le Ministre de l'intérieur.*

Paris, 23 janvier 1816.

J'AI reçu, Monsieur, le mémoire que vous m'avez adressé sur les modifications dont l'enseignement et l'exercice de l'art de guérir sont susceptibles.

J'examinerai jusqu'à quel point les vues contenues dans ce mémoire sont admissibles.

J'ai l'honneur, Monsieur, de vous offrir l'assurance de ma considération.

Le ministre secrétaire d'état au département de l'intérieur,

*Signé* VAUBLANC.

---

*A MM. les Membres de la Commission chargée par S. Ex. le Ministre de l'intérieur de lui offrir un projet d'améliorations pour l'enseignement et la pratique de la médecine.*

Messieurs,

JE crois avoir peu besoin de faire observer que dans ce projet et ses développemens, je parle d'une manière générale, et que je ne puis avoir aucunes vues particulières. La passion n'entre pour rien dans la rédaction de mon travail : je n'ai en vue que l'intérêt de l'humanité. Je ne me permets de juger personne en particulier : chacun connaît sa propre valeur. Quiconque a la conscience de son savoir ne peut prendre pour lui mes réflexions. A-t-on la conscience du contraire ; on doit former la résolution de s'instruire.

Quoi qu'il en soit, quand même il devrait résulter quelque bien de mes propositions, je désire rester inconnu, parce que, malgré mes intentions pures, je puis paraître, vu les passions des hommes, choquer quelques intérêts ; et ce qui serait sans inconvéniens pour une association légale, peut ne point être tel pour un particulier. Si le sort de mes propositions est d'être sans résultat, il est clair qu'alors elles doivent être regardées comme non-avenues, et rester dans l'obscurité qui leur appartient.

*N. B.* Si, lorsque j'écrivais cela, il y a quatorze ans, les craintes que je manifestais avaient ou pouvaient avoir quelque fondement réel, et si je demandais avec quelque apparence de raison, le secret ou la discrétion sur l'exposé de mes vues, l'objet de ce secret et de ces craintes n'existe plus maintenant : la science et l'aménité sont également disséminées parmi les servans d'Esculape, et tous demandent la confusion d'un titre qui leur appartient également. Le vice est donc uniquement dans une dénomination surannée de titres, qu'il s'agit de faire disparaître, et non plus dans les hommes, qui tous, à peu près, méritent d'être confondus dans l'uniformité de ces titres ; et il faudrait peu d'efforts aux rares exceptions, pour rentrer dans la règle. Mais enfin, s'il se peut que ces rares exceptions existent, cela suffit pour donner quelque réalité à cet écrit, en ce qui concerne les officiers de santé, dont aucun, du reste, de ceux que j'ai l'honneur de connaître maintenant, ne vaille au moins un docteur : dénomination qu'il s'agit alors de généraliser : tout ce que je dirai dans cette esquisse, des officiers de santé étant de l'histoire ancienne, à l'exception de leur appellation qui, comme une scorie, a surnagé la science et dont enfin on doit la débarrasser, d'autant plus que MM. les officiers de santé actuels répugnent à ce titre, et qu'ils préfèrent celui de *chirurgiens*, qui ne répond cependant qu'à la moitié de leurs talens. Il me reste aussi quelques excuses à faire à MM. les apothicaires : car, quoique beaucoup de ces messieurs auraient place dans mon projet, heureusement inexécutable, un certain nombre d'entr'eux cependant pourraient se trouver momentanément sur le pavé.

---

## AVIS NÉCESSAIRE.

La loi sur l'organisation d'écoles secondaires de médecine, discutée en 1825 à la Chambre des députés, et dont la fin de la discussion est remise, à ce qu'il paraît, à 1826, par la Chambre des pairs (ce projet de loi a été retiré par le gouvernement), redonne à mes yeux quelque à-propos à l'exposé des vues actuelles, d'autant plus qu'ignorées jusqu'ici, comme elles méritaient sans doute de l'être, rien de ce qu'elles tentent de présenter, et surtout la séparation, en pratique, de la médecine d'avec la chirurgie, son honorable sœur, *et vice-versâ*, n'entre dans l'économie de la loi projetée et sur laquelle, une fois rendue, il n'y aura plus à revenir.

Je suis d'autant plus désintéressé dans l'exposé de ces vues, que je n'exerce et n'exercerai plus.

## *A Monsieur le comte* C....., *pair de France, en lui adressant mon* Essai.

Monsieur le comte,

L'enseignement et l'exercice de l'art de guérir vont être fixés d'une manière irrévocable par l'adoption de la loi sur la création des écoles secondaires de médecine. J'ose, puisqu'il peut être encore temps, vous adresser quelques idées que j'avais conçues sur cette matière, il y a quelques années déjà. Je vous prie, M. le comte, de vouloir bien plutôt considérer ce qu'elles expriment que la manière dont je les énonce, manière qui, çà et là, est au-dessous même du ton de la plaisanterie. Ce mémoire, détaché d'un manuscrit plus étendu, n'était point, dans son état actuel, destiné à suivre une mission aussi grave que celle que l'à-propos lui suggère, et cet à-propos qui ne renaîtra jamais, est tellement pressant, que vous voudrez bien, Monsieur, recevoir et parcourir ce travail tel qu'il est, en excuser les libertés et me croire très-respectueusement,

Monsieur le comte, etc.

Guînes, près Calais, décembre 1815.

*P. S.* Le temps qui me presse pour cette lettre d'envoi, ne me permet point, Monsieur, de lui donner les formes décentes qui seraient exigées, eu égard au personnage éminent auquel j'ose adresser mes vues, et qui voudra bien me pardonner l'omission de ces formes, à raison du motif de mes excuses.

(Je ne sais si les formes ont emporté le fond; mais je n'ai point eu l'honneur de recevoir de réponse.)

## PRÉAMBULE.

*Cadet Roussel* dit quelque part que chacun aime à avoir des *vers à soi*. Quant à moi, ainsi que M. *Jourdain*, je ne fais que de la *prose:* encore, comme le démontre ce *préambule*, est-elle assez mal tournée. Toutefois, comme les intentions qu'elle exprime sont guidées par l'amour du bien public, j'avais cru devoir essayer, il y a quelques années, d'en adresser quelques échantillons à la *commission* chargée par le *gouvernement* de lui présenter les vues qu'elle pourrait concevoir sur les *réformes*, les *modifications* dont l'*enseignement* et l'*exercice* de l'*art* de *guérir* seraient susceptibles. Mais il y a toute apparence, et plus que de l'apparence, que cette prose infortunée a été perdue dans la poussière des cartons, puisque, depuis, je n'en ai point eu la plus mince révélation, même personnelle; car, à la vérité, je n'en demandais pas davantage. Quoi qu'il soit, puisque chacun, ainsi que le dit *Cadet*, tient à ses œuvres, quelque minces qu'elles puissent être, je crois devoir ici reproduire mon petit projet qui, tout ayant l'air, en général, d'une *mystification*, peut, çà et là, offrir quelques idées *miennes* (elles datent de 1809 et antérieurement), qui, jointes à celles présentées depuis lors, contribueraient, par l'exécution des vues qu'elles indiquent, à diminuer, à détruire, sous la ferme volonté du *législateur*, l'anarchie complette que la fougue de la *révolution* a introduite dans la *médecine* comme dans toutes les *institutions* qui ont pour but le bien-être des hommes ; anarchie médicale qui, pour peu qu'on laisse un libre cours à sa marche dévastatrice, et aux passions qui, sans qu'on s'en rende compte, la fomentent et l'entretiennent ; quel que soit, d'ailleurs, le mérite transcendant des hommes qui d'abord la firent naître et s'obstinent à ne point l'apercevoir : *on n'est point juge dans sa propre cause*, finira bientôt par consommer d'une manière irréparable, la ruine d'une science et d'un art dont la fin et les effets sont, d'une manière plus ou moins évidente, la cure, ou du moins, le soulagement des maux de la *pâtissante* humanité.

---

# DERNIÈRE
# REMARQUE PRÉLIMINAIRE.

*Parcere personis, dicere de vitiis.*

Je suis loin de vouloir offenser qui que ce soit, ni dans sa personne, ni dans son savoir : je parle des abus.

---

Je crois avoir peu besoin de faire remarquer que dans ce projet, ou plutôt dans ces projets et leurs développemens, je parle d'une manière extrêmement générale, et que je suis loin d'avoir été guidé par aucunes vues particulières; sinon, toutefois que, comme tout autre, si j'exerçais encore, je profiterais de l'exécution des vues générales que je présente. La passion n'entre pour rien dans la rédaction de mon travail; et je n'ai d'autre but que l'intérêt de l'humanité, qui pouvant n'être point compromis par beaucoup de ceux qui la servent sous les rapports qui m'occupent, semble toutefois ne point trouver toutes ses assurances dans l'organisation des secours qui doivent l'atteindre dans ses souffrances et ses maux physiques. Ce sont donc les choses, et non les personnes que je me permets de juger. Cependant, comme il n'est point ici question de spéculations, mais de pratique; et que les choses imparfaitement combinées, ce semble, paraissent inséparables de ceux qui les exécutent, je dois dire du moins, que les personnes, dans les considérations qui vont suivre, sont prises d'une manière en quelque sorte *abstraite*. D'ailleurs, chacun connaît sa propre valeur : quiconque a la conscience de son savoir ne peut prendre pour lui les réflexions qu'offrira cet *écrit ;* a-t-on la conscience du contraire : on peut former en soi la résolution de s'instruire davantage. Mais depuis vingt ans et plus, la science est si répandue; elle est rendue si facile, que ce n'est plus elle, en général, qui manque à ceux qui sont chargés de l'appliquer : ce sont les garanties de la science qui laissent à désirer. L'homme vaut mieux, j'en demande pardon, que l'organisation qui l'autorise. Assurez donc cette garantie; rendez-la uniforme pour la dignité de l'art, de ceux qui l'exercent, et pour lever les scrupules des patiens qui soupçonnent qu'elle n'existe point d'une manière parfaite. Toutefois, en assurant aux ministres de la santé un titre qui les rende égaux, comme ils doivent l'être, divisez leur domaine. Ce domaine, dans sa totalité est trop vaste, et tous les hommes n'ont point les mêmes facultés. Mais en rendant égaux les ministres de la santé, ordonnez-leur, pour votre intérêt, d'être *frères.*

# VUES
## SUR L'ORGANISATION
# DE L'ENSEIGNEMENT ET DE L'EXERCICE DE L'ART DE GUÉRIR.

On serait souvent tenté de croire que la *médecine*, à en juger par la divergence des opinions de ceux qui la cultivent, est, comme la *poésie*, fille de l'imagination. Il est vrai que, considérée sous ce point de vue, elle n'a point pour le commun des hommes les attraits que l'on trouve chez son aînée, et qu'elle fait le tourment de ceux qui, amis du vrai, voudraient y chercher la filiation d'assertions irréfragables. Il serait bien à désirer que les *hommes* qui en sont comme les *colonnes*, se communiquassent mutuellement leurs vues ; qu'ils examinassent d'un concours mutuel ce qu'elles peuvent avoir de solide ; qu'ils sacrifiassent pour l'amour de la vérité les opinions auxquelles ils tiennent peut-être plus par amour-propre que par conviction ; et, qu'enchaînant en un *corps de doctrine* ce qui aurait été le mieux éprouvé au creuset de l'impartialité, il résultât de leur travail un ouvrage qui fût comme le *Coran* pour les nouveaux adeptes qui voudraient entrer dans la carrière médicale.

Un *cadet de la marine* peut faire le tour du globe avec son Bezout dans sa poche, et dire : *omnia mecum porto.* Pourquoi faut-il que celui qui se livre à l'étude de la science qui tient le plus près au bonheur de l'homme, soit obligé de se perdre dans un océan d'écrits qui ruinent sa bourse, et le laissent dans une accablante perplexité !

La médecine est la science la plus anciennement cultivée : ne serait-il point temps d'en fixer la doctrine ? Et si elle doit toujours marcher d'hypothèses en hypothèses, d'incertitudes en incertitudes, il n'y a point de raisons pour qu'il ne s'élève de nouveaux Molières qui jouent, non les médecins : car ils ne méritent point cela par les travaux auxquels ils se condamnent ; mais le sujet de ces travaux, qui, par sa fastueuse incohérence, ne prête que trop au ridicule.

Je sais toutefois qu'il est juste d'observer : et cette remarque doit rassurer le *public* à l'égard duquel la *médecine* s'exerce ; je sais, dis-je, que l'on doit observer que si les médecins divergent dans leurs théories, il y a, en général, accord dans leur pratique, quoique celle-ci soit dirigée dans des vues différentes.[1] C'est ainsi, par exemple, que les uns et les autres emploient les *acides* dans le traitement du *scorbut*. Les humoristes se servent dans cette circonstance de ce moyen comme *antiseptique*, les solidistes l'emploient comme *tonique* ; et alors, l'intention est ici assez indifférente, pourvu que le résultat soit le même. Mais on doit avouer que la pratique est quelquefois influencée par l'opinion : et sans parler des nombreux évacuans stercoraux de la médecine humorale et de la presque nullité de leur emploi par les médecins solidistes et vitalistes, la prodiga-

[1] Ma manière de voir de ce temps-là est maintenant surannée ; et les lumières transcendantes de la médecine physiologique devraient sans doute me faire changer de langage.

lité avec laquelle quelques praticiens ont recours à la saignée par exemple, sans oublier ici les nombreuses sangsues de la médecine physiologique; et la parcimonie avec laquelle d'autres médecins font usage de ce moyen, ne doivent point être indifférentes pour le résultat des maladies. Lorsque l'opinion amène des conséquences diverses sur une matière importante et de pure spéculation; quand Fontenelle, par exemple, s'amuse à créer *la Pluralité des Mondes*, et que d'autres savans s'égaient à le contredire, cela est assez indifférent, et notre monde sublunaire et ceux qui l'habitent n'en vont pas moins leur chemin en paix et en santé. Mais il n'en est pas de même en médecine; il faut que l'on s'entende sur cette matière; il faut que l'on s'entende sur ce qui est vrai, sur la vraie pratique; et il est inutile d'énoncer les résultats graves qui pourraient suivre de ce que l'on ne s'entendrait pas.

Sentant en conséquence pour moi, et croyant également sentir pour les autres, la nécessité d'une doctrine uniforme en médecine, j'ai osé former les projets de lois suivans, que j'ai l'honneur de soumettre, avec les développemens de leurs motifs, à la commission à laquelle je prends la liberté d'adresser mon travail.

## PREMIER PROJET DE LOI.[1]

Article premier. Un *concile médical* s'assemblera à Paris, le........

Art. 2. Il sera composé ainsi qu'il suit :

[1] On dira, peut-être, et j'en ai déjà fait à peu près la remarque, qu'il y a quelque MYSTIFICATION cachée sous ces projets de loi. Qu'importe, s'ils renferment, du moins, quelque chose d'utile et d'exécutable!

1° De quatre membres de chacune des écoles de médecine du royaume : deux médecins et deux chirurgiens, que les professeurs de chacune de ces écoles choisiront entre eux ;

2° D'un médecin et d'un chirurgien de chaque département, choisis par les médecins et les chirurgiens exerçant dans chacun de ces départemens ;

3° D'un nombre de médecins et chirurgiens militaires, proportionné au nombre et à la force des hôpitaux et des armées.

Art. 3. Ce *concile* sera chargé : 1° de rédiger le *Code de la médecine*, d'après les connaissances positives qui appartiennent à cette science ;

2° De tracer *l'histoire de la médecine* depuis son origine jusqu'à présent.

Art. 4. Le *Code médical* servira de base aux leçons théoriques et cliniques données dans les diverses *écoles* de médecine du royaume.

Art. 5. Les questions proposées aux aspirans au *doctorat* seront fondées sur la doctrine établie dans ce code.

Art. 6. Les médecins et chirurgiens qui croiraient avoir des vues nouvelles relatives à l'art, les communiqueront à un *comité permanent* établi par le concile médical.

Art. 7. Si le comité trouve ces vues utiles, il les fera connaître dans un ouvrage périodique qui portera le nom d'*Annales du Concile médical*.

Art. 8. A chaque réunion du *concile* médical, qui aura lieu tous les cinq ans, et qui sera complété, à raison des morts et des absens, d'après le mode prescrit art. 2, les vues nouvelles proposées depuis la réunion précédente seront discutées ; et si elles sont reconnues vraies, elles seront incorporées dans le code médical.

Art. 9. Les *auteurs* des vues nouvelles adoptées recevront une récompense au nom du *gouvernement*, proportionnée à l'utilité de ces vues.

Art. 10. Les frais de voyage et de séjour des membres du *concile* médical et de son *comité* permanent sont au compte du trésor public.

## DEUXIÈME PROJET DE LOI.

Art. 1er. Les conditions d'admission comme élèves dans les écoles de médecine sont :

1° Une bonne santé ;

2° Un certificat de bonnes mœurs ;

3° Une attestation universitaire qui constate que l'on connaît les langues grecque et latine, les élémens de l'histoire naturelle, la physique et la chimie.

Art. 2. La durée des études médicales est de cinq ans.

Art. 3. Les études sont communes pendant les trois premières années.

Art. 4. Au commencement de la quatrième année, l'élève est tenu de déclarer, à *l'école*, à laquelle des deux professions : la médecine ou la chirurgie, il se destine.

Art. 5. En conséquence de sa déclaration, ses études sont dirigées spécialement, pendant la quatrième et la cinquième année, vers la médecine ou la chirurgie.

Art. 6. Les professions de médecin et de chirurgien sont séparées ; et les exerçans ne pourront empiéter sur leurs domaines respectifs.

Art. 7. Les *chirurgiens* ne pourront refuser leur ministère dans les cas où les *médecins* le réclameraient pour le complément du traitement des maladies internes, lorsque ce complément sera du ressort de la chirurgie.

Art. 8. La classe connue sous le nom d'*officiers de santé* est supprimée.

Art. 9. Les officiers de santé actuellement existans seront tenus de se faire recevoir *docteurs* par une *école de médecine*. On n'exigera point d'eux la connaissance des langues grecque et latine.

Art. 10. Les *médecins* et *chirurgiens* sont considérés comme fonctionnaires civils et militaires.

Art 11. Ils sont à la disposition du gouvernement, qui les salarie.

Art. 12. La distribution et la surveillance de la médecine et de la chirurgie civiles, sont confiées aux *écoles de médecine*, chacune dans son arrondissement ou circonscription médicale.

Art. 13. La distribution et la surveillance de la médecine et de la chirurgie militaires sont dirigées par une *inspection générale du service militaire de santé*.

Art. 14. Les médecins et les chirurgiens civils seront, autant que cela se pourra, et que tel sera leur désir, placés dans les lieux ou le voisinage des lieux de leur naissance; ou dans les endroits qu'ils auront adoptés.

Art. 15. Ils seront placés en nombre plus ou moins considérable dans chaque arrondissement cantonnal, selon la population du canton.

Art. 16. Ils ne pourront exiger aucune rétribution de ceux qui réclameront leurs secours.

Art. 17. Tout médecin ou tout chirurgien ordinaire, civil ou militaire, âgé de 65 ans, qui déclarera vouloir cesser l'exercice de son art ou de sa profession, aura droit à la retraite accordée au chef de bataillon.

Art. 18. Tout médecin ou chirurgien inspecteur du

service de santé militaire ; tout *professeur* d'une école de médecine, âgé de 65 ans, qui déclarera vouloir cesser son service et l'exercice de sa profession ou de son art, aura droit à la retraite accordée au chef de demi-brigade (colonel).

## TROISIÈME PROJET DE LOI.

Art. 1er. Le *concile médical* s'adjoindra un nombre suffisant de *pharmaciens-chimistes* pour la rédaction d'une *Pharmacopée*.

Art. 2. Cette *Pharmacopée* comprendra l'état des médicamens simples, des formules officinales et magistrales dont on aura jugé l'usage nécessaire.

Art. 3. Un magasin général de médicamens simples et composés officinaux sera établi à Paris, aux frais du gouvernement.

Art. 4. On adjoindra à ce magasin un dépôt général d'instrumens, bandages, appareils chirurgicaux, également établi aux frais du gouvernement.

Art. 5. Des *magasins* et dépôts secondaires seront établis dans chaque *chef-lieu de département*, et seront alimentés par le magasin et le dépôt général.

Art. 6. Quant aux magasins et dépôts des *armées et hôpitaux* qui tireront de la même source (hôpitaux civils et militaires), il y en aura autant que la force des armées et des hôpitaux le comportera.

Art. 7. Un magasin et un dépôt tertiaires seront établis dans chaque *chef-lieu de canton* ; ils seront alimentés par le magasin et le dépôt secondaires ou départementaux.

Art. 8. Un *pharmacien en chef* et un adjoint seront à la tête de chaque magasin tertiaire. Le docteur en chirurgie du canton surveillera le dépôt des appareils et instrumens chirurgicaux.

Art. 9. Un pharmacien en chef et plusieurs adjoints seront à la tête de chaque magasin secondaire. Un docteur en chirurgie surveillera le dépôt des appareils et instrumens chirurgicaux.

Art. 10. Quant aux pharmaciens des magasins et hôpitaux civils et militaires, le nombre en sera réglé sur la force de ces magasins et hôpitaux. Le chirurgien en chef de l'hôpital ou de l'un des hôpitaux où sera établi le magasin, surveillera le dépôt des instrumens et appareils chirurgicaux. Le chirurgien en chef de chaque hôpital sera chargé des instrumens et appareils jugés nécessaires pour le service de son hôpital.

Art. 11. Plusieurs pharmaciens en chef et un nombre proportionné d'adjoints seront à la tête du magasin général et central. Un docteur en chirurgie surveillera le dépôt général des instrumens et appareils chirurgicaux.

Art. 12. Des fonds particuliers seront faits pour la récolte des médicamens indigènes. Les pharmaciens qui sont à la tête de chaque dépôt tertiaire seront particulièrement chargés de cette récolte; il leur sera tenu compte des déboursés qu'ils feront pour cet objet.

Art. 13. Les pharmaciens seront salariés par le gouvernement.

Art. 14. Les pharmaciens en chef, âgés de 65 ans, ont droit à la retraite accordée au chef de bataillon.

Art. 15. Les pharmaciens chargés des trois ordres de magasins n'ont droit de délivrer des médicamens : 1° ceux du magasin central, que sur la demande de chaque chef de magasin secondaire; 2° ceux de chaque magasin secondaire, que sur la demande du chef de chaque magasin tertiaire; 3° ceux de chaque magasin tertiaire, que d'après les ordonnances des docteurs en médecine et en chirurgie.

Art. 16. Quant à la délivrance des appareils et instrumens chirurgicaux, elle se fait également de dépôt à dépôt, par les docteurs en chirurgie qui en ont la surveillance. Arrivés aux dépôts tertiaires, ils y sont à la disposition du docteur en chirurgie qui a soin de leur entretien, et est indemnisé de ses déboursés pour cet objet.

Cette dernière clause, celle qui concerne l'indemnité pour frais d'entretien des appareils et instrumens chirurgicaux, est applicable aux docteurs en chirurgie qui sont chargés, dans les divers dépôts civils et militaires, de la surveillance de ces objets.

Art. 17. Les officines ou pharmacies particulières sont supprimées.

Article supplémentaire. Chaque docteur en chirurgie a au moins deux élèves-aspirans auprès de lui, qui sont chargés de la chirurgie ministrante pour le service des docteurs en médecine et en chirurgie. Un certificat de deux ans d'exercice, délivré par ces derniers, dans cette petite chirurgie, leur est nécessaire pour qu'ils puissent être admis aux écoles de médecine, surtout lorsqu'ils aspirent au doctorat chirurgical.

## QUATRIÈME PROJET DE LOI.

Art. 1er. Des *colléges* de *pharmacie* sont établis dans toutes les villes où il y a des *écoles* de médecine.

Art. 2. Les conditions d'admission comme élèves dans ces colléges sont les mêmes que pour ceux qui se destinent à la médecine ou à la chirurgie.

Art. 3. La durée des études y est de trois ans.

Art. 4. Le pharmacien devra avoir été adjoint pendant trois ans, avant de passer au grade de pharmacien en chef.

Art. 5. Les pharmaciens en chef des magasins établis dans les villes où se trouvent les écoles de pharmacie, âgés de 65 ans, auront droit à la retraite accordée au chef de demi-brigade (colonel).

*N. B.* Ces projets contiennent mes idées sur la matière. Rien, bien entendu, n'y est absolu; et à chacun est permis, en ces choses, comme en bien d'autres, de rêver à sa manière.

---

## *Observations sur les quatre Projets de loi, et d'abord sur le premier.*

Dans un autre Écrit, j'ai donné une des raisons de l'opportunité de la convocation du *concile médical* que je ne mentionne point d'une manière précise dans ce projet de *loi*, conçu bien antérieurement à l'apparition de la *nouvelle doctrine* qui bouleverse entièrement la théorie et la pratique de la médecine : cette raison est la nécessité pressante de juger cette *doctrine*, pour l'admettre, la rejeter ou la modifier, à cause de la gravité des intérêts qui sont en suspens, jusqu'à ce qu'une décision ait été prise à cet égard. Comme dans toute cause, et surtout dans une cause aussi majeure que celle-ci, il faut établir des avocats qui la soutiennent, ou qui la combattent, on pourrait instituer devant l'imposant aréopage dont nous provoquons la réunion, M. Authenac (qui me pardonnerait ce badinage, s'il arrivait à lui), comme champion de l'ancienne médecine, et M. C.-E.-S. G...... d. C..... (auquel je demande le même pardon), comme défenseur de la médecine physiologique, sauf les discussions ultérieures d'une assemblée de *juges* aussi compétens, discussions dont une décision solennelle et irréfragable pour tous serait le résultat.

L'article 2 détermine la composition du *concile*. Comme rien n'est à mépriser pour les intérêts de l'humanité, et que le hasard, l'empirisme ont, plus souvent que la science même, fait des découvertes isolées : la vertu magnétique, les lunettes, la vaccine, je ne dirai point la poudre à canon, etc., dont la science a fait ensuite son profit pour le bonheur des hommes, il pourrait être bon d'appeler au concile médical, le plus que l'on pourrait, de ces anciens *guérit-tout* de village, dont la race, heureusement, s'éclaircit; mais qui, au milieu d'un *fatras* de moyens insignifians et quelquefois meurtriers dont ils frappent le malade, au défaut de la maladie, possèdent cependant quelques secrets, sinon curateurs (doute qui peut n'être point absolu de ma part), du moins *vertement* palliatifs, pour quelques jours ou quelques semaines du moins, et qui, dès-lors, agissent vivement sur l'imagination de la multitude; secrets qu'il ne serait point oiseux quelquefois d'expérimenter. Tel, par exemple, était celui d'un vieil *empirique*, costumé comme *Brunet* dans M. *Vautour*, renommé à vingt-cinq lieues de rayon de son obscur domicile, et qui avait l'art de vous dessécher complètement en quelques jours les hydropisies et les leucophlegmaties les plus complettes, à condition toutefois, que si l'épanchement et l'infiltration tenaient à une affection organique, ce qui arrive le plus souvent, ils ne tardaient point à se reproduire.... Ces *Esculapes* d'un ordre extrêmement minime, et trop souvent mortifères, quoiqu'en tout bien, tout honneur, seraient bien loin d'être confondus dans lesein du concile avec les organes réguliers de l'art : ils en occuperaient, au contraire, l'emplacement le plus humble. C'est ainsi, sans comparaison, qu'au champ de Mars, à la distribution des aigles, les présidens de canton, coiffés de tricornes duvetés, vêtus d'habits à couleurs éclatantes et tranchées : rouge, verte, jaune, capucine, etc.; armés de parapluies déployés, très-incommodes pour ceux qui n'en avaient pas, étaient placés sur les gradins inférieurs de l'amphithéâtre, exposés, pendant quatre à cinq heures que dura la cérémonie, à une pluie abondante qui ne cessa de tomber; tandis que les *hautes puissances* départementales, chamarrées de cordons et de broderies or et argent, garanties sous des tentures riches et élégantes, regardaient en pitié à leurs pieds, ces pauvres présidens cantonnaux, trempés, *madentes*, d'une eau glaciale, transis de froid et, qu'on me passe l'expression, *patrouillant* dans la fange.

Il est une classe d'Esculapes (quoiqu'en herbe), restriction qui est l'antipode de ce qu'ils croient d'eux-mêmes; il est donc une classe d'Esculapes en herbe qui ne seront point oubliés dans la composition de notre concile, et qui y occuperont même une place qui répondra à l'évidence de leurs prétentions. On veut parler ici des jeunes fatuités médicales (fatuités du reste, qui sont de tous les temps, de tous les professions, de toutes les prétentions, politiques surtout de nos jours :

La jeune France honoreras, afin de vivre longuement ;)

qui prennent en pitié l'encroûtement de nos grisons :

Bernons, amis, les vieux docteurs
Et leurs vieilles criailleries ;
Rions de tous ces radoteurs :
Torche-culs que leurs rêveries !
Rien, hors B.......s, à mon avis[1],
Aurait-il droit à notre hommage ?
Non, S.... D...., je vous le dis:
Dire autrement n'est point d'un sage ;

et qui regardent la science et l'art comme nés avec eux et par eux. Un groupe choisi de ces agrégés sera saisi à la sortie des bancs de l'école, pour, et sa jeune jactance ne demandera pas mieux, pour être immédiatement porté sur ceux du concile. Sa présence, quoique dédaigneuse, au milieu de l'aréopage médical, y liera le clinquant de nos nouveautés à la lourde expérience des vieux observateurs; et leur babil, au milieu de ses vains éclairs, ajoutera un vernis, nécessaire dans nos temps, à l'œuvre solide de ceux qui, nécessairement d'avance, en auront fourni les bases fondamentales. Celles-ci, par leur aridité, sont les épines de la science: nos jeunes docteurs dissimuleront ces épines en les couvrant de roses; leurs brillans entourages, selon une comparaison devenue triviale à force d'être vulgaire, seront comme le miel dont on borde la coupe contenant un breuvage désagréable, mais salutaire, que l'on présente à l'enfance indocile; ces entourages enfin seront comme les feuilles d'or et d'argent qui, trompant le goût par l'illusion de la vue, enveloppent nos pilules gourmandes, et font arriver, sans répugnance, l'aloës repoussant au siége de

[1] Allusion à l'habitude d'un de mes confrères d'armée, le d...... B......., qui ne pouvait prononcer cinq paroles de suite, sans l'accompagnement obligé d'un b....., d'une f....., etc... « Pourquoi jures-tu donc comme ça, Bertrand? » lui disait à chaque instant le camarade Couëttier.

nos équivoques dispepsies que, toutefois, nos lumières récentes transforment, avec raison, la plupart en gastrites.

Le *code* de la médecine, d'après les connaissances positives qui appartiennent à la science, dont la rédaction est prescrite par l'article 3, rendra parfaitement inutile pour les praticiens la lecture de l'immense quantité d'ouvrages écrits sur cette science, puisque le suc, en quelque sorte, de ces ouvrages, fera la matière du *code*, joint à ce qui y ajoutera l'expérience individuelle et commune des membres du Concile. D'ailleurs, l'*histoire* de la médecine leur donnera la connaissance des opinions et de leurs révolutions, c'est-à-dire, de ce qui, en médecine, comme dans bien d'autres sciences aussi, est abandonné aux vaines disputes des hommes.

L'*ouvrage périodique* indiqué à l'article 7, sous la dénomination d'*Annales du Concile médical*, sera le foyer unique vers lequel viendront converger les nouvelles données positives qui, continuant le code, accroîtront le domaine de l'art. Alors, le médecin exerçant qui sera pénétré de ce code, n'aura mensuellement, annuellement peut-être, que quelques instans à consacrer à l'étude de ce qu'y ajoutera la stricte expérience; et tout son temps, à peu près, sera consacré à la pratique *invariable* de sa profession, pratique que, jusqu'ici, rendait mal-assurée l'immense conflit des opinions proférées depuis des siècles. Peut-être serait-il à désirer que, pour l'usage, il n'y eût d'imprimé, en fait de livres de médecine (et cela pourrait être dit pour bien d'autres sciences), que cet ouvrage périodique, et que le code même ne le fût pas, les *exerçans* ayant dû être astreints, en obtenant leur *exeat* de l'école, à l'emporter plutôt dans leur tête que dans leur bagage. Les livres, en général, sont des coussins pour la paresse; et l'on reste dans son ignorance ou son demi-savoir, parce que l'on a la science qui se repose paisiblement sur les rayons d'une bibliothèque. Les *Turcs,* qui sont forts comme des *Turcs*, parce qu'ils ne sont point énervés, du moins par les travaux sédentaires de cabinet; les Turcs, qui ne veulent point de livres et qui les brûlent, ne sont point renommés comme savans, à la vérité; mais le peu qu'ils savent, ils le savent bien sans doute, parce que ce savoir est dans leur tête, et n'est que là, et qu'ils doivent faire des efforts perpétuels, et par la réflexion, et par l'exercice, pour ne point le laisser échapper : puisque, quoi qu'ils en disent, tout n'est point dans le *koran*, et qu'ils n'ont point, et qu'ils méprisent ces vastes et vains dépôts écrits de la science, auxquels elle est chez nous confiée, au lieu de la ficher profondément dans notre cervelle, au point qu'il est d'expérience qu'un savant même l'est moins que les livres dont il est l'auteur. Quoi qu'il en soit, bornons-nous du moins à un *livre* qui résulte enfin d'une réunion universelle et incontestée de lumière: *timeo virum unius libri.* Moins nous aurons de bagage, moins notre science sera embarrassée, et mieux s'en trouveront nos malades. Du reste, ce que je dis des livres n'a trait qu'aux livres de sciences. La littérature peut en produire autant qu'elle veut; pourvu, toutefois, que ce soit des chefs-d'œuvre.

Le reste du premier projet de loi s'entend de lui-même.

## *Observations sur le second projet de loi.*

Une partie de l'article 1er s'entend d'elle-même. Quant à la connaissance des langues grecque et latine que cet article exige, cela n'est point absolument nécessaire pour un praticien, d'autant plus que le code médical doit être écrit en français. Toutefois, un docteur doit être lettré : le mot l'emporte ; et la première condition pour cela est de connaître ces deux langues, mères de beaucoup de langues vivantes. Ensuite, tout docteur peut devenir membre du Concile médical ; et il doit alors pouvoir lire dans les originaux les pièces justificatives du code et de l'histoire de la rédaction et la correction desquels il sera chargé. Enfin, quoique l'étude du code et de l'histoire doivent suffire pour la pratique, il pourrait cependant être agréable pour quelques hommes studieux, de lire les auteurs célèbres et dès-lors peu nombreux : ce qu'ils ne pourront bien faire sans connaître la langue de ces auteurs ; et voilà pourquoi dans une note, page 101 du premier volume de cet Écrit, où je cherche à esquisser un *tableau général* du *parfait médecin*, je conseille de joindre à l'étude des langues mortes celle des langues vivantes des peuples les plus lettrés. Quant aux autres connaissances préliminaires exigées dans cet article, on sent qu'elles sont de rigueur, et dans la même note, j'ai fait sentir pourquoi.

Je me sers dans l'art. 2 du terme général d'*études médicales*, pour désigner les *études* du médecin proprement dit, et celles du chirurgien ; parce qu'il n'y a réellement qu'une science : la médecine, qui comprend la médecine proprement dite, la chirurgie et même la pharmacie. Autrefois, lorsque cette science collective avait moins d'étendue, un même homme était en même temps médecin, chirurgien et apothicaire. Cela existe encore, tant bien que mal, dans les campagnes. Comment y aurait-il plusieurs sciences, puisqu'il n'y a qu'une économie animale ? Le vrai médecin possède la connaissance complette de cette économie : celle de tous les désordres qui sont susceptibles de s'y manifester, tant dans les organes du dedans que dans ceux du dehors ; celle, enfin, de maintenir cette économie régulière et d'en rétablir la régularité, que ce maintien et cette restauration regardent les organes intérieurs ou les organes extérieurs. Cette connaissance immense exige un long travail de l'esprit, qui ne permet point à celui qui s'y livre d'exercer la main. Mais cet exercice étant nécessaire dans la pratique de la médecine, tant pour les soins qu'exigent les maladies externes et quelquefois les maladies internes que pour la manipulation des médicamens, deux arts non moins honorables que la médecine : la chirurgie et la pharmacie, se sont séparés de leur souche primitive. Les hommes qui les exercent, et le chirurgien seulement dans quelques circonstances, ne devraient réellement être que les adjoints du médecin, et n'agir (en ce qui concerne la médecine et pour le bien de l'humanité) que d'après ses inspirations. Mais la passion ne veut point cela : et il est probable que la réunion de l'enseignement médical et chirurgical dans une même école, qui a lieu maintenant en France, et qui, il faut le dire, ne paraît point, en dernière analyse, quelque illusion qu'on se soit faite à cet égard, avoir été opérée pour le bien de la science et, par conséquent, celui de tous les hommes qu'elle concerne, mais n'a été, j'en demande pardon, et qu'on fouille sa conscience, que le résultat de l'antipathie secrète des hommes mêmes qui cultivaient avec le plus de gloire la médecine et la chirurgie ; il paraît, dis-je, que cette réunion fera disparaître la condescendance[1]

[1] Ou, pour ne blesser aucun amour-propre : l'accord necessaire entre le chirurgien et le médecin, du moins pour les maladies qui exigent le concours du premier, ou même son action principale ; car, pour les affections purement chirurgicales : les fractures, les hernies, etc., le médecin n'y a que faire. Cepen-

nécessaire du chirurgien à l'égard du médecin; condescendance qui continue à exister partout, hors en France; condescendance qui, en soi, n'est nullement humiliante pour le chirurgien qui a son mérite indépendant de celui du médecin. Les rapports anciens du chirurgien au médecin n'ayant plus lieu, alors le temps n'est probablement pas loin où l'on ne trouvera plus en France de ces hommes qu'on pourrait appeler strictement médecins, mais bien des chirurgiens qui exerceront en même temps la médecine: et Dieu sait si la science qui a tant d'étendue, tant d'embranchemens physiques et moraux, gagnera à être ainsi réunie dans une seule tête[1]. Ce qu'il y a de certain, c'est qu'une

dant, toute morgue mise de côté, le *consensus unus, conspiratio una* indique assez que, pour maintes affections chirurgicales, les mutuelles communications du médecin et du chirurgien ne seraient point inutiles, relativement au diagnostic : ce serait un louable échange de services. Au surplus, comme le dit le texte, les offices de la petite chirurgie ministrante seraient rendus aux docteurs en médecine et en chirurgie par les élèves aspirans formés par ces derniers, et qu'indique le troisième projet de loi de mon texte.

[1] Au fait, puisque nous y sommes, MM. Hallé, Pinel, Leroux, Bourdier, Landré-Beauvais, Desgenettes, etc., exerçaient ou exercent-ils la chirurgie à Paris? MM. Sabatier, Pelletan, Boyer, Lassus, Percy, Larrey, Dupuytren et Roux lui même, etc., exerçaient ou exercent-ils la médecine dans la même ville ? M. Dubois s'adonne-t-il à quelques excursions sur le domaine de cette branche de l'art, autre part que dans ses consultations gratuites de l'hospice de l'école? N'ai-je point vu, à Strasbourg, le célèbre chirurgien en chef des armées, M. Percy, * se récuser pour le traitement d'une fièvre ataxo-adynamique que subissait M. Féret, pharmacien en

* M. Percy n'était point mort lorsque j'écrivais cette sortie; et il n'eût point désavoué mon allégation, si elle fût parvenue à sa connaissance.

foule d'hommes instruits, mais trop profondément sensibles pour qu'il leur soit permis de se livrer à la partie nécessairement sanguinaire de l'art, qu'on me passe l'expression, s'éloigneront d'un genre d'études dont l'application immédiate et médiate eût fait les délices de leur esprit et de leur cœur.

Quoi qu'il en soit de mon pronostic qui peut être celui d'un obscurant, c'est pour parer, selon ma courte-vue, aux inconvéniens de la réunion de l'enseignement médical et chirurgical dans une même école, que j'établis les articles 3, 4, 5, 6 et 7. Je ferai seulement observer que l'espace de deux ans, malgré les trois ans d'études communes, que j'assigne aux études spéciales du médecin

chef d'armée, son collègue, et en confier les soins au respectable M. Gouvion père, alors professeur et médecin à l'hôpital d'instruction de cette ville? Pourquoi alors ces messieurs, qui sont à la tête de l'instruction, ont-ils voulu et veulent-ils que les hommes de l'art des départemens soient en même temps chirurgiens et médecins? qu'il n'y ait plus de ces hommes qu'on appelait autrefois médecins?* La chirurgie gagnera-t-elle à cela? Produira-t-elle encore beaucoup de Sabatier, de Louis, de Percy, de Pelletan, de Boyer, de Dupuytren, etc.? Y aura-t-il, surtout en province, beaucoup de chirurgiens-médecins qui rappelleront les Haller, les Sydenham, les Hoffmann, les Cullen, les Portal, les Bosquillon, les Desgenettes, les Pinel, les Corvisart, les Broussais, les Boërhave, à la tête de tous ces Messieurs?

*Pluribus intentus minor est ad singula sensus.*

Le chirurgien, au milieu de ses études littéraires, doit avoir, dès son enfance, corroboré son ame, exercé tout son être au sein des misères sanglantes de l'humanité. Comme le poëte, en quelque sorte, il doit être né ce qu'il sera un jour. Rien n'em-

* Il y aura anomalie, pléonasme, superfétation, à conserver dans nos dictionnaires, nos vocabulaires et le langage habituel, les deux mots *chirurgien, médecin*; puisque les chirurgiens seront médecins, et les médecins, chirurgiens. Une seule de ces dénomination suffira désormais : il s'agit de se déterminer pour un choix.

où du chirurgien proprement dit, est à peine suffisant pour acquérir les connaissances théoriques de ces parties de l'art, et qu'il serait nécessaire, pour former les élèves à la pratique, que tous les grands hôpitaux du royaume fussent transformés en écoles de clinique externe et interne, où, pendant plusieurs années encore, les chefs exerceraient les jeunes chirurgiens au traitement sur le vivant des maladies chirurgicales et aux opérations que ces maladies exigent; où les jeunes médecins seraient formés à la pratique de la médecine; où on leur enseignerait long-temps, d'une manière individuelle, la valeur des signes qui caractérisent les maladies, ce qu'on ne peut faire au milieu d'une grande réunion d'élèves, comme dans

pêchait au contraire le médecin de se livrer pleinement, d'épanouir son ame, à toutes les impulsions contre lesquelles, en quelque sorte, son noble émule : *par incedens*, devait se former *robur et æs triplex circa pectus*, puisqu'il trouvait même, le médecin, dans cette disposition, la partie morale qui est loin de devoir être dédaignée, des ressources qu'il appliquait à ceux qui se confiaient à ses soins, ressources morales dont le chirurgien savait aussi faire usage dans ces occasions, mais rares, de dangers imminens qu'il avait à dissimuler, mais que le médecin devait s'appliquer à diriger, à tous les instans, presque à tous les cas de sa pratique. Soyons de bonne foi, fouillons dans nos souvenirs plutôt de transmission maintenant que personnels : grands chirurgiens surtout, qui, sous l'inspiration de St.-Cosme, avez blanchi, le bistouri, le trépan et le lithotôme à la main, à quelle époque a-t-on consommé la confusion de l'enseignement et l'exercice de la chirurgie et de la médecine ? Dans l'effervescence première et un peu désordonnée de notre régénération politique, c'est-à-dire, dans le temps de la liberté, de l'égalité, de la fraternité dans toute leur franchise. N'y a-t-il point un peu de tout cela, un peu de ce vieil homme, un peu, quoi qu'on en ait, de l'impulsion de ces maximes dans cette mesure que le plus fort, que la bruyante, que la turbulente chirurgie prit alors contre la paisible médecine ? le pur amour de

les écoles de médecine, où il n'y a que quelques entreprenans qui, marchant sur le ventre de la foule, approchent des professeurs dans les leçons de pratique, et, par conséquent, dans les leçons les plus essentielles. Les professeurs de clinique interne s'attacheraient surtout à bien former leurs élèves dans la connaissance pratique des diverses qualités du pouls, puisque c'est-là, dit-on, la boussole du médecin. Je pèse particulièrement sur cet article, parce que dans les grandes écoles, les professeurs ne s'appliquent point, selon moi, à faire palper d'une manière suivie aux étudians, sans doute à cause du grand nombre de ces derniers, ce caractère qui semble principalement les guider et guider les médecins

la science et du sujet auquel elle s'applique, fut-il bien le mobile qui fit dévorer l'humble fille d'Esculape par son orgueilleuse rivale? Eh! après tous, messieurs, la liberté, l'égalité, la fraternité sont certainement de fort bonnes choses... qui vous nie la liberté! mais laissez, du moins, la médecine à ses ressources, et ne refusez même pas de l'aider en consœur: ne pourriez-vous pas, au bout du compte, en bonne conscience, avoir besoin d'elle? *Consensus unus, conspiratio una.* Qui vous nie l'égalité? Il y a plus: un chirurgien illustre est un phénomène rare contre dix médecins qui se font un nom: preuve du mérite transcendant peut-être de la chirurgie. Mais l'égalité n'est point la tyrannie et le partage de la fable. Qui vous nie la fraternité? Mais la fraternité suppose deux existences, deux êtres qui fraternisent; et vous voulez absorber votre sœur *in gurgite vasto*, sans trop prévoir si le monde, si l'art en général, si votre gloire même, pour le répéter, après que les âges auront dissipé les illusions dont l'amour du bien, et quelque passion moins noble peut-être, mais à votre insçu, avaient fasciné vos yeux; sans trop prévoir, dis-je, si vous trouverez alors, ou plutôt ceux qui nous succèderont, que le bien des hommes, celui de l'art et votre gloire auront beaucoup gagné à cette confusion et spéculative, et pratique, de deux domaines qui, chacun, paraissent avoir une aussi vaste étendue, tandis que notre capacité, quoi qu'en disent notre amour-propre et notre *arrogance*

dans l'exercice de leur art. Si, du reste, il n'y a point de système irréfragable sur ce point ; si, sous ce rapport, l'illustre Bordeu ne nous a donné qu'un roman, pourquoi ne pas le dire franchement aux élèves ? Ne sont-ils point-là, avec leur argent, pour qu'on leur avoue le faible de la science, comme on en fait sonner le clinquant à leurs oreilles ? Il est encore à noter que les professeurs, même ceux de la médecine qu'on regarde comme *non philosophique* [1], ne montrent pas d'une manière assez marquée sur le vivant, l'action des mé-

(je suis fâché de ce dernier mot qui a peu d'applications), ont leurs bornes.

A Dieu ne plaise que, par cette obscure sortie, je veuille affliger les mânes du *Nestor* de la *chirurgie militaire*, que j'ai appris à vénérer personnellement, et qui, jaloux de son art, appréhendait toujours que ses cheveux blancs ne fussent déshonorés par le joug que, selon ses craintes, la médecine pourrait avoir la prétention d'imposer de nouveau à son ancienne rivale! Une vaste part d'honneur restera toujours à cet art qu'il illustra, et dont la médecine ne demande à marcher que la modeste émule, n'ayant ni le vouloir, ni le pouvoir, d'ailleurs, de l'obscurcir et encore moins de le subjuger, ainsi que semblait l'insinuer et le faire craindre la chimère qui importunait, qui obsédait le *grand chirurgien* et, j'ose dire, le grand homme que je signale assez dans cet hommage, et qui, ainsi que ceux qui marcheront sur ses traces, aura toujours assez de sa gloire, sans qu'il soit à craindre qu'atteinte y sera portée, parce qu'on laisserait revivre isolée cette partie spéculative de la science, qui pouvant jeter par intervalles quelques lueurs sur les actes de celle que plus haut je nommai sa consœur, ne lui demande, au besoin, que quelques instans de soutien. Et d'ailleurs, ma voix ignorée, surannée dans ses prétentions..... ne sera point entendue.

1 Allusion à M. Pinel, qui était très-sobre de médicamens, et qui regardait cette sobriété comme tenant à la médecine philosophiquement considérée, et dont la devise est *natura medicatrix:* à

dicamens qu'ils emploient, tandis que ce devrait être là un des principaux résultats de la *clinique*, s'il y a une *médecine guérissante* dont je provoque un traité dans l'avant-propos de ma *Dissertation inaugurale*; problème, d'ailleurs, qu'a résolu, ou que prétend avoir résolu la *médecine physiologique*. S'il pouvait être que la médecine ne consistât presque entièrement que dans l'observation des maladies et des voies que la nature emploie pour les guérir, sans que nous ayons à peine besoin d'y mettre la main[1], toute philosophique que

la différence de la médecine plus généralement répandue avant lui, et qui plaçait une portion notable de son espoir dans l'action des médicamens.

[1] Nous l'avons déjà dit : notre siècle est un siècle douteur. Tout, hors en mathématiques et en physique palpable, y est remis en problèmes dont la solution est sans sincérité et *diversiforme* de la part de ceux qui ont l'air de vouloir les résoudre, et sans croyans sincères chez ceux qui ont l'air également de se contenter de la monnaie qu'on leur donne. Notre siècle est douteur en politique, en religion, en morale même; et, ce qui paraîtra extraordinaire et qui, cependant, ne l'est pas, c'est que ce sont les médecins qui doutent le plus en médecine, du moins relativement aux résultats que le public en attend. Ceux d'entr'eux qui doutent le moins, sont les médecins qui croient peu eux-mêmes à leurs *périclitantes* ressources, ou plutôt à celles assignées à leur art, ressources (parcimonieuses chez eux, par défaut de foi) dont ils ne connaissent pas la nature intime, le pourquoi, la mesure; qui sont incertains sur la nature intime, le siége précis, les bornes du mal vers lequel ces ressources souvent contestées, souvent équivoques sont transmises; ressources équivoques, dis-je, puisqu'il est à peu près de fait que la plupart de nos maladies doivent parcourir leurs périodes et que nos médications peuvent en entraver, en embarrasser, ou en rompre si l'on veut, inconsidérément, la marche et les périodes nécessaires; et qui se confient à l'*autocratie*, aux ressources véritables de la nature, ressources qui sont en elle-

cette médecine-là puisse être, elle n'en est pas moins alors parfaitement inutile : car quel besoin a un malade de donner son argent à un homme qui se borne à considérer extatiquement ses souffrances, pour en calculer la terminaison spontanée ? cette terminaison qui, selon les philosophes nosographes, qui peuvent bien avoir raison, est, en général, de soi invariable, et qu'ils ne peuvent, dans le plus grand nombre des cas, déterminer en bien d'une manière évidente, qu'ils ne peuvent rapprocher sous ce rapport : la médecine physiologique ne dit plus cela, aura bien lieu d'elle-même, sans qu'il soit nécessaire de la présence de ses froids, mais dispendieux explorateurs[1].

Je propose dans l'article 8 la suppression de la classe connue sous le nom d'*officiers* de *santé*, en observant dans l'article 9 qu'on doit recevoir comme *docteurs*

même, ou qu'elle vous indique du dehors ; *natura medicatrix*. Mais alors, j'en suis fâché, à quoi bon le médecin ? sinon pour empêcher le malade de se faire mal, et de se confier quelquefois, par exemple, à un médecin archi-douteur par excellence, quoiqu'il paraisse ne point l'être, et qui, avec son fatras de remèdes, frappe, ce qui, du reste, fait son moindre souci, frappe à tort et à travers, au risque de ce qui pourra en arriver.

Je suis loin, toutefois, de mettre tous les médecins polypharmaques dans cette dernière catégorie. Il en est beaucoup qui sont expérimentateurs de bonne-foi : mais leur *méticulence* même indique qu'ils sont encore douteurs ; et si le malade guérit ou meurt, ils ne peuvent se rendre ce témoignage intime, ou qu'il a guéri par l'emploi des ressources opposées à son mal ; ou qu'il ne serait pas mort, si ces ressources avaient été mieux calculées.

[1] Cette sortie sent un peu la turlupinade et est loin de devoir être prise au sérieux. Ses correctifs se trouvent à la note de la page 56, premier volume, et dans le Préambule de la thérapeutique, présent volume de cet écrit.

ceux d'entre les officiers de santé qui ont les connaissances essentielles que l'on exige de ceux qui aspirent au doctorat.

J'en demande pardon aux *prétentions* certainement très-raisonnables, et à la *science*, maintenant surtout, généralement très-réelle : mais enfin, le but apparent que l'on s'était proposé, en établissant des officiers de santé, était ; et puisqu'on se bornait à ce titre, il est raisonnable de subir la destinée qui s'y attache ; ce but était, pour ainsi dire, ou en apparence, d'en faire comme des adjoints des docteurs en médecine et en chirurgie, qui exécuteraient les ordonnances ou prescriptions, ou avis de ces derniers, et ne verraient les malades, du moins dans les cas de conséquence, que sous leur inspection ; et, d'après cette destination qu'on leur supposait, on n'exigeait d'eux que des connaissances peu étendues en comparaison de celles que la loi veut dans un docteur. Cette condescendance nécessaire, fondée sur la différence, du moins présumée, des lumières, aura sans doute lieu dans les villes ; mais elle n'existera point dans les campagnes[1] qui resteront à peu près à la disposition des officiers de

[1] Variante dont l'énoncé aurait pu exprimer quelque chose de réel, il y a trente ans ; mais qui sera ultérieurement à jamais inapplicable, à raison de la dissémination actuelle des lumières et de l'urbanité universelle qui en est le résultat. (Voyez, d'ailleurs, présent volume, le N. B. fin de la page 246.) Je dirai donc, en manière de roman, sans porter à conséquence pour le présent et l'avenir :

« Mais elle n'existera point, cette condescendance, dans les » campagnes où la demi-science (je le répète : cela n'est plus) où » la demi-science est en possession d'en imposer par son bavardage » présomptueux et son action désordonnée ; où, par conséquent, » l'homme instruit, mais dès-lors prudent et modeste, passera » toujours pour ne rien savoir : croyance qui, d'ailleurs, est fortifiée » par ceux qui, loin d'avoir recours à ses lumières, comme ils le

santé, parmi lesquels il peut se trouver, à la vérité, et il se trouve en effet des hommes aussi éclairés que les docteurs, mais qui, enfin, ne doivent point, en général, être supposés tels, puisque la loi n'exige de leur part que fort peu de connaissances, quoiqu'il leur ait été loisible de montrer toute l'étendue de celles qu'ils possèdent, en visant à un grade plus élevé[1]. Il y a donc un grand vice dans la loi qui établit deux ordres parmi

» doivent, les laisseront ignorer à dessein, chercheront à les » rendre suspectes si on les soupçonnait, et emploieraient même, » peut-être, au besoin, contre leur possesseur, s'il était assez im- » prudent pour les laisser percer, des argumens irrésistibles contre » lesquels il n'aurait point cherché à se prémunir, ne s'étant » exercé qu'à ceux de l'esprit, parce qu'il croyait n'avoir besoin » que de ceux-ci dans l'exercice d'un art tout divin. Crainte de ces » désagréables mésaventures, de ces *argumenta calceamenti in* » *ventre hominis*, et de pis que cela, les paisibles docteurs répugne- » ront donc à se fixer dans les campagnes qui resteront à peu près » à la disposition des officiers de santé, etc .... » La suite à peu près comme dans le texte.... en faisant bien observer, je le répète encore, que si cela a pu avoir quelque ombre d'application il y a vingt ans, il n'en reste pas la moindre apparence de réalité dans la génération actuelle. C'est alors, maintenant, la chose seulement, mais non pas l'homme qui a besoin de réforme.

Ainsi donc, la portion guillemettée de cette note étant de l'histoire ancienne, écrite depuis 20 ans, c'est sans arrière-pensée, et dans la plus grande sincérité que je rends hommage aux connaissances litté-

[1] Les *docteurs* sortent des écoles tous à peu près avec la même somme de connaissances, du moins théoriques, parce qu'on en exige de grandes de leur part pour leur réception, et que, pour être reçus, ils sont obligés de les mettre en évidence. Il n'en est point de même des *officiers de santé* : les examens qu'on leur fait subir pour leur réception, ne roulent que sur les connaissances élémentaires de l'art de guérir : de manière que le candidat qui ne possède que ces connaissances élémentaires est aussi bien reçu que celui qui ne visant qu'au même titre, aurait toutes les connaissances néces-

les ministres de la santé; des *docteurs* et des *officiers* de *santé*, puisqu'elle soumet, ou qu'elle s'expose à soumettre : ce qui n'est pas heureusement, la vie des deux tiers des Français, à des lumières qu'elle autorise, d'après ses dispositions, à regarder comme suspectes. Serait-il déshonorant pour les auteurs de cette loi d'avouer qu'ils se sont trompés? Aimeraient-ils mieux

raires, à l'urbanité qui en est la conséquence, et enfin, à la solide instruction médicale de MM. les officiers de santé qui font l'honneur de cette époque, et qui ne sont point coupables du vice d'organisation qui les régit. L'immense majorité de ces hommes de l'art ont les connaissances que l'on exige des aspirans au doctorat; et, sans doute, il faudrait peu d'efforts à ceux qui savent moins, pour parvenir au complément de l'instruction qui peut leur manquer pour conquérir ce titre qui est l'expression de la plénitude de la doctrine acquise. S'il peut être que la sortie précédente qui m'échappa dans le temps, ait pu avoir quelque application, les procédés qu'elle signale, ou analogues, ne pouvaient être nés que de la rudesse des mœurs que nous contractions à notre insçu, à l'époque d'une effervescence qui ne se renouvellera plus, en l'absence des moyens d'instruction et d'éducation, suite inévitable de cette époque désastreuse, et dont ne pouvaient pas ceux qui en étaient les victimes.

saires pour aspirer au *doctorat*, et pour lequel titre d'*officier* de *santé*, quant aux examens, l'exubérance de son savoir est alors inutile et perdue. D'après cette remarque, qui est exacte, on voit de quel vice est entachée cette institution connue sous le nom d'officiers de santé,* parmi lesquels il peut se trouver, et il se trouve en effet, et beaucoup à présent, à raison de l'immense et facile dissémination des lumières médicales; parmi lesquels, dis-je, il peut se trouver, et il se trouve en effet sur la même ligne des

* Cependant, un jeune officier de santé, très-instruit, comme il y en a beaucoup maintenant, et d'ailleurs très-réfléchi, M. Garasse-Bigourd, exerçant à Guînes, fait une réflexion très-judicieuse relativement aux dénominations qu'on assigne aux divers ordres des ministres de la santé : c'est que le premier jet des réceptions médicales ne

qu'on les soupçonnât, non heureusement par l'événement, mais par l'esprit de la chose, de faire peu de cas de la vie de ceux qui les nourrissent, ou de l'art à la tête duquel ils sont placés? Il semble donc qu'ils devraient réformer leur loi, n'admettre que des docteurs en médecine et en chirurgie, ou, plus modestement, des médecins et des chirurgiens; y incorporer ceux des officiers de santé qui en ont les lumières: et il y en a beaucoup; mais, du moins, l'organisation sera régulière, et le public aura ses garanties. Si, cette opération faite, il ne se trouvait point assez de sujets pour porter les secours de l'art, il vaudrait mieux encore que ceux-ci manquassent momentanément: ce qui, toutefois, ne sera pas; qu'ils fussent suppléés par ceux de la prévoyante nature, que de s'en rapporter à des lumières que le peu d'exigeance de la loi autoriserait à regarder comme équivoques (ce qui, néanmoins, je le répète, n'est pas, parce que la force des choses, de la *lucidité* du siècle, produit, sauf révérence, des résultats qui valent mieux que ceux qui naîtraient de la loi même), lumières équivoques, dans notre hypothèse, qui

hommes très-savans, et quelques-uns qui ne sont qu'à l'A, B, C, de la science; et combien il est urgent alors, sinon pour la nécessité, si on ne veut pas qu'elle existe, du moins pour la régularité, de retourner à l'institution ancienne des médecins et des chirurgiens également instruits dans leurs partie, en isolant, peut-être, pour un instant, de leurs rangs, ceux qui ne les ont point encore atteints par leurs connaissances.

devrait consister qu'en licenciés. L'instruction théorique n'en serait pas moins complette: mais comme c'est la pratique qui constitue le complément de la doctrine, on ne se présenterait à l'examen pour le doctorat que lorsqu'on aurait assuré son savoir par un certain nombre d'années de pratique. Les docteurs, dans ce système, pourraient être les patrons nés de leurs jeunes confrères les licenciés.

contrarieraient et feraient avorter le *conamen*, quoi qu'en dise la médecine physiologique, de la mère commune qui veille sur nous, et qui nous *couve* dans la santé et la maladie.

Je mets dans les articles 10 et 11 les médecins et les chirurgiens à la disposition du gouvernement qui les salarie. C'est le moyen de faire vivre honorablement ceux qui ont consacré leur jeunesse et une partie de leur fortune à se former un état distingué parmi ceux qui brillent dans la société, et leur épargner la pudeur d'exiger à chaque instant des particuliers un salaire dont l'acquittement n'éprouve souvent que trop de difficultés, quoiqu'il ne soit qu'une bien faible récompense de services qui, dans leur partie morale surtout, et que beaucoup de patiens et de ceux qui les entourent ne soupçonnent pas, sont au-dessus de tout salaire[1]. Il est d'ailleurs des médecins qui ne multiplient point leurs visites autant qu'ils le désireraient, et que cela leur paraîtrait nécessaire[2], parce qu'ils craignent qu'on ne les soupçonne de n'avoir d'autres vues par-là que de

[1] Le public ne pense pas que pour une modique pièce de dix centimes, un franc, cinq francs, souvent sans rétribution aucune, un médecin assume la responsabilité de la vie d'un père de famille, d'une épouse chérie, d'un fils bien-aimé; et à supporter pendant bien des années les questions et le caquetage d'une ville et d'une contrée entières.

[2] Un certain nombre de malades ne voient dans la médecine que les *drogues* qu'on leur administre, et ils ne conçoivent point que le médecin doive leur faire de fréquentes visites pour qu'il puisse saisir l'opportunité de l'application des remèdes dont ils pourraient avoir besoin; ou même la convenance et la nécessité de s'en abstenir, lorsqu'il voit que la nature par elle-même a assez de ses ressources pour vaincre la maladie. Et cependant, cette conduite est

grossir leur mémoire. Si le gouvernement les salariait, rien ne gênerait alors leur délicatesse, et ils iraient voir leurs malades autant que cela leur ferait plaisir, parce que ceux-ci n'étant plus retenus par la crainte de l'accroissement de frais de visites qu'ils pouvaient, d'ailleurs, regarder en elles-mêmes comme inutiles, les désireraient, du moins, pour leur consolation. Rien n'empêcherait, du reste, les riches reconnaissans, d'ajouter quelque chose aux émolumens de ceux des services desquels ils seraient satisfaits. Comme les médecins sont des hommes

la médecine, du moins comme l'entendent beaucoup de médecins. Or, cette médecine-là ne peut être faite à la satisfaction de celui qui l'exerce, et appliquée loyalement et dans son intégrité à la plus grande partie des malades, qu'en persuadant à ceux-ci que telle est sa nature, ce dont ils ne seront convaincus que lorsqu'ils verront l'homme de l'art qui ne leur demande rien, continuer cependant à les visiter avec la plus scrupuleuse assiduité. Sans cela, ne voyant que de l'argent comme dessous des cartes, dans cette médecine quintessencée et inutile selon eux, ils la laisseront là; et à la campagne surtout, ils enverront plutôt de leur urine à dix lieues, s'il le faut, de leur domicile; et en échange, dans la même bouteille ordinairement, le commissaire *ad hoc* de la contrée leur rapportera ce qu'ils appellent une *boutillie* qui, ordinairement, est un purgatif, toujours le même, et le remède unique pour tous les maux (il semblait que dès ce temps-là, il y a vingt ans, je devinasse le remède de M. Leroi); et qui sera pris avec bonhomie et avec confiance jusqu'à la fin, soit que le malade guérisse ou que mort s'en suive.... Le malade de la campagne a-t-il de la fortune; on fait venir, souvent par ton, une ou deux fois, le *grand médecin*, et cela ordinairement trop tard, du moins pour l'honneur de celui-ci : le médecin ordinaire, d'ailleurs, ayant fait jusque-là ce qui, selon lui, était indiqué. Quoi qu'il en soit, l'humble médecin de la maison quitte ses vues longuement calculées quelquefois (du moins je le suppose ainsi) pour l'avenir, par une déférence bien raisonnable pour celui qui pratique sur un plus grand théâtre, et parce qu'ainsi l'entendent le malade et ses

d'une morale sévère, soit personnelle, soit relative, les munificences particulières dont nous venons de parler, si on les jugeait opportunes, et qui ne seraient que l'expression, par ceux qui le peuvent, de l'appréciation que méritent leurs travaux, n'ôteront rien de leur assiduité dans les soins qu'ils donnent aux malades, infiniment plus nombreux, qui ne peuvent reconnaître personnellement leurs services, et dont le gouvernement se chargerait d'acquitter la dette.

## *Observations sur le troisième projet de loi.*

Tout ce projet s'entend de lui-même. L'article 17 supprime les officines particulières devenues inutiles, puisque les docteurs puiseront dans les officines ou

entours. Bien autre est la chose encore, s'il arrive de la Capitale une consultation de six napoléons! Le malade, cependant, se trouve-t-il toujours mieux de cet appareil? Pour traiter un malade, il faut, en général, le voir, l'interroger lui-même. Si celui qui va consulter le médecin à grande réputation n'est point médecin lui-même, il rendra mal la situation de celui qui souffre; si le médecin qui consulte est celui (et c'est l'ordinaire) qui voit le malade: par amour-propre, il gazera par l'artifice des réticences l'état réel de ce dernier, et les fautes, les omissions que lui, médecin, aura pu commettre..... Voulez-vous un médecin de haute renommée? à la bonne heure; mais ayez-le, du moins pour sa gloire, et surtout pour le bien-être du malade, dans le principe de la maladie et plus assidu. Le médecin du pays suivra alors le traitement du consultant étranger, et lui rendra compte de ses résultats. Mais ces messieurs mettent leur déplacement à un prix énorme! Et de bonne foi, que peuvent une ou deux visites (dans une maladie qui se prolonge quarante jours et plus, et qui, pendant cet intervalle, offre tant de variations), malgré la science, la perspicacité et l'expérience de l'homme de l'art le plus employé!

pharmacies publiques; dangereuses d'ailleurs; parce que, malgré les connaissances indubitables de MM. les pharmaciens, au-dessus même, si l'on veut, de celles des médecins : mais qu'enfin, un titre légal n'a point confirmées; parce que donc, il se distribue dans ces officines particulières beaucoup de médicamens sans l'aveu des docteurs, souvent, d'ailleurs, autant par complaisance que par intérêt, et que l'on peut supposer alors que l'application n'en est pas toujours salutaire. Il est entendu, du reste, que la pharmacopée dont il est question dans le troisième projet, fait partie du code médical, et qu'elle est soumise tous les cinq ans aux révisions dont celui-ci est susceptible.

Quant au quatrième projet de loi, il s'entend entièrement de lui-même.

## *Dernière observation.*

*Experto crede Roberto.*

Dans les *villes*, il y a des *hôpitaux;* il y a des *dispensaires* où les malades pauvres sont traités gratuitement, et pour le service desquels les ministres de la santé sont même payés de leurs peines. Il n'y a rien de tout cela dans les *campagnes*, c'est-à-dire dans les deux tiers au moins d'un état, quel qu'il soit. Les malades pauvres y sont donc entièrement, et pour les soins, et pour les remèdes, à la charge et des chirurgiens, et des médecins. Quelle vertu l'on doit supposer dans ces hommes de l'art, pour que rien ne soit épargné dans ces soins et ces remèdes qui restent le plus souvent à leurs frais! et quelle nouvelle raison, pour le bien de la pauvre humanité, de ne point mettre cette vertu trop à l'épreuve, en rendant gratuit le ministère des chirurgiens et des médecins.

## *Dernier propos, point du tout rassurant pour mon projet.*

Puisse-jé me tromper dans cette assertion négative!

Il serait bien à désirer qu'il se trouvât un homme assez instruit, et qui eût une tête assez forte pour rédiger en un seul corps de doctrine, et d'après des vues bien précises, bien digérées, bien convergentes, un corps complet et bien lié des connaissances médicales, qu'il ferait précéder ou suivre de l'histoire de la médecine jusqu'à son état actuel. Que de casse-tête, de dégoûts, de dépenses et de temps, un tel ouvrage, sanctionné de l'approbation des savans impartiaux, épargnerait aux pauvres étudians!.... Mais cet ouvrage n'est-il point au-dessus des forces d'un seul homme; et un seul homme peut-il enfanter ce prodige! Les clameurs, les sarcasmes de la jalousie ne laisseraient-ils point encore l'étudiant dans la cruelle perplexité qu'il éprouve au milieu de cet énorme conflict, et qui s'accroît, d'une manière effrayante, d'opinions proférées et écrites qui l'accablent!.... Du reste, une œuvre telle que celle dont est question, ne peut être produite, probablement et malheureusement, par une société de médecins : ils ne s'entendraient pas. *Ce serait la tour* de *Babel, la confusion* des *langues!.... Ars longa, vita brevis.* Consacrons donc toute la vie à l'étude de cet art : faisons de notre mieux, *et vogue la galère!* car c'en est une de toute façon, jusqu'à ce que pleine lumière soit faite: *quo-usquè plena lux efficiatur,* pour finir par quelques mots de latin. Toutefois, un *concile* médical serait bien désirable, ne fût-ce que pour s'entendre sur la *nouvelle* doctrine: il y va de la vie des hommes!

---

# AVANT-PROPOS.

Quelque ridicule qu'il puisse être de faire reparaître une thèse, parce que, de soi, cet ouvrage est forcé et, par conséquent, de peu de valeur; je fais cependant réimprimer ce farrago-physico-médico-moral, parce qu'il m'a semblé produire une sensation légère parmi les *étudians* en *médecine*, dans l'éclair de son existence; que, peut-être, il ne leur serait point encore indifférent, surtout à raison des augmentations que j'y ai faites; qu'il n'est point sans quelque intérêt pour la jeunesse en général, et que les savans mêmes pourraient y trouver quelques vues ébauchées, quelques lueurs que je leur abandonne.

J'ai mis beaucoup de notes dans cet opuscule: c'est, s'il m'est permis de me servir des expressions d'un grand philosophe de notre temps, « travailler à bâton rompu. » Mais ces notes n'étaient point susceptibles d'être incorporées dans l'ouvrage, et je ne pouvais les supprimer, parce que je les regarde comme n'étant pas la partie la moins essentielle de mon travail.

On me trouvera peut-être un peu fou dans cet écrit: mais n'est point fou qui veut.

Quoiqu'il soit loin de mes intentions de manquer aux égards et au respect qui sont dûs à l'école célèbre dont je sors, je sens, toutefois, qu'il eût été inconvenant de ma part de lui présenter ma *Dissertation* avec tous les accessoires dont j'ai jugé, depuis, à-propos de l'accompagner. Ce n'est donc plus à l'école que cette *Dissertation* est offerte; et je puis alors user de plus de liberté. Mais dans cette liberté même, au milieu de mes déclamations et quelquefois de mes plaisanteries, je n'ai jamais eu en vue que le bien de la science et de l'art.

---

# PRÉFACE

## DE LA SECONDE ÉDITION INÉDITE DE MA DISSERTATION INAUGURALE.

Je n'ignore point les défauts que peut offrir ce premier fruit de mes veilles. L'on y verra toutefois que je n'ai point été sans faire quelques efforts pour me rendre digne de la profession honorable vers laquelle je porte mes vues.

Il est des personnes pour qui le temps consacré aux études médicales suffit à peine pour se mettre au courant des connaissances acquises; si vers la fin, elles ont quelque chose à offrir de ce qui a fait la matière de leurs études, ce ne peut être que ce qui a été dit: aussi, sera-t-il facile de voir que cet Essai se compose principalement des choses conservées des leçons des professeurs que j'ai suivis, puisées daus leurs ouvrages, ou dans ceux qui ont traité de mon sujet. Cet aveu pourra faire croire, à la vérité, que ce travail ne contiendra rien que de bon: mais peut-être en ai-je mal coordonné les matériaux; peut-être ai-je mal conçu ce que j'ai entendu, ou les ouvrages dont j'ai voulu profiter. Ces ouvrages sont ceux de Cullen, Tourtelle, Bichat, Linnée, Bergmann, Desbois de Rochefort; de MM. Pinel, Fourcroy, Richard, Ventenat, Millin, Décandolle, Cuvier. Les professeurs dont les leçons orales m'ont été d'un grand secours, sont principalement, eu égard à la nature de mon sujet, MM. Deyeux, Hallé, Richard, Peyrihle, Leroi, Leclerc, Dubois, Corvisart et Leroux. Je dois dire enfin que j'ai tiré beaucoup de profit des leçons particulières de MM. Landré-Beauvais, Swilgué, Roux, Gardien, Haï, et des leçons publiques de MM. Lefebvre-Gineau, Lamark et Cuvier[1].

On pourrait peut-être regarder cette Dissertation comme trop pharmaceutique. La pharmacie faisant partie intégrante des connaissances médicales, et les matières de son ressort m'étant particulièrement familières, j'ai cru pouvoir faire usage des connaissances que je pouvais avoir dans cette partie[2].

On trouvera plusieurs de mes phrases bien longues, et quelques-unes d'elles interrompues encore par de longues parenthèses; mais aussi, l'on en trouvera d'autres très-courtes, qui offriront en quelque sorte des réticences et laisseront alors quelque chose à deviner. Pour couper les unes et étendre les autres, il m'eût fallu trop d'espace, et je n'en ai déjà que trop employé.

Les personnes étrangères à l'art, entre les mains desquelles cet Essai tomberait, et qui voudraient bien y jeter un coup-d'œil, pourraient croire que je m'y occupe de choses étrangères à celles dont il devrait uniquement traiter; mais je leur ferai remarquer d'abord que l'*écrit*

1 Quoique mon *Esquisse de la Vie* soit, en quelque sorte, d'inspiration, elle n'eût point été écrite sans ce qui m'est resté des auteurs et professeurs que je cite ici dans mon texte.

2 Quelques personnes m'ont paru prendre ce paragraphe trop à la lettre: j'espère qu'il y a un peu plus que de la pharmacie dans cet opuscule.

n'est qu'un essai que l'on exige de ceux qui se destinent à la médecine; qu'avant d'être admis à le présenter, ils sont soumis à plusieurs examens sur les diverses parties de cette science; je leur ferai observer ensuite que l'objet des études du médecin a deux grandes divisions, dont l'une roule sur la connaissance de l'homme sain et de l'homme malade; l'autre sur celle des moyens qui peuvent maintenir l'homme sain ou contribuer à lui rendre la santé. Or, ces moyens se puisent dans toute la nature, que le médecin doit, par conséquent, s'attacher à connaître, pour être à-même de faire le triage et le choix des ressources qu'il peut y puiser.[1] D'après le conseil qui m'en avait été donné, j'aurais pu supprimer

[1] Quoique j'affecte de m'adresser ici aux personnes qui ne sont point de l'art, je sais que plusieurs médecins voudraient bannir de la médecine toutes les sciences accessoires par lesquelles d'autres prétendent l'éclairer: telles que la physique, la chimie, l'histoire naturelle, etc.* Je souhaite que leurs prétentions soient fondées: ceux qui étudieront la médecine après nous auront

* Je ne parle point ici de cette barbare superfétation de l'art (on se rappellera que ceci est écrit en 1805) qui, à cette époque de hideuse mémoire (1793), où toutes les hiérarchies étant renversées; ignorant même jusqu'au nom des sciences dont je viens de parler, voulaient que les jeunes élèves entrassent dans le sanctuaire de la science médicale, bruts comme ils étaient eux-mêmes, et sans aucunes connaissances littéraires dont l'acquisition façonne l'esprit à celle de connaissances plus sérieuses; sans aucune teinture des langues savantes dont l'intelligence nous permet de puiser le savoir dans sa source primordiale. Le despotisme de l'ignorance, comme celui de la perversité, vient d'être vaincu: comme autrefois, et mieux encore qu'autrefois, il sera de rigueur que l'étude de notre art marche précédé des études instrumentales, préliminaires et accessoires qui l'éclairent, en même temps qu'elles en adoucissent la rudesse.

Voyez mon tableau du parfait médecin, à la note de la page 101, du 1er volume de cet écrit, commençant par ces mots: « C'est de la seconde enfance, etc. »

de cette Dissertation les notes qui sont relatives à l'histoire naturelle, vu que l'on trouve partout, et à peu près dans les mêmes termes ce que disent ces notes; et

alors bien moins de besogne. Quant à moi, je me suis livré de bonne-foi, autant que mes facultés et le temps me l'ont permis, à l'étude de ces sciences, parce que je les ai crues faites principalement pour la médecine, et que, selon moi, quelques-unes sont même sans but, si la médecine n'en est le terme. Il est vrai que le temps que j'y ai employé a été enlevé à l'étude de ce qui devait principalement m'occuper; et peut-être la médecine en elle-même est-elle, à cause de cela, la partie dans laquelle j'ai, jusqu'à présent, le moins de lumières. Et cependant, je ne serai jugé par la plupart de ceux avec qui je serai en rapport, que d'après les connaissances que l'on me verra montrer dans cette partie, sans me tenir compte de ce que je pourrais connaître des sciences que j'ai nommées plus haut, et dont les noms mêmes sont à peine connus du public. Je serai même obligé de taire ces connaissances devant les malins confrères qui riraient de la bonhomie que j'aurais mise à m'occuper de ces futilités, et ne manqueraient pas de se faire valoir de ce que, diraient-ils, ils ont su employer plus utilement leur temps, affectant, par une réticence amère, de laisser croire que celui qui a eu la constance de vouloir faire précéder la science essentielle, de l'étude de toutes celles qu'il croyait pouvoir l'éclairer, voudrait, arrivé à cette science même, s'arrêter, avant d'avoir épuisé tout ce qui lui appartient, c'est-à-dire, ne point l'étudier toute sa vie.

Quoi qu'il en soit, je persiste à croire que ces sciences, pour avoir été inconnues d'Hippocrate et de Galien, par la raison bien simple qu'elles n'existaient pas du temps de ces grands médecins, n'en sont pas moins d'un grand secours pour la médecine; et sans parler ici de la physique et de la chimie dont l'utilité est moins contestable, comme je crois, d'ailleurs, le faire voir pratiquement dans le cours de cet Essai; je pense que l'histoire naturelle sert beaucoup à éclairer la thérapeutique, et pourrait même être la base d'une classification lumineuse, facile et concise des médicamens, principalement des médicamens végétaux, surtout depuis l'époque heureuse de laquelle date la division des produc-

que ce n'est point la peine de répéter ce que l'on trouve ailleurs dit de la même manière. Cependant, je me décide à laisser ces notes, parce qu'en les faisant dis-

tions de la nature en familles naturelles. En effet, tous les médicamens tirés d'une même famille de végétaux ont, en grande partie, des vertus analogues;* alors, celui qui connaît ces familles peut y faire un choix; tandis que celui qui ne connaît que les individus, qui, ordinairement, n'en connaît que peu; qui, d'ailleurs, ne les connaît qu'empiriquement et d'une manière incertaine, n'a point cette faculté de choix réservée au naturaliste.

Comme les médicamens obtenus d'une même famille, surtout de végétaux, ont des vertus analogues, ce ne peut être que parce qu'ils sont doués des mêmes principes chimiques; et alors on voit un nouvel avantage naître de cette connaissance qui lie la matière médicale considérée sur le point de vue de l'histoire naturelle, avec celle que l'on coordonne d'après les principes chimiques des médicamens; et les mêmes principes chimiques agissant de la même manière sur les propriétés vitales, on voit que les trois manières principales d'envisager la matière médicale se prêtent un secours mutuel et se confondent, pour ainsi dire, en une seule manière, secours et confusion mutuels que nous avons essayé d'indiquer dans notre Esquisse de matière médicale naturelle, chimique, physiologique.

Je sais que ceux qui prétendent réduire la matière médicale à vingt médicamens et moins que cela, trouvent avec raison alors, qu'il est inutile de perdre son temps à étudier des sciences qui, pour être bien connues, exigent des années. Mais cette réduction n'est-elle point dérisoire? Serait-il bien vrai que Geoffroi, Cartheuser, Lieutaud, Cullen, Desbois de Rochefort, Peyrible, et depuis peu, MM. Alibert, Swilgué, Barbier, auraient inutilement perdu leur

* Si, parmi les ombellifères, le persil fait mourir le perroquet et ne fait point de mal à l'homme, c'est que celui-ci n'en mange point assez pour cela. Tous les champignons sont dangereux, même celui que l'on croit le plus innocent. Tous les *solanum* sont narcotiques; et si la pomme de terre paraît ne point l'être, c'est que les préparations qu'on lui fait subir lui enlèvent cette qualité qui, sans doute, y est très-légère.

paraître, je tronquerais nécessairement une des intentions de mon travail, intention que je me vois obligé d'indiquer ici. Je l'avais tue d'abord, croyant qu'on la

temps, à disserter savamment sur la vertu d'un grand nombre de médicamens dont l'emploi a été couronné de succès dans les mains des grands praticiens de tous les temps? Que les réformateurs pensent bien, avant de vouloir faire valoir leurs prétentions, au ridicule qui pèse sur elles, puisqu'elles tendent à prouver, ou que les moyens de la médecine guérissante sont bien peu fixes et bien incertains, ou que ceux qui y proposent indiscrètement une aussi grande réforme, sont bien peu au fait de leur pouvoir. Quant à moi qui suis à peine initié dans la science, je crois cependant que ces réformes ne doivent être faites qu'avec réserve. Je crois même qu'on doit porter la réserve dans la réforme des médicamens composés, la vertu de quelques-uns étant consacrée par l'expérience des siècles. On veut proscrire ces médicamens à cause de la difficulté que trouve la chimie à se rendre raison des résultats des monstrueux assemblages qui les constituent : mais qu'importe l'embarras de la chimie, pourvu que par le fait, ces médicamens aient des vertus incontestables!* Ceci surtout a trait à la thériaque et au diascordium contre lesquels s'élève une des lumières de l'école (M. Pinel) et qui, je crois, ne peut trouver déplacée mon humble observation.

Plusieurs personnes disent qu'elles ne voudraient savoir des sciences que les choses nécessaires; et que dans la physique, la chimie et l'histoire naturelle, elles ne voudraient prendre que ce qui est usuel pour la médecine. Mais ce n'est point savoir que de

* La chimie, devenue ambitieuse depuis ses immenses progrès, voudrait bannir de la pratique de la médecine les moyens dont elle ne peut faire l'analyse; en proscrire certains, d'un usage depuis longtemps heureux, sous le prétexte que d'autres ont une vertu analogue. Mais par ces prétentions la chimie sort évidemment de sa sphère. Les services que la médecine attend de la chimie sont la découverte de nouveaux médicamens, surtout les lumières qu'elle peut lui fournir par l'analyse de ceux qu'elle emploie avec succès; mais cette analyse ne pourrait être faite, que la médecine n'en devrait pas moins continuer l'emploi des moyens avec lesquels elle obtient des triomphes.

pressentirait : mais elle était probablement obscure, puisqu'elle a échappé à la perspicacité de mon illustre censeur, M. Petit-Radel, et que nécessairement alors,

ne savoir que les choses nécessaires, 1° parce que de cette manière, on ne sait pas si l'on connaît réellement toutes les choses nécessaires; 2° parce que le vrai savoir consiste à connaître aussi ce qui n'est point nécessaire, pour être à-même d'en faire l'abstraction et pouvoir se fixer d'une manière solide et invariable aux choses utiles. Sur une foule d'objets qu'offre l'histoire naturelle, il n'y en a, dira-t-on, qu'un nombre assez borné qui puisse servir. Fort bien : mais on sait, du moins, connaissant tous ces objets, qu'abstraction faite d'un nombre assez borné qui est d'une utilité réelle, le reste ne peut être d'aucun service; et c'est ce dont n'est point sûr celui qui ne connaît de ces objets que ceux qui sont d'un usage habituel.* La science consiste donc à embrasser tout un objet, quelque immense qu'il soit, pour être à-même de bien connaître ce qui, dans cette science, peut être de quelque utilité. Toute science en est là. On n'est savant que de cette manière; au-delà il n'y a qu'empirisme. Le bistouri du chirurgien doit seulement éviter les gros troncs de vaisseaux et de nerfs : suffit-il pour cela au chirurgien de ne connaître que ces troncs principaux de nerfs et de vaisseaux? Un assez grand nombre de nos maladies sont incurables, et parmi celles qui sont susceptibles de se guérir, il en est beaucoup pour lesquelles la nature fait à peu près tous les frais de la guérison : serait-on médecin parce que l'on connaîtrait seulement le nombre assez borné des maladies contre lesquelles l'art seul est tout-puissant? La chimie traite de l'analyse et de la synthèse ou composition de tous les corps de la nature; et cependant la médecine et les arts ne se servent que de quelques-uns de ses résultats. Toutefois, l'on ne serait point chimiste si l'on se bornait

* Le précieux fruit que l'on obtient de l'étude de l'histoire naturelle, est la connaissance de l'ensemble, des vrais rapports et des différences des êtres matériels qui s'offrent partout à nous. Il appartient à l'homme qui étudie la nature dans son ensemble et progressivement dans ses détails, ou *vice-versâ*, de planer au-dessus de celui qui n'étudie cette nature que dans quelques-unes de ses portions, et de marquer ses erreurs.

elle devait échapper à celle de tout le monde. [1] Mon but donc dans cet opuscule était, après, du moins, celui qui est annoncé par son titre, de placer dans une galerie

à connaître la manière d'obtenir ces résultats usuels. Classer dans sa mémoire des faits innombrables et une chronologie immense, c'est-là ce qui constitue l'historien, dont le but principal, cependant, est de savoir où rapporter les époques d'Achille et d'Homère, d'Alexandre et de Phocion, de César et de Virgile, de Henri IV et de Voltaire; et ce ne serait pas connaître l'histoire, que de parler vaguement de ces grands hommes et de tant d'autres qui en font la base, sans être au fait des circonstances et des temps qui se rattachent à leur existence et à leur gloire.

L'histoire naturelle, telle qu'on l'envisage aujourd'hui, jouera un bien autre rôle que celui d'éclairer la matière médicale. La connaissance de l'organisation des êtres dont l'assemblage régularisé constitue son domaine, servira de base à la physiologie de toute la nature vivante: c'est même-là la vraie, la seule destination de cette science instrumentale: sans cela, elle ne serait qu'un amusement d'enfans. Cette connaissance éclairera par conséquent la physiologie de l'homme. Peut-être même parviendra-t-on à établir une chaîne pathologique aussi étendue que le domaine de la vie. Et quand la thérapeutique ne devrait tirer aucun avantage de ce secours, ou quand bien même la médecine ingrate voudrait le dédaigner, ce travail sera toujours un monument élevé à la gloire de l'esprit humain. Son usage serait nul, qu'on aurait toujours beaucoup gagné à le connaître pour tel; et l'on n'en devrait pas moins un tribut d'admiration à l'homme * qu'il serait injurieux pour le lecteur d'avoir besoin de nommer, et qui aurait fixé sur ce point, nos incertitudes, par des travaux non moins admirables par leur étendue, que par le génie qui les dirige.

[1] Voici la teneur du permis d'imprimer que M. Petit-Radel a

* Je dirai pour les personnes qui ne sont point encore très-initiées dans les sciences, que cet homme illustre est M. Georges Cuvier, de l'Institut de France, de la Société royale de Londres, de l'Académie royale de Berlin, etc., professeur au Collége de France, au Muséum d'histoire naturelle, etc. La France et le monde viennent de perdre cet homme de génie.... ce savant universel!

très resserrée, très-contractée, s'il est permis de parler ainsi, les sommaires des diverses connaissances qui constituent la médecine et les sciences qu'on nomme ses accessoires. L'énoncé suivant peut donner une idée de cette tentative:

*Anatomie et physiologie.* Dans une de mes notes, j'esquisse d'une manière rapide l'anatomie des végétaux; dans une autre, j'expose quelques données de leur physiologie. Dans le corps même de la *Dissertation*, je nomme les tissus qui composent les organes des êtres vivans locomobiles; dans une note, je trace sommairement leur physiologie positive, et dans le corps même de l'ouvrage, je donne un aperçu de leur physiologie systématique.

*Minéralogie.* Dans le corps de l'écrit, j'énumère les différentes terres élémentaires et les différens composés, terres et pierres, qui résultent de leur aggrégation plus ou moins simple, plus ou moins composée; dans une note, je fais l'énumération des bitumes; et mon *Esquisse minéralogique* me donne occasion de reléguer dans une note un aperçu géologique dont la minéralogie est une des bases essentielles. Cet aperçu est, je l'avoue, un des hors-d'œuvres les plus marqués que contienne ce travail, placé dans un lieu qui lui paraît totalement

donné à ma Thèse ou Dissertation inaugurale, présentée et soutenue à Paris, le 3 messidor an XII (1804):

« *Excurrentis ingenii fœtum volvi et pervolvi. Multa equidem* » *firma, nonnulla titubantia, quædam casura inveni. Ut-ut sese* » *habeat farrago libelli, amplam offert disputationibus materiam qui*» *bus vires, ad doctoratûs gradum, alumni explorentur. Ergo typis* » *mandandum esse censui.* »

*Lutetiæ Parisiorum,* 1ª *die Messidoris, anno* XII *reipublicæ.*

PETIT-RADEL, professor præses.

étranger. J'avoue donc ici combien peu, peut-être, il est en rapport avec la matière dont je traite. L'usage que je fais de cet aperçu ne pourrait mériter quelque indulgence que dans cette supposition où l'on voudrait bien considérer cet Essai sous son véritable point de vue. Or, cette fin ne doit point être autant la régularité et la stricte dépendance de toutes ses parties, que l'exposé de toutes les choses qui doivent en composer le fonds, et de toutes celles qui peuvent y avoir un rapport plus ou moins éloigné, puisqu'il s'agit bien moins ici d'un ouvrage susceptible d'un examen sévère, que d'une production dans laquelle l'auteur doit s'attacher à rassembler le plus de matériaux qu'il lui est possible, parce qu'elle est destinée à donner l'exposé de son savoir, et qu'elle doit être, en quelque sorte, la mesure des travaux qu'il s'est imposés pour mériter un titre qui ne s'acquiert que par de longs efforts.

Ce n'est point, du reste, que tout se liant dans les travaux des hommes par les transitions plus ou moins heureuses que l'on parvient à y adapter, on ne puisse tenter de faire voir qu'un aperçu géologique n'est point tout-à-fait étranger à cet Essai. Comme il y est question de l'économie générale des êtres vivans, il ne me semble pas qu'il y ait rien de forcé à remonter à celle de la mère commune qui les nourrit. Quoi qu'il en soit, du reste, du rapport que je viens de tenter d'établir et de ma digression, je continue l'exposé par lequel je veux indiquer le sommaire des sciences diverses que l'on peut trouver dans cette *Dissertation*.

*Botanique.* Dans une note, je fais un court exposé critique des divers systèmes selon lesquels on a rangé les plantes, et je fais voir, d'après un résumé de l'ouvrage de M. Decandolle, jusqu'à quel point on peut établir le rapport des vertus médicinales des plantes avec leurs formes extérieures. Un résumé de cette nature est établi pour les trois règnes, dans un autre de mes opuscules.

*Zoologie.* Dans une autre note, je donne la méthode actuelle de classification de tous les animaux.

*Chimie.* Je m'attache, dans tout le cours de mon travail, à exposer quels sont les principes, les élémens connus des corps dont je traite.

*Physique.* J'expose les propriétés qu'offrent dans leur intégrité les corps dont je parle.

*Hygiène.* Je traite des *ingesta* et *circumfusa* dans leur rapport avec le maintien et le rétablissement de la santé.

*Pathologie.* Je donne la théorie des maladies qui affligent l'espèce humaine.

*Thérapeutique.* Quant à la thérapeutique, il devait uniquement entrer dans mon plan de traiter des médicamens simples et des préparations qui s'éloignent le moins de ce caractère ; des bases de la diète, selon la diversité des maladies ; et si, quelquefois, j'ai parlé des *applicata*, qui sont, d'après l'usage, du domaine de la chirurgie, ce n'était que pour n'omettre rien d'essentiel sur les substances dont je traitais.

Voilà quelle était l'intention, du moins l'intention secondaire de ma *Dissertation ;* et elle eût cessé d'être entièrement remplie, si je m'étais décidé à faire les suppressions qui m'avaient été indiquées.

Quant à l'observation qui a trait à ce que les choses qu'on me conseillait de faire disparaître se trouvaient dans tous les ouvrages d'histoire naturelle, dont même elles étaient copiées, et qu'alors il était inutile que je les répétasse, leur exposé dans ma *Dissertation* ne pouvant même que m'être défavorable, en ce que par-là j'étais manifestement noté de plagiat, je ne nierai point que cette observation n'ait quelque chose de vrai : mais on voudra bien me permettre de faire à son égard plusieurs remarques qui, je crois, serviront à ma justification. La première, c'est que mon plan exigeant l'exposé de ces choses, j'étais autorisé à le faire; la seconde, c'est que cet exposé, tel qu'il est dans les ouvrages d'histoire naturelle, et desquels je l'ai transporté dans mon travail, étant le résultat de recherches lumineuses des hommes les plus célèbres en minéralogie, en botanique et en zoologie, je n'aurais pu que, par une misérable et sotte supercherie, vouloir masquer, et rendre en quelque sorte comme miens, les résultats admirables offerts dans les trois parties de l'histoire naturelle, par les hommes qui s'occupent de cette science avec tant de gloire; la troisième, qui me justifie d'avoir reproduit ces résultats tels qu'on les trouve partout, c'est que je me les suis, en quelque sorte, appropriés par mes études : puisque, sans être, absolument parlant, minéralogiste, botaniste, zoologiste, ce qui serait trop exiger de quelqu'un qui a dû se livrer à des travaux qui tenaient plus directement à son but, j'ai cependant étudié la minéralogie, la botanique et la zoologie d'une manière assez particulière. La preuve que je voulais étudier ces trois parties de l'histoire naturelle avec l'espoir d'un certain succès, se trouve dans les collections faites en assez grande partie par moi-même, et assez nombreuses pour un particulier et surtout pour un étudiant, des productions des trois règnes de la nature.

Je viens donc, je crois, et on dira avec raison que cette mince et ignorée production ne méritait pas cette peine et cet honneur; quoi qu'il en soit, je viens donc, je crois, de me justifier en partie du reproche de plagiat pour ce qui, considéré purement en soi, et abstraction faite de toute autre considération, paraîtrait réellement tel. Je dis maintenant que si, pour satisfaire à ce reproche, j'eusse dû faire disparaître les parties de mon travail sur lesquelles il tombe d'une manière plus apparente, le même motif devait me porter à supprimer l'ouvrage tout entier, puisque, comme je l'ai annoncé avec franchise au commencement de cette Préface, le fonds de ce travail est le résultat de mes lectures et des leçons que j'ai suivies; et qu'à l'exception de quelques vues, peut-être, la forme seule m'en appartient. Mais si cette raison devait détourner d'écrire, principalement lorsqu'on est obligé de le faire, et qu'à cette action est attaché un prix qu'on s'est efforcé de mériter par de longs efforts, combien d'étudians (car en mettant de côté toute vaine modestie, je crois que plusieurs sont dans la circonstance où je me trouve) seraient forcés de s'arrêter devant le titre qui sanctionnerait leurs études, sans pouvoir le saisir : en cela comparables à Tantale, aux lèvres duquel échappait toujours l'eau qui devait étancher sa soif :

> *Tantalus à labris sitiens fugientia captat*
> *Flumina.* HOR.

et surtout, ce qui, sans doute, dans ce dernier cas, ne serait qu'un bien, de combien de productions qui ne font à peu près que se répéter, nos bibliothèques cesseraient d'être surchargées !

La forme de ce travail étant de moi aussi bien que le style, je n'ai pu mettre celui-ci sur le compte des autorités dont je m'appuie, ce qui eût été injustice à leur égard ; et alors je n'ai dû nulle part me servir de guillemets. Je n'en ai même point mis dans certaines notes,[1] parce que j'y ai parfois encore resserré les résultats déjà très-concis des auteurs dont j'ai fait usage. Il suffit d'ailleurs, quant à ce qui regarde ces notes, que je prévienne que leur contenu, les réflexions mises à part, est, pour le tout quant aux choses, pour la plus grande partie quant aux expressions, aux auteurs chez lesquels j'ai puisé. Il se peut aussi que mes réminiscences m'aient fourni pour le corps de cet Écrit des portions de phrases et même des phrases entières qu'on retrouverait dans les auteurs qui m'ont servi de guides. Mais comment ne point rendre quelquefois par les mêmes expressions des idées qui sont et doivent être essentiellement les mêmes? D'ailleurs, dans une matière où l'on doit tâcher de ne dire que des choses positives, j'ai dû quelquefois, pour ne point manquer ce but, avoir devant les yeux les guides qui devaient m'empêcher de m'égarer; et j'ai pu rendre la chose que j'avais à dire, par les mots dont on se servait pour l'exprimer. Mais, dans la vérité, le plus souvent je me suis pénétré par l'étude et la réflexion de ce que m'offraient les ouvrages que je devais consulter, et fermant ensuite le livre, j'ai exprimé à ma manière les choses dont je voulais composer cette *Dissertation*.

Quoique, du reste, le fond de cet Écrit se compose de matériaux empruntés, l'on y verra cependant que j'étais pénétré des choses que j'avais à dire, avant de penser à en faire la matière de cet opuscule. La partie chimique de cet Essai offrirait particulièrement à l'œil

[1] Ceci n'a rapport qu'aux notes relatives à la zoologie et à la botanique: car il n'y a rien qui m'appartienne plus dans l'ouvrage que les autres notes.

exercé qui voudrait l'examiner, une filiation d'idées qui embrasse tout ce que cette science renferme de plus essentiel, et qui doit supposer dans celui qui l'établit, une étude un peu plus que superficielle. Les données médicales que j'énonce sont aussi, je crois, de nature à faire connaître que pour arriver jusqu'à elles, j'ai dû me livrer à un travail assez long et à une discussion assez raisonnée. Il sera même facile de voir que, relativement à la médecine proprement dite, je me suis livré à l'examen de plus d'une théorie; et que j'ai été conduit à reconnaître que plusieurs des théories que j'avais examinées conduisaient à des résultats analogues. Je dois même, sous ce dernier rapport, philosophiquement avouer (et cet aveu ne peut offenser aucun des hommes célèbres qui, par leurs travaux recommandables, cherchent à débarraser de ses épines la route pénible du savoir), que je ne tiens à aucune théorie exclusive en médecine. Je crois même qu'une opinion de cette nature se rattache à l'honneur de cette science qui marche toujours la même, depuis deux mille ans, au milieu des accessoires plus ou moins brillans dont l'environnent des génies heureux, pour nous conduire plus agréablement à son sanctuaire. Je regarde, en un mot, toutes les théories médicales comme des résultats diversement déduits, diversement coordonnés par leurs auteurs, d'après les faits nombreux qu'ils avaient rassemblés, dans l'intention, 1° de se former pour eux-mêmes un système plus lié et plus satisfaisant de ces faits, et qui donnât à leur assemblage une physionomie scientifique; et 2° de transmettre, sous des formes qui s'éloignassent de l'empirisme, la connaissance de ces faits qui, d'ailleurs, par la liaison artificielle qui les rapportait à une théorie, devenaient d'une acquisition et d'une conservation plus faciles, notre mémoire laissant bientôt échapper ce qui lui a été confié, sans liaison sinon réelle, du moins apparente[1].

D'après cette manière de voir relativement aux théories en médecine, et cela peut s'appliquer aux théories de plusieurs autres sciences[2]; je crois que la médecine en est indépendante, et qu'elles ne sont réclamées que par la faiblesse de notre esprit. Je crois que s'il est excusable, à ceux qui en sont les auteurs, de les regarder comme des réalités, il est philosophique, pour ceux qui leur sont étrangers, de ne les considérer que comme des moyens de parvenir à la science; et que tout en conve-

[1] L'indifférence des théories vitaliste, chimique, mécanique, humorale, solidiste, etc., pouvait être réelle, puisque la conduite thérapeutique pouvait être la même, quelle que fût celle de ces théories que l'on eût adoptée: mais on ne peut plus dire la même chose de la théorie physiologique actuelle, puisqu'elle admet une thérapeutique exclusive.

[2] Ce serait un bien grand service à rendre aux sciences et à ceux qui les cultivent, que de rassembler en un seul ouvrage tout ce que les connaissances humaines ont de positif, d'incontestable. Cet ouvrage serait à la portée de tous ceux qui se livrent à l'étude, à raison de la modicité de son prix, parce qu'il serait peu volumineux. Pour des amateurs, on donnerait dans un second ouvrage, l'exposé des opinions, des théories, des systèmes. Des sciences entières seraient reléguées dans cette espèce de monument de la grandeur et de l'insuffisance humaines. Cette dernière collection qui, par sa nature, ne contiendrait rien d'utile pour les usages de la vie, et serait un simple aliment à la curiosité, ne pourrait être consultée que dans les bibliothèques par la classe la plus nombreuse des bibliophiles, parce que son volume immense en rendrait l'acquisition plus dispendieuse. Rien n'empêcherait, du reste, de conserver aux traités particuliers d'une science les théories qui diminuent la sécheresse de ses données positives et égaient son étude.

nant qu'il peut en exister de plus avouées par la nature ; toutes, en général, pourvu quelles aient été établies par de vrais médecins, nous conduisent au même but. Alors, dans mon opinion, qui n'est plus admissible d'après la première des deux notes inscrites à l'autre page; alors, quoi qu'il en soit, dans mon opinion (je parlais ainsi en 1804), il reste un ouvrage à tenter qui ferait beaucoup d'honneur à l'homme impartial qui aurait le talent de l'exécuter, en même temps qu'il serait infiniment précieux pour ceux qui se vouent à l'étude de la médecine; cet ouvrage consisterait à démontrer la convergence de toutes les théories médicales vers un même résultat thérapeutique: ce serait véritablement un traité de paix entre les médecins de tous les temps et de tous les lieux[1].

[1] J'indiquerai encore ici, à mes jeunes confrères, un sujet de dissertation infiniment intéressant et malheureusement indispensable. Ce serait un Essai sur la médecine qui guérit*: la philosophie ayant fait tant de progrès dans ce siècle de lumière et d'orgueil, que non seulement elle nous fait fouler aux pieds des croyances sacrées qui, du moins, étaient, si l'on veut, des erreurs heureuses: mais encore que dans le sanctuaire même de la médecine, elle paraît tellement dénaturer cette science, qu'elle la réduit, pour ainsi dire, à un amas de connaissances stériles. Une maladie donnée, dit le médecin philosophe, la placer dans un cadre nosologique..... Fort bien ! dit le malade gisant sur son grabat ; mais, du moins, ajoutez : une maladie donnée, en trouver le remède, ce que la philosophie regarde comme n'étant point de son fait, et nullement digne de ses hautes spéculations **.

* Par le temps qui court, la médecine physiologique a cette prétention.

** Quand la seconde partie de cette note semblerait offrir une allusion qui serait loin d'être vraie, à un personnage célèbre, la première partie de la même note exprime une déclamation générale et sans application particulière : *scrutans corda et renes Deus.*

Je dois maintenant dire quelque chose du mécanisme de mon travail. Il est bon d'observer d'abord que si l'intention n'en devait être toute médicale, on pourrait assigner un autre ordre[1] aux matériaux qui le composent, et même un ordre plus régulier. Il contient en effet, comme le sommaire d'un système physique de la nature qu'il me serait facile de développer. On trouverait ce sommaire, en parcourant successivement les divers points du texte et des notes où je parle de l'économie des cieux, de la géologie, de la minéralogie, de la botanique, de la zoologie, de la physique, de la chimie, de l'anatomie, de la physiologie végétale et animale, de l'hygiène, de la pathologie et de la thérapeutique. Mais ce dernier ordre n'était point celui que la circonstance où je me trouve me permettait d'adopter; et voici, en conséquence, celui que j'ai suivi:

J'ai divisé ma *Dissertation* en deux parties: dans la première, je parle d'une manière générale des substances nutritives et du choix de chacune d'elles, approprié aux tempéramens divers, ainsi qu'aux diverses maladies; et je termine cette première partie en faisant voir que l'on peut établir entre les substances nutritives une division analogue à celle que j'établis entre les substances dont je traite dans la seconde partie.

Je considère toutes les substances dont je traite dans la seconde partie, selon qu'elles sont excitantes ou débilitantes. On pourrait croire d'abord que j'ai emprunté cette considération de l'ouvrage de Brown: mais je déclare, et on n'aura pas de peine à le croire, que je n'ai aucune connaissance du système fameux du médecin

1 On a pu, d'ailleurs, entrevoir déjà cet ordre par ce que j'ai dit plus haut.

écossais. L'idée de considérer tous les objets dont nous faisons usage, ou à l'influence desquels nous sommes soumis, comme excitans ou débilitans, m'a été suggérée par un instinct en quelque sorte médical; et si cette manière de voir se rapportait à celle de Brown, j'ose dire qu'elle viendrait à l'appui de cette dernière, par cela même qu'elle m'a été suggérée naturellement.

Les bornes que je devais me prescrire ne m'ont permis de considérer la faculté excitante et débilitante que dans les choses qui nous entourent et celles que nous introduisons en nous; mais on pourrait, sans effort, appliquer cette double considération à tous les objets de l'hygiène. C'est ainsi que parmi les *applicata*, les vêtemens, nécessaires pour les habitans des pays froids, ou dont la température est variable; nécessaires chez les peuples civilisés, parce que les hommes y sont amollis par les plaisirs factices [1], sont des moyens débilitans, en ce qu'ils rendent le corps plus impressionable par les vicissitudes atmosphériques; que les frictions sèches donnent du ton, de la vigueur aux solides, favorisent ainsi la distribution uniforme des humeurs et les excrétions, surtout celles qui se font par la peau; que les onctions huileuses et les bains tièdes relâchent la peau et tous les solides de l'économie, tandis que les bains froids produisent un effet contraire.

Si nous considérons les *gesta*, nous verrons que les

[1] On avance, du reste, je crois, une erreur, en disant que l'espèce humaine dégénère : elle est maintenant ce qu'elle était autrefois (je parle des temps qui suivirent le déluge). Les individus faibles s'éteignent, ou dans leur postérité : la souche primitive se perpétue dans toute sa vigueur. C'est dans les villes que les générations finissent par disparaître : mais les campagnes sont là pour les reproduire.

mouvemens modérés et le travail que, d'ailleurs, la nature commande à tous les hommes,[1] fortifient l'organisation, tandis que le repos l'énerve.

Il serait superflu d'observer que la veille épuise les forces, et que le sommeil les répare.

[1] Voyez la note de la page 123 et 263 du 1er volume. Du reste, je reproduis ici ces idées, à raison des variantes de leur expression :

Pour bien se porter et pour avoir de quoi vivre, pour soutenir sa famille et l'ordre social, il ne suffit point de penser et de parler : il faut agir. Ceux qui se bornent à penser sans agir, ne sont point dans la nature, parce que nous n'avons point des bras pour ne pas nous en servir. C'est par l'action que l'on paie sa dette à la société, à ceux avec qui l'on vit, et qu'on mérite qu'à leur tour ceux avec qui nous vivons travaillent pour nous. Le penseur qui n'est que penseur, est étranger pour ses contemporains, puisqu'il ne vit que dans le passé et pour l'avenir. Mais comme l'avenir échappe à la plupart de ceux qui prétendent y vivre, il suit de là que ceux qui s'écartent de la destination de l'homme en se bornant à penser, sont, la plupart, comme s'ils ne vivaient point, et seront comme s'ils n'avaient point vécu, parce que s'étant refusé les jouissances du présent, pour eux s'évanouit encore la vaine fumée de l'avenir ; ou plutôt, la plupart n'ont malheureusement que trop vécu pour eux-mêmes, puisque la nature qu'outrage l'inertie corporelle à laquelle ces hommes se condamnent, ne fait de leurs jours qu'une chaîne de souffrances qu'il serait facile de suivre dans tous nos organes qui en sont successivement le siége*; puisque leur existence est au moins indifférente à tout ce qui les entoure ; puisque, surtout, ils ne vieillissent que pour être de plus en plus dévorés par le regret, sans remède, de n'avoir point de compagne :

Douce moitié (du moins ils se le figurent ainsi) de
l'homme inséparable,
Qui confond avec lui sa peine et son plaisir ;
Qui vit en lui, que l'instant déplorable
Qui les sépare, ensemble voit mourir.

Et qu'ils n'aillent point accuser un sexe aimable de les avoir laissés

* Voyez la note de note de la page 125, du 1er volume.

Les excrétions modérées, *excreta*, sont nécessaires au maintien de l'équilibre des actions qui constituent la vie et la santé, tandis que celles qui sortent des bornes ordinaires affaiblissent l'énergie de ces actions, et altèrent la santé d'une manière plus ou moins durable.

Enfin, de même qu'un *exercice* modéré fortifie les organes de la locomotion; de même que l'*exercice* de la *parole*, le chant, fortifient les organes de la voix; de même les sens externes et internes se perfectionnent, lorsqu'on les exerce avec modération : l'oreille du musicien, la vue du peintre, l'odorat du Caraïbe, le palais du gourmand et du gourmet, et le toucher de l'aveugle, sont bien plus exquis que ne l'est chacun de ces sens chez les personnes qui les laissent dans une inaction

dans un isolement cruel. Il est naturel que des hommes que n'avoue point la nature, et qui, d'ailleurs, ne savent pas danser**, soient dédaignés par son plus bel ouvrage :

L'éphémère sémillante
Fuit l'épine sans retour,
Et la rose est le séjour
Qui borne sa course errante.

Combien est vraie cette exclamation de Virgile :

*O fortunatos nimium, sua si bona nôrint,*
*Agricolas!*

VIRG. Géorg. lb. 2.

Heureux le laboureur! trop heureux s'il sait l'être!

DELILLE, trad[r].

** Ceci n'est point une plaisanterie : la danse qui forme aux grâces et les développe, paraît être le prélude nécessaire, entre les sexes, de cette société intime qui doit durer toute la vie. On danse dans tous les pays. Cet exercice, comme tout autre, contribue à l'entretien de la santé et de la vigueur dont il est la preuve, preuve à laquelle les femmes tiennent beaucoup avec raison, et qu'elles sont bien aises d'avoir sous les yeux.

plus ou moins grande, ou chez celles qui les blasent, en quelque sorte, par des excitations trop violentes.

Quant aux sens internes, on sait que le cerveau du philosophe est mieux façonné pour le raisonnement; celui de l'historien, du chronologiste et du nomenclateur, pour la mémoire, et celui du poëte et du romancier, pour l'imagination.

Relativement aux passions, celles qui sont agréables entretiennent la santé, en distribuant l'action du centre à la circonférence, tandis que les passions tristes et pénibles retenant ou refoulant l'action au centre, déterminent, selon la violence et la durée de leurs impressions, des désordres ou subits, ou qui s'établissent lentement, et de l'existence desquels résulte une altération irréparable de la santé[1]. Ainsi, l'on voit que les *percepta*, comme les autres objets qui font la matière de l'hygiène, et en particulier, comme les *ingesta* et les *circumfusa*, qui font celle de mon travail, peuvent être considérés, ainsi que toutes les autres choses nommées si improprement non-naturelles, sous le double point de vue de leur action excitante et débilitante.

Dans cette seconde partie de ma *Dissertation*, j'avais un champ vaste à parcourir, puisque je devais, pour la rendre plus complette, comprendre dans les *ingesta* et les *circumfusa*, non-seulement les choses que l'hygiène considère sous ce rapport; mais encore la suite presque innombrable des médicamens. Il me fallait, en conséquence, adopter pour ces derniers un mode de classification qui les rangeât sous un moins grand nombre de chefs possible, tant pour rendre mon travail moins em-

[1] On a vu que j'ai transporté ces données rélatives aux sens externes et internes, dans mon article PERCEPTA, du 1er vol.

barrassé, que pour ménager l'espace que j'étais intéressé à ne point prodiguer. J'ai cru voir que la manière la plus simple et la plus favorable à mon but d'opérer cette classification, consisterait à rapporter les divers médicamens aux titres peu nombreux que m'offriraient les élémens chimiques, soit médiats, soit immédiats; et j'ai adopté cette marche. Elle est satisfaisante et naturelle relativement aux moyens excitans et débilitans que je rapporte au phosphore, au soufre, aux métaux, au charbon, à l'alcool, aux acides, à l'éther, aux terres, aux alcalis, aux sulfures, aux sels, à la sève, au muqueux, au sucre, à l'huile fixe, aux savons, au camphre et aux baumes. Quant à ceux que je rapporte à l'extractif, aux huiles volatiles, aux résines, aux gommes-résines, et peut-être au tannin, je sens qu'il y a là un peu d'arbitraire et que les rapports sont forcés, moins par ma faute, sans doute, que par celle de la matière. Mais pour atténuer cet inconvénient inséparable de toutes les méthodes, il me suffit de prévenir que mon but principal dans celle que j'ai adoptée, a été de ranger mes matériaux dans le moindre espace possible, avec l'attention, toutefois, de les rapporter aux titres sous lesquels ils venaient, selon moi, se ranger le plus naturellement.

Il est assez inutile, au reste, de faire observer que ce mode, ou du moins, cette intention de classification ne m'appartient pas. Je crois que M. Fourcroy a donné une *Matière médicale* d'après cette méthode : mais je ne connais point cet ouvrage. M. Swilgué a fait aussi, d'après elle, en l'an XI, un Cours de Matière médicale en vingt leçons, à la clinique de M. Pinel; mais je n'ai point pris connaissance de ce cours. Ainsi, je savais donc d'une manière générale que les médicamens avaient été envisagés sous ce rapport; et c'est d'après cette connaissance vague que je me suis décidé à appliquer cette méthode à la partie de ma *Dissertation* à laquelle elle se rapporte.

Il ne suffisait pas de parler des médicamens; il fallait que j'en assignasse l'usage sous les deux rapports sous lesquels je considérais toutes les choses dont nous faisions usage, ou à l'influence desquelles nous sommes soumis. N'ayant encore exercé (j'écrivais ceci en 1804 ou 1805), ni dû exercer la médecine, il est clair que je ne pouvais parler ici d'après mon expérience. Il a donc fallu que, surtout dans cette partie de mon travail, je me choisisse un guide. Il ne me restait que l'embarras du choix. Comme dans la république des lettres et des sciences, il ne doit point y avoir d'acceptation nationale, et que l'on doit se déterminer pour le mieux, dût-on le recevoir d'une main étrangère, je ne pouvais balancer à choisir mon guide parmi les ouvrages étrangers, si j'y trouvais plus de lumières et des connaissances plus précises; mais après avoir confronté la Matière médicale de Desbois de Rochefort, avec la partie thérapeutique des traités de médecine qui ont le plus de réputation, ainsi qu'avec les leçons cliniques que j'avais recueillies dans les hôpitaux attachés à l'école [1], et le résultat de ces leçons que j'avais confiées à ma mémoire, je trou-

[1] Je dis les leçons cliniques que j'avais recueillies, et non les histoires de maladies que j'aurais pu recueillir moi-même..... J'avoue que cela a toujours été au-dessus de mon courage; et mes motifs connus, cette conduite négative de ma part, quoiqu'elle ne doive point servir d'exemple, honore peut-être ma délicatesse, pour ne point dire ma sensibilité, qu'en médecine on prend en mauvaise part, c'est-à-dire, pour de la faiblesse. Quel sacrifice, quelle abnégation, en quelque sorte, de soi-même, n'a point à faire un malheureux déjà accablé par ses souffrances physiques,

vais un grand rapport entre les préceptes qu'établissait dans sa Matière médicale le médecin français, et ceux que donnaient, relativement à l'administration des médicamens, les ouvrages et les leçons cliniques que je consultais de concert; et alors, à mérite supposé égal, de la part d'une Matière médicale étrangère, j'ai dû déterminer mon choix pour un ouvrage national.

Ce qui jette un certain discrédit sur la Matière médicale de Desbois de Rochefort, dans nos temps modernes, surtout aux yeux des jeunes gens, c'est que la théorie de l'auteur est toute humorale : mais c'était là la théorie de son temps; et ce ne peut être alors une tache pour l'ouvrage, si, d'ailleurs, les préceptes en sont avoués par la saine pratique; et une théorie, quelle qu'elle fût, pourvu que les applications usuelles fussent justes, n'était point ce qui pouvait m'arrêter, d'après l'opinion que je me suis formée sur les théories. C'est l'éclectisme de nos temps les plus modernes, quoique renouvellé des Grecs, et je suis encore heureux de l'avoir conçu dès 1804.

pour dévoiler, peut-être, les faiblesses que ses erreurs ou les hommes avec lesquels il aura vécu lui auront fait commettre; et dont la suite funeste aura été la maladie qui le force à les révéler ! Combien, surtout, ces aveux ne seront-ils point poignans, si celui auquel on les arrache, juge, et il le fait ordinairement sans se tromper, que son mal est sans ressources! s'il n'a pas confiance au médecin qui les lui demande, ou s'il ne croit point à son art! Et si le scrutateur de ses erreurs, bien pardonnables à la faiblesse humaine, n'est point l'homme qui doit essayer d'apporter du soulagement à ses maux; si c'est un froid interrogateur qui ne veut que faire un profit avare des réponses qu'il lui surprend et en augmenter ses propres connaissances: combien, alors, ces révélations sans but pour celui dont les exige quelquefois en termes peu mesurés, une jeunesse imprudente, ne doivent-elles point blesser

La thérapeutique que j'ai suivie, en ce qui concerne les médicamens, est donc celle de Desbois de Rochefort, à laquelle j'ai ajouté ce que je savais des médicamens mis en usage depuis ce médecin. Mais j'ai substitué à la théorie humorale celle des solidistes et vitalistes, qui est aujourd'hui en faveur. Cette dernière semble en effet plus raisonnable; mais est-elle encore autre chose qu'une théorie? Je ne crois point qu'elle puisse réellement se prêter à l'explication de tous les phénomènes que présente l'état de santé et de maladie.

Dans la Récapitulation qui termine ma Thèse, j'ai considéré rapidement les médicamens selon leur manière d'agir sur les propriétés vitales et de tissu établies par Bichat. Je présume que c'était cet ordre que suivait dans ses cours ce jeune médecin dont nous déplorons la perte; mais n'ayant point eu l'avantage de suivre les leçons de ce professeur, et n'ayant point eu communication de ses cahiers de Matière médicale, le point de vue sous lequel j'ai sommairement considéré les médi-

la sensibilité du malheureux qui doit les faire! Or, c'est à ce rôle de froid interrogateur, pis qu'indifférent pour un pauvre malade*, auquel je n'ai jamais pu me faire. Ainsi, ô mes concitoyens! plein de ce que j'ai étudié dans les livres et de ce que j'ai entendu dire à mes maîtres, soit hors du lit, soit au lit du malade, c'est vous que je questionnerai les premiers, si vous requerez mon ministère dans vos maladies; c'est auprès de vous que je vais réellement devenir médecin. Je tâcherai que ce ne soit point à vos dépens; et le moyen d'y parvenir est d'être sobre d'action et de remèdes: c'était la médecine d'Hippocrate.

* Que dirais-je, à présent, de l'auscultation, de la stéthoscopie indiscrète et tourmentante, par les épreuves de laquelle une jeunesse imprudente et légère inquiète dans leur délicatesse et fatigue dans leurs maux les infortunés que le sort a destinés à leurs tâtonnemens investigateurs!

camens dans mon Résumé général, et d'ailleurs, la matière médicale physiologique que je regrette de ne pouvoir insérer dans le volume actuel, m'a été, en quelque sorte, naturellement suggéré, comme me l'avait été la division de tout ce qui compose cette *Dissertation*, en substances excitantes et débilitantes[1].

J'ai déjà dit que, quoiqu'en parlant des médicamens, je dusse me borner, pour me renfermer dans mon plan, à indiquer les effets qui suivent leur usage intérieur, j'ai cru cependant être amené naturellement à parler des effets topiques de ceux qui en avaient de tels; et alors, sous le rapport des médicamens, j'ai réellement traité des *applicata* comme des *ingesta*.

On pourrait peut-être s'étonner de ce que j'ai choisi une matière aussi vaste pour sujet de ma *Dissertation* : l'aspect de l'horizon que j'embrasse, pourrait en imposer en ma faveur aux yeux de plusieurs personnes; mais je sens bien que les hommes de l'art verront beaucoup de pauvreté au milieu de tant de richesses en apparence. Lorsqu'au terme de sa carrière académique, on traite en peu de temps, avec toute l'étendue qu'exigent ces sortes d'écrits, un sujet simple et pris au hasard, cela suppose que l'on aurait pu traiter avec une égale

[1] Je dois faire observer, pour trancher net à toute chicane, que par ces mots : EXCITANT et DÉBILITANT, je n'entends point toujours une action générale et absolue, mais quelquefois une action locale et relative. Ainsi, je sais bien que l'effet d'un purgatif, par exemple, peut être généralement débilitant : mais le purgatif, par son action, excite localement le tube intestinal; et c'est tout ce que j'ai prétendu, du moins, dans ma *Dissertation inaugurale* : car, dans la Matière médicale appartenant au 1$^{er}$ vol. de cet écrit, et dans la Matière médicale physiologique qui ne paraîtra point ici, j'ai placé cette double question sous le point de vue qui lui appartient.

étendue, et dans un temps aussi court, tout autre sujet qui se serait présenté, et parle, en conséquence, beaucoup en faveur du candidat qui descend dans l'arène. Ce qui pourrait donc être vrai à mon égard, c'est que si j'avais su davantage et mieux, je me serais déterminé pour un sujet plus circonscrit; et que je n'en ai choisi un général que dans l'espoir que l'abondance et la variété des matières me feraient pardonner la pénurie des détails. Il est toutefois juste de faire observer qu'avec quelques recherches, j'aurais, sans doute, pu fournir sur un sujet unique tous les détails qu'il semblerait pouvoir comporter; mais plusieurs considérations m'ont déterminé à ne point prendre ce parti: la première, c'est que je n'aurais pu donner d'autres détails sur le sujet que j'aurais choisi que ceux qui sont dans les auteurs; la seconde, c'est que pour remplir mes feuilles, il m'eût fallu épuiser tous les détails que le sujet simple que j'aurais choisi eût comporté: et dans ce cas, que reste-t-il pour la discussion? on ne peut donc y répéter que ce que l'on a écrit; il semble que l'épreuve que l'on nomme *Thèse* demande plus que cela; la troisième raison qui m'a déterminé à ne point traiter un sujet particulier, c'est que l'on est exposé, si le sujet simple ne fournit point assez par lui-même, à l'entourer d'un vain échafaudage de détails inutiles qui répugnent à mon laconisme, insultent au lecteur, et profanent l'art de Guttemberg. J'aurais pu, il est vrai, traiter le sujet choisi par observations: mais pour cette méthode qui a l'avantage de multiplier facilement les feuilles, on dit en sept ou huit pages ce qui se trouve seulement en quelques lignes dans les ouvrages des maîtres de l'art, qui sont le résultat de plusieurs milliers d'observations faites depuis deux mille ans; qui, par conséquent, semblent n'avoir plus besoin de nouveaux appuis, comprenant dans leur réduction admirable toutes les observations possibles dont les collections toujours croissantes et par là même nauséabondes, seraient désormais des monumens injurieux pour une science qui date depuis tant de siècles, et dont les nombreux résultats écrits permettent qu'enfin on puisse l'étudier par synthèse. Qu'un élève fasse des observations pour lui, et que pour son instruction il les rattache aux résultats écrits : rien de mieux que cela. Mais qu'il ne les confie point à l'impression ; il fait là à la science un présent dont elle n'a plus besoin depuis long-temps, et dont, par conséquent, elle ne fera point usage.[1] D'ailleurs, cette méthode, fût-elle la meilleure, ne pouvait être la mienne, par les raisons exposées dans une note précédente. Je me suis donc déterminé pour un sujet varié. La multitude d'objets que j'effleure, fournit matière à une infinité de questions ; et cette dernière épreuve peut être pour moi la récapitulation de toutes celles qui la précédèrent.

Je fais observer que l'étudiant ne pouvant, le plus souvent ne devant même avoir pour règle que l'expérience de ses maîtres, sa position ne lui permet, lorsque cette expérience étrangère lui manque, que de se livrer à des présomptions qui lui paraissent plus ou moins vraisemblables. Ces présomptions, au reste, font la plus petite partie de mon travail, puisqu'en général il ne se compose, et que par sa nature il ne peut être en effet composé que d'un grand nombre de résultats qui tous appartiennent à des époques plus ou moins éloignées de la science. Ce qui est surtout de moi, c'est cette espèce d'indifférence que je manifeste pour telle ou telle

[1] Ce n'est point là le compte de la médecine actuelle.

théorie, même pour celle que j'adopte ; les regardant toutes, je le répète, comme conduisant au même but. (La médecine physiologique doit peut-être, maintenant, faire exception à cette manière de voir.) Je crois que, tout en acquiesçant, sans doute, comme à une mode nouvelle, à la théorie la plus généralement répandue de son temps, un médecin ne doit point regarder comme ignorans, et par conséquent, comme étrangers à son art, ceux qui tiennent à d'autres théories, pourvu que ces diverses manières de voir conduisent également au seul résultat avoué par la pratique. Cette conduite est, je crois, celle à laquelle il est sage de finir par se fixer. Par elle on ne peut s'attendre à jouir d'une réputation brillante dont souvent, il est vrai, l'on paie par bien des désagrémens l'éclat éphémère ; mais par elle on estime soi-même sa profession en l'envisageant sous son vrai point de vue ; par elle on estime tous ses confrères, chose si rare parmi les médecins ; par elle on rend la médecine respectable aux yeux du public qui la regarde, faussement à la vérité, mais cependant avec quelque apparence de raison, comme conjecturale, parce que témoin et scandalisé des dissentions de ceux qui la cultivent, il n'est point obligé de savoir que ces dissentions ne roulent pas sur le fond de la question, mais sur de misérables accessoires, vains jouets des vents, que la jeunesse enthousiaste peut seule prendre, momentanément, pour la science elle-même ; que des hommes qui, d'ailleurs font époque, ne donnent pour telle que parce qu'ils en sont les auteurs, et qu'ils y attachent leur réputation : réputation, il faut le dire, assez précaire, si elle n'a point de base plus solide ; qui, du reste, n'abuse jamais ses possesseurs, lesquels y tiennent souvent moins par la gloire qu'elle leur procure et qu'ils savent ne point devoir durer, que parce qu'elle sert de marche à leur ambition. Lorsque celle-ci est satisfaite, on voit alors ceux qui en ont atteint le terme, aussi indifférens sur le sort des moyens captieux qu'ils avaient employés pour y parvenir, que le sont devenus tous ceux que ces moyens avaient abusés d'abord, et relativement à leur propre valeur, et relativement surtout au but caché que se proposaient par eux les hommes adroits qui les mettaient en jeu.

J'ai cité le plus souvent mes autorités par leur nom pur et simple, sans y ajouter les qualifications de célèbre, d'illustre, etc., parce qu'il ne m'appartient pas de distribuer des couronnes, et que les noms des hommes que j'ai cités sont d'ailleurs les plus beaux titres de leur gloire.

Enfin, je dois dire que ce n'est point par prétention que j'ai hérissé cette *Dissertation* de termes techniques : car il n'est personne qui ait moins de prétentions que moi. Je n'ai employé tous ces termes que parce qu'ils forment, en quelque sorte, la langue du sujet que je traite ; et que je n'eusse pu les suppléer assez souvent que par des périphrases. D'ailleurs, s'il était une occasion où je dusse en faire usage, c'était bien celle où je me trouve. Plusieurs de mes notes servent comme de dictionnaire ou de commentaire à ces termes ; et c'est-là même une des raisons qui m'ont déterminé à conserver ces notes qui souvent, d'ailleurs, auraient encore besoin de commentaires : mais je ne pouvais porter ceux-ci à l'infini.

*N. B.* On sait que je ne donne ici que cette préface : la *Dissertation* est entre les mains des personnes qui ont bien voulu l'agréer.

# AVANT-PROPOS.

Je dis dans la Préface de la seconde édition inédite de ma *Dissertation inaugurale*, inscrite dans les pages précédentes : « J'aurais pu, il est vrai, traiter le sujet » choisi par observations : mais par cette méthode, qui » a l'avantage de multiplier facilement les feuilles, on dit » en sept à huit pages ce qui se trouve seulement en » quelques lignes dans les ouvrages des maîtres de l'art, » qui sont le résultat de la combinaison de plusieurs » milliers d'observations faites depuis deux mille ans ; » qui, par conséquent, semblent n'avoir plus besoin de » nouveaux appuis, comprenant dans leur réduction ad- » mirable toutes les observations possibles dont les col- » lections toujours croissantes et par-là même nausé- » abondes, seraient désormais des monumens injurieux » pour une science qui date depuis tant de siècles, et » dont les nombreux résultats écrits permettent qu'enfin » on puisse l'étudier par *synthèse.* »

Quelque captieuse que puisse paraître cette assertion, elle n'en est pas moins, sans doute, un paradoxe, dont je ne me suis servi peut-être dans ce temps-là que pour donner le change à plus malins que moi, sur mon inexpérience, et pour éluder la difficulté de faire une bonne et nouvelle observation qui, à elle seule, vaut mieux qu'une *Dissertation* volumineuse : celle-ci pouvant n'être que le travail de l'imagination et un vain *partage* qui n'est nullement l'expression de la pratique, et dès-lors, ne peut rien lui fournir.

Je dis une observation *nouvelle ;* et les maladies offrent une telle variété de combinaisons, qu'elles en offriront de telles à qui aura la volonté de voir, jusqu'à la consommation des siècles, et que la matière n'en manquera jamais à nos sempiternels recueils.

Il y a, du reste, en médecine, deux sortes d'observations : 1° des observations pathologiques, ou de maladies. C'est par-là qu'il faut commencer. Malheureusement il fut un temps, un temps de célébrité toutefois, et qui n'est pas loin de nous, où l'on était préoccupé du travers philosophique que toute la médecine consistait, à peu près, à faire ces observations-là. Une maladie donnée, disait un médecin illustre, la placer dans un cadre nosologique.

2° Des observations de l'effet des remèdes, dans les maladies, bien connues toutefois, ou des observations thérapeutiques. Cette médecine, à laquelle on paraît vouloir revenir, a pour maxime : *une maladie donnée, en trouver le remède.* C'est une observation de cette nature que je vais écrire ici.

Le croup avait étranglé le fils aîné de Louis, roi de Hollande. Napoléon, inconsolable, a mis au concours la question du traitement le plus efficace de cette cruelle et désolante maladie qui, jusqu'ici, enlève presque tous ceux qu'elle atteint. Un Mémoire remporta le prix ; un autre Mémoire, qui ne fut toutefois qu'honorablement mentionné, vanta comme presque toujours efficace l'emploi du *sulfure* de *potasse* contre cette trachéite presque inévitablement mortelle. Le ministre de l'intérieur de ce temps-là en recommanda l'emploi, dans la circonstance, à tous les médecins nationaux et étrangers, en les invitant à lui faire part des résultats de leurs tentatives. L'occasion m'ayant été offerte de pouvoir recourir à ce moyen, je soumets à S. Ex. mon apparence de réussite, dans l'*exposé* suivant.

# CROUP GUÉRI.

## EMPLOI DU SULFURE DE POTASSE.

*Experientia fallax; judicium difficile.*

---

*A son Excellence le Ministre de l'Intérieur.*

Monseigneur,

Le petit Queval-Gouvier, de cette commune (Guînes, Pas-de-Calais), âgé de trois ans environ, toussait depuis huit jours. Ses parens ne faisaient point attention à cette affection catarrhale qu'ils regardaient comme étant un rhume ordinaire. Le mardi 1er septembre, à sept heures du soir, on me fit appeler pour donner des secours à cet enfant, qui était comme étranglé. La respiration s'opérait chez lui avec sifflement; l'air inspiré traversait difficilement le larynx; la face était gonflée et rouge; le petit malade était dans une anxiété extrême, toujours en mouvement dans son lit, et cherchant continuellement à se débarrasser de ses couvertures. Lorsqu'il parlait, ce qu'il faisait avec effort, sa voix était sifflante et semblait sortir comme d'un tuyau métallique, dont l'ouverture eût été comprimée. J'ai déjà dit que l'air inspiré traversait difficilement le larynx. C'était surtout dans les inspirations qui suivaient la toux que l'air entrait dans ce canal avec un bruit aigu. Cet état pénible dura toute la nuit : l'agitation de l'enfant était telle qu'il fallut le tenir dans son lit.

Je donnai d'abord une potion édulcorée avec un sirop pectoral, et dans laquelle j'avais étendu quatre grains d'ipécacuanha : il y eut un peu d'expectoration ; et lorsqu'elle avait lieu, le malade était soulagé pour un instant. Le lendemain, de bon matin, j'envoyai un exprès à Calais chercher quatre fioles, contenant chacune dix grains de sulfure de potasse, *récemment* préparé (selon la recommandation de l'auteur). J'avais bien ce médicament chez moi. Quoique ancien, il était sec, et peut-être aussi bon que celui que je faisais venir ; mais j'ai voulu me conformer en tout à la prescription indiquée dans le Mémoire sur le Croup, qui recommande l'emploi de cette préparation.

L'exprès de retour, je fis prendre, en ma présence, au petit malade, une dose de sulfure. Je le préparai en l'écrasant sur le dos d'une assiette, et l'incorporant, au moyen de la lame d'un couteau, dans un peu de miel. Un des assistans enlevait ce mélange et le portait au bout du doigt dans la bouche du malade, qui l'avala avec avidité, tant il paraissait sentir le besoin du soulagement.

La journée fut plus calme que ne l'avait été la nuit précédente ; le petit malade expectora plusieurs fois : mais il avalait le produit de l'expectoration, comme cela arrive aux enfans, de manière qu'on ne pouvait en constater la nature.

Le soir du même jour (mercredi 2), je fis administrer en ma présence une seconde dose de sulfure. La nuit fut meilleure encore que n'avait été la journée. Toutefois, dans cette nuit et la journée qui la précéda, les mêmes symptômes que ceux de la nuit antérieure se présentèrent, mais avec moins d'intensité. Dans le cours de cette nuit (du mercredi au jeudi 3), il y eut, après la toux, une expectoration plus abondante. La mère de l'enfant en reçut le produit dans un linge: il était copieux, tenace; et elle crut y apercevoir une portion de membrane que, malheureusement, elle ne conserva pas.

Le jeudi 3, plus de calme encore que la veille. J'administrai deux doses de sulfure: dix grains le matin et autant le soir.

Le malade dormit dans la nuit du jeudi au vendredi 4.

Je trouvai la respiration bien plus libre encore le vendredi matin qu'elle ne l'était le jeudi; elle était toutefois encore un peu sifflante, et le son de la voix était encore un peu aigu. Je crus cependant, ce jour-là, pouvoir me borner à deux demi-doses de sulfure. Aujourd'hui samedi, l'enfant est bien: il court dans la rue; il dévore les alimens. La respiration est libre, et la voix a repris à peu près son timbre ordinaire.

Le comité chargé de présenter à Votre Excellence un rapport sur les Mémoires relatifs au Croup, invitant, par votre entremise, les médecins nationaux et étrangers à lui faire connaître les résultats de leurs tentatives, relativement à l'emploi du sulfure de potasse contre cette maladie meurtrière, emploi qui est signalé comme très-efficace dans l'un des Mémoires soumis à l'examen du comité, j'ai cru devoir, Monseigneur, vous transmettre mon observation, que je n'ai rédigée que d'après ce que j'ai eu sous les yeux.

Depuis sept ans que j'exerce en cette ville, j'avais eu occasion de traiter deux fois le croup contre lequel je n'employai que les antiphlogistiques et l'ipécacuanha, mais sans succès: les deux enfans atteints de cette maladie, dont l'un appartenait à M. Colbran-Guerlin, de cette commmune, et à l'autre à M. Bouclet-Compiègne, de celle d'Andres, ayant succombé dix à douze heures après que j'ai été appelé à leur donner des soins, sans doute tardifs. Dois-je attribuer mon succès d'aujourd'hui à l'usage du sulfure alcalin? l'enfant est du moins guéri; et je crois qu'on reconnaîtra le croup dans la maladie dont je viens de faire le sincère exposé, et que, par conséquent, je n'ai pas cherché à broder, sachant fort bien qu'il y manque quelque chose, qui a pu m'échapper toutefois, pour que mon tableau soit conforme à ceux qui tracent la description générale et complette de la maladie. Si, du reste, l'affection que j'ai traitée n'était point reconnue pour être le croup, elle en approche, du moins, de bien près; et le sulfure alcalin est recommandé pour d'autres maladies du poumon et de ses dépendances que pour le croup.

Je ne crois pas, Monseigneur, que la turgescence sanguine qui se montre, surtout à la face, et par induction, dans le cerveau, doive faire retarder de beaucoup l'emploi du spécifique (quoiqu'il soit bon d'employer, préliminairement, les déplétions sanguines locales); cette turgescence ne provenant, selon moi, que de ce que le rang traversant difficilement le poumon, est retenu dans les cavités droites du cœur, et ne peut descendre qu'avec difficulté des parties supérieures, et par conséquent, des organes que contient et des parties qui recouvrent le crâne. Le sulfure immédiatement administré rendant la respiration libre par la fonte qu'il opére des produits tenaces et membraneux qui obstruent les bronches, par l'excitation qu'il détermine dans ces canaux, si tant est qu'il ait cette propriété, le jeu de l'organe pulmonaire reprend alors toute son aisance et toute sa liberté; et par suite, cette aisance et cette liberté sont transmises à la circulation intermédiaire dont il est le siége; d'où il suit que la circulation générale, et par conséquent, celle de la tête dont il est question, n'éprouvant plus d'entraves, reprend son cours accoutumé.

Je soumets, au reste, avec la plus humble déférence, cette dernière opinion, mal exprimée peut-être, à MM. les membres du comité.

Je suis avec le plus profond respect,

Monseigneur,

Votre, etc.

DEBONNINGUE.

Guines, 5 septembre 1812.

---

*Le ministre de l'intérieur, comte de l'Empire,*

A M. DEBONNINGUE, médecin à Guînes.

J'ai reçu, Monsieur, la lettre que vous m'avez écrite pout me rendre compte des heureux effets que vous avez obtenu de l'emploi du sulfure de potasse dans le traitement de la maladie du croup.

Je vous préviens que je vais faire mettre vos observations sous les yeux de la commission chargée d'examiner les ouvrages relatifs au croup.

J'ai l'honneur de vous saluer.

J. MONTALIVET.

**Remarque.** Il m'avait paru dans le temps (je me trompe peut-être), que M. le ministre de l'intérieur avait mal saisi mes prétentions, et oublié lui-même celles qu'il avait manifestées. Il ne m'appartenait pas d'avoir la pensée de faire un Mémoire sur le Croup qui dût être examiné par la commission nommée pour juger le contenu de ces Mémoires qu'elle avait tous alors entre les mains. J'ai seulement voulu envoyer une observation qui constatait mes épreuves sur l'emploi du sulfure de potasse contre la maladie en question, indiqué par l'un de ces Mémoires; et je n'adressai cette observation, que d'après l'invitation générale du ministre de l'intérieur à tous les médecins français et étrangers, de lui transmettre les résultats de leurs tentatives sur les effets de ce moyen contre le croup, ou toute autre affection catarrhale de poitrine. Du reste, mon observation, comme mon projet de réforme médicale adressé à M. de Vaublanc, avait si peu d'importance, sans doute, que je n'en ai jamais entendu parler que par leurs accusés de réception.

Pour revenir encore un instant sur le sulfure de potasse contre le croup, je dois à la vérité de déclarer, en 1829, que depuis mon succès, du moins apparent, je l'employai plusieurs fois infructueusement dans des circonstances analogues, du moins dans le croup confirmé : car je ne pourrais affirmer si je n'en ai point fait usage dans plusieurs catarrhes des voies aériennes qui semblaient offrir les prodrômes du croup qui ne s'est point développé.

Par le moyen du tartre stibié, j'ai fait rendre une fois une membrane croupale qui étouffait un des enfans pâteux de M. Liborel, notre instituteur primaire. Cette membrane rendue, la respiration devint libre, et l'enfant parut guéri pendant plusieurs heures : mais après, il s'en forma de nouvelles, et l'émétique ne put rien ultérieurement sur l'enfant épuisé. Toutefois, quant au tartre stibié, au risque d'une gastrite près, moins dangereuse alors que la maladie principale, ne pourrait-on point, par analogie, appliquer ici la méthode de M. Laënec, qui triomphe de toutes les péripneumonies par l'administration continue de ce sel antimonial. N'est-ce point ainsi, par une révulsion énergique, que, sans comparaison, peut quelquefois réussir le remède meurtrier connu sous le nom de vomi-purgatif? et d'ailleurs, aux grands maux les grands remèdes : *meliùs remedium anceps quàm nullum.* Le croup a été jusqu'ici une maladie le plus souvent mortelle. Alors, pourquoi n'insisterait-on point, chez les enfans pâteux et blafards surtout, pendant plusieurs jours, et plusieurs fois par jour, sur l'emploi direct de l'émétique. On sait que l'effet opéré par ce moyen n'est qu'indirect, palliatif; que celui-ci ne doit agir, généralement parlant, que pour expulser la membrane croupale et celles qui peuvent se former successivement, et qu'il n'atteint peut-être pas la cause du mal, quoiqu'il puisse en disséminer l'irritation : mais du moins, il procure des stases plus ou moins longues à la suffocation. Pendant ces stases plus ou moins prolongées, on fait des conquêtes sur le temps, grand docteur de nos maux, puissant remède de la médecine; et le médecin, d'ailleurs, a le loisir d'employer ses révulsifs plus ou moins puissans qu'il applique et sur la muqueuse du tube intestinal et sur toute la périphérie. L'émétique, d'ailleurs, lui-même agit ici doublement, et pour cause, comme révulsif.

Enfin, pour en finir sur le sulfure de potasse, un

médecin distingué a donné dans le *Journal général* plusieurs articles sur le danger de ce moyen. Ce médecin peut avoir raison. Cependant ce danger n'a point existé pour le malade, sujet de mon observation, qui est bien portant, et a maintenant 19 à 20 ans. Et d'ailleurs, nous le répétons : *meliùs remedium anceps quàm nullum.*

Je ne crois pas que cette observation, quoique longue, soit ici déplacée. D'ailleurs, en fait de productions médicales, quelle que soit d'ailleurs leur valeur, ne nous répète-t-on point tous les jours que c'est des observations dont on fait le plus de cas ?

---

# DE L'EMPIRISME.

La médecine sera parfaite, lorsque les cas pathologiques, éclairés par les sciences anatomiques et l'observation que l'on cultive maintenant avec tant de succès, seront fixés d'une manière irréfragable; et lorsque l'histoire naturelle et la chimie réunies auront, l'une formé ses groupes d'espèces tranchées qui ne devront plus être séparées, et l'autre constaté d'une manière définitive l'analogie, l'identité des principes efficaces et médicateurs qui appartiennent à tout ce qui composera ces groupes naturels. Mais en tout cela nous ne sommes toutefois peut-être, qu'au début de la carrière, et en attendant, il faut que notre raison récalcitrante et humiliée se courbe encore assez souvent sous l'*empirisme;* il faut charger péniblement et ingratement notre mémoire de cette foule incohérente de méthodes et de moyens curatifs dont on ne voit pas le pourquoi; il faut, en un mot, non seulement chercher, jusqu'à ce que plus ample lumière soit faite, l'analogie de nos moyens curateurs dans les espèces ressemblantes, en apparence, des aggrégats sous lesquels ils sont placés; mais il faut encore savoir, et l'on peut dire ici :

*Hic opus, hic labor est;*

et les différences qu'on a obtenues des individualités, et *hic*, surtout, *copulâ deficiente*, celles qui résultent de l'emploi de ces réunions, de ces nombreux *farrago* pharmaceutiques et magistraux, dont la collection toujours croissante date de l'origine de l'*art*, et qui excitent chez nous un dédain (beaucoup le méritent sans doute) qui, malgré nos prétentions philosophiques, ou soi-disant telles, n'est point toujours à l'honneur de notre pertinacité expérimentatrice, et accuse bien plutôt la paresse que nous déguisons sous les noms moins impolis qui appartiennent à notre époque, puisqu'à force de travaux, nous parviendrons peut-être à asservir l'empirisme, qui ne serait plus tel alors à la méthode.

Ainsi donc, soyons, autant que l'art le comporte maintenant, médecins rationnels : cette tâche est facile et agréable pour nous, sinon pour le public qui veut être étourdi ; soyons, dis-je, autant que l'art le comporte, médecins rationnels, puisque cette tâche est facile et agréable, en ce que le raisonnement et le bon sens l'éclairent ; mais ne dédaignons point l'empirisme (je ne parle point du grossier empirisme, de l'empirisme des guérit-tout, de l'empirisme des tréteaux) ; mais je parle de l'empirisme de bonne-foi, de l'empirisme loyal et qu'a précédé le savoir. Ne dédaignons donc point l'empirisme qui réussit dans des cas donnés qu'il s'agit de saisir, et qui récèle nécessairement une raison cachée qu'il ne nous a point encore été accordé de découvrir. Mais, par cela même que, quant au mode d'action de l'empirisme ; par cela même que la lumière est encore sous le boisseau : les cas assez nombreux que cette médecine sans raisonnement, cette médecine d'expérience individuelle et assez souvent victorieuse, offre à notre ingrate étude, sont, à cause de leur aridité et de leur décousu, la tâche principale, du moins la tâche la plus pénible de notre travail, tant parce que nous devons solidement nous en pénétrer, les ficher profondément en notre mémoire seule, puisque seule ici elle peut nous servir, pour qu'elle nous guide dans des circonstances analogues ou à peu près telles; que pour que ces cas, par l'examen que nous poursuivrons de leur nature intime et de la nature intime des moyens qui leur sont opposés, et auquel nous appliquerons toutes les facultés de notre entendement, puissent successivement être rangés sous la règle exacte et sévère à laquelle tendent les efforts de notre raison qui, dans ces sortes de matières, est pleinement dans son domaine. Alors, le pénible édifice de l'art sera, au raisonnement près qu'aura guidé l'expérience, au lieu du hasard, sera comme l'Énéïde qui résulterait enfin du sassement et du ressassement des caractères long-temps confus qui, par leur arrangement, reproduiraient, après bien des siècles, l'expression de ce poëme. *Ars longa, vita brevis*: allongeons donc notre *Vie médicale*, de celle de tous les médecins qui nous précédèrent *ab ovo*, et ne croyons pas qu'il faille toujours recommencer, quoique cela soit très-flatteur pour l'amour-propre: c'est précisément le moyen de n'en jamais finir, et de ne point atteindre l'Énéïde de la médecine.

---

# AVANT-PROPOS.

Nous avons des élémens didactiques d'histoire, de géographie, etc., en vers: pourquoi n'habillerait-on pas aussi ceux de l'aride médecine de cette manière? C'est ce que j'ai tenté de faire, sans conséquence, et sans prétendre manquer de respect à la science et à l'art, quoiqu'en vers passablement ridicules, et comme ils me venaient *currente calamo*, dans un temps où je pouvais rire encore; c'est-à-dire, avant que je ne fusse oppressé par les tourmens de la pratique. Je donne ici, successivement, deux échantillons de cet innocent dévergondage: mes *Conseils aux hypochondriaques* et mon chapitre de la *Fièvre putride*. Je joins au tableau de cette dernière des annotations courtes, mais qui font assez connaître comment elle était et comment elle est considérée par l'ancienne médecine et la nouvelle doctrine, qui a fixé ou cru fixer principalement à cette *entité* le cachet de son triomphe.

# CONSEILS

## AUX HYPOCHONDRIAQUES,

### OU MALADES IMAGINAIRES.

#### DESCRIPTION DE LA MALADIE.

L'AGE adulte, plutôt le sexe masculin,
*Præsertim* si l'on fit abus de *brandevin*
Ou breuvage analogue, ou si, par médecine,
Sans frein on nettoya l'étui de la *plus fine*,
Est sujet à ce mal : de plus, il est le lot,
De quiconque s'affaisse à croquer le marmot,
Et laissant de côté toutes vaines intrigues,
Comme un pacha fumant, assis sur ses deux gigues
Qu'il croise à cet effet, consume tout son temps
A *fare niente*, comme un Roger Bontemps.
Mais principalement l'hypochondrie arrive
A quiconque, au repos passant de vie active,
S'absorde follement en méditations,
Assis, nonchalamment, sur ses deux ischions,
Pour rêver s'il n'est point habitans dans la lune,
Ou, qu'analogue soin talonne et importune ;
A celui dont un rien resserre le *præcor*.
L'hypochondrie enfin peut arriver encor
A quiconque, sujet àquelque hémorragie
Du nez, du fondement ou toute autre partie,
La vit se supprimer. De plus, l'affection
Dont on agite ici, naît de l'obstruction

D'un viscère intestin. Celui qu'elle tracasse,
Tantôt sans appétit, et par moment vorace,
A toujours mal au cœur et crache à tout propos;
Ventre tendu, souvent émission de rots
Fades ou nidoreux et quelquefois acides;
Selles sèches souvent, et quelquefois humides.
Le cœur et ses vaisseaux partout sentis battans.
De fugace chaleur pénibles sentimens,
A la face surtout; haleine haletante;
Urine par moment limpide et abondante;
Mal de tête fréquent; d'oreilles tintement;
Caractère inégal: d'un à l'autre moment,
Gai, triste, défiant; vaines terreurs paniques;
De se plaindre sans fin ridicules rubriques:
Et du poète ici singeant tous les travers,
Qui tout venant assomme en lui braillant ses vers;
Notre hypochondre, plein de sa vaine souffrance,
Arrête les passans et les tient par la manche[1]
Pour leur conter son mal. Malheur à l'Esculape
Qui cherche à l'esquiver: il court tant qu'il l'attrape,
Lui redit ses tourmens qui, du chef à l'orteil,
Et la nuit et le jour le tiennent en éveil;
Parle de son soda, de sa cardialgie,
Puis de son *tænia*, puis de son ischurie;
Son cœur d'un anévrisme est tout prêt à crever;
Il a la tympanite et ne peut plus péter:
Mais plutôt n'est-il point atteint d'hydropisie?
Il toussaille: en deux mois il mourra de phthisie.
Le docteur, aux abois, veut en vain se sauver,
Il faut que tout Tissot il s'apprête à braver;
Et ce n'est qu'en feignant le besoin d'un selle,
Qu'il fausse de ces maux la longue kyrielle.

## TRAITEMENT.

Après avoir farci son canal intestin
De rhubarbe, jalap et sené levantin,

[1] Je m'aperçois, à la lecture de l'*épreuve*, qu'il manque ici deux rimes *masculines*. Le lecteur bénévole voudra bien y suppléer.

Vidé tous les bocaux de son apothicaire,
Et que tout ce fatras fût vain pour sa chimère,
Notre hypochondre enfin, narguant le médecin,
Et de son art suspect l'attirail incertain,
Doit aller respirer l'air pur de la campagne,
Qui sera pour son mal un pays de Cocagne:
Mais il ne faudra point qu'il y vive en hibou,
Et qu'il y rôde seul comme un vrai loug-garou.
Dans la belle saison, les oisifs de la ville,
Riches, ou croyant l'être, accourent à l'asile
Qu'ils se sont fait aux champs: que notre songe-creux
Cherche à s'insinuer chez ces mortels heureux.
Libres de tous soucis, ils ne pensent qu'à rire;
Tant que dure le jour, ils parlent sans rien dire.[1]
Sachez à cette école, oubliant vos chagrins,
Fouler d'un pied joyeux tous vos lugubres soins.
La conversation est un bon exercice:
Mais il en est aux champs, certes, de plus propice:
Comme à la ville, ici chaque chose a son tour:
Le matin, parcourez les côteaux d'alentour,
Lorsqu'à peine des feux de la naissante aurore
Leur sommet embaumé s'anime et se colore.
Respirez-y le frais, et que l'esprit des fleurs
De vos sens engourdis expulse les langueurs.
De retour au logis, un déjeûner champêtre
Dans le bosquet voisin est servi sous un *hêtre*.
Digérez à loisir, caquetez vos morceaux
Qu'assaisonnent la faim et de vos commensaux[2]
Le babil étourdi et la gaîté folâtre.
Mais d'autres graves soins qu'aux champs on idolâtre,
Vers des buts variés dirigeront vos pas:
A la carpe gourmande on va tendre un appas;

[1] Ceci n'est point une critique: il est bon de ne dire que des riens, lorsque la conversation est un moyen de délassement.

[2] Commensal n'est pas le mot: c'est notre lunatique qui est ici commensal, puisque nos citadins sont ses Amphitrions: mais il fallait rimer.

Du lièvre insouciant, une meute docile
Va forcer, en jappant, le solitaire asile :
A la gente empennée, au sein de ses ébats,
Votre plomb meurtrier va donner le trépas.
Ces plaisirs sont sanglans : une main étrangère
Peut fournir vos banquets du gibier nécessaire ;
Il en est de plus doux : sachez donc les choisir ;
Ils peuvent sans regrets combler votre loisir.
Rome, sans déroger, vit des mains consulaires
Cultiver la lentille et les choux salutaires :
Ne dédaignez donc point la bêche, l'arrosoir,
Et comme jardinier montrez votre savoir :
Rendez-vous important à ceux chez qui vous êtes.
Midi sonne : écoutez le doux bruit des assiettes :
Tout est prêt au salon : laissez-là vos travaux.
Libre est votre estomac : venez aux bons morceaux
Faire honneur méconnu de la maigre cuisine
Qui, dans votre réduit, suffit à la lésine
De votre goût blasé. Cependant, le Bordeaux
Stimulant le *gaster*, réjouit les cerveaux
Et ranime bientôt le joyeux persifflage
Qui de chaque convive est l'aimable apanage.
Le nectar de Moka couronne ces propos,
Et l'on trouve un moment d'un utile repos,
Mollement étendu sous un épais ombrage.
Des hôtes du bosquet on goûte le ramage
Et leurs doux entretiens ; en d'aimables discours
On consume le temps jusqu'à ce qu'en son cours
Le soleil moins ardent, vers le couchant s'abaisse ;
Alors, adieu gazon : sa fraîcheur est traîtresse.
Dirigez donc vos pas vers de nouveaux plaisirs :
Ici tout se prodigue à vos nombreux désirs.

Si la fête du lieu réjouit le village,
Sans façon l'on prend part au doux remue-ménage
Du brouhaha champêtre ; et rival de Colin,
Notre hypochondre avise un minois frais, lutin,
Et présentant la main à la vive Colette,
Pirouette avec elle au son de la musette,

Sans que cette escapade irrite son amant,
Qui n'y voit, il est vrai, rien de très-*conséquent*.
Aux fêtes des hameaux il n'est point que la danse,
Surtout près de Paris : Lisette se balance
Sur une escarpolette à côté de Jeannot ;
Sur son tréteau monté, plus loin on voit Pierrot
D'ébahis entouré faire farce et parades;
Un singe sur son ours fait ici ses gambades.
Nos citadins partout montrent leur belle humeur,
Et flattent tous ces jeux d'un regard protecteur.
Poursuivons : le volant, plus loin, par la raquette,
Est reçu par Colas, réclipé par Jeannette ;
En cercle, disposés, ici des jouvenceaux,
Soit avec leurs poings nus, soit munis de cerceaux
Tenant un cuir tendu, chassent l'outre arrondie,
Qui, par ses chocs divers sans cesse rebondie,
Sans connaître le sol pendant le jour entier,
Présage le chemin que le grand Montgolfier
Devait fournir un jour par un effort sublime,
Et que fournit Blanchard en planant sur l'abîme [1].
Notre mélancolique en voyant ce jeu-là,
La tête tout en brousse, à tous criant : holà !

[1] Blanchard, comme on sait, accompagné du docteur Jefferies, a franchi, en partant de Douvres dans une frêle nacelle que soutenait un aërostat d'une trop petite capacité sans doute (puisque les intrépides voyageurs coururent le danger de se noyer), le détroit du Pas-de-Calais, et descendit dans la forêt de Guînes, au lieu où les habitans élevèrent une colonne à la gloire des aéronautes. Ce monument a été dégradé par le vandalisme révolutionnaire, et il serait bien à désirer que l'autorité songeât à le restaurer.... Quoi qu'il en soit, le ballon et sa nacelle se voient encore à l'hôtel-de-ville de Calais. On ne saurait trop pourquoi tout cela n'est point resté à Guînes, puisque c'est-là que Blanchard est descendu, si la chose ne s'expliquait par la suzeraineté que s'arrogeaient autrefois les villes sur les humbles campagnes environnantes. Toutefois, la vraie place du ballon-Blanchard serait dans une barraque d'une solidité et d'une élégance appropriées à son but, à côté du monument même qui assigne le lieu où se sont arrêtés les voyageurs aëriens. Messieurs les Calaisiens ne perdraient rien à cela : ils y gagneraient même en santé : la colonne et l'aërostat seraient pour

D'un bras assez nerveux, sans besoin de *clipettes*,
Fait voler le ballon au séjour des planètes.
On passe à d'autres jeux : ici d'heureux vieillards
Que la ville, parfois, soumet à ses brocards,
Mais qu'on respecte aux champs, d'un bras encore agile,
Vers un terme prescrit lancent chacun leur bille.
Le but est-il atteint : un murmure flatteur
De la foule empressée, assaille le vainqueur :
A l'un de ces héros dans le jeu du vieil âge,
Nos citadins joyeux adressent leur suffrage ;
Et voulant de leurs bras maintenir le réveil,
Ils commandent qu'un broc d'un jus frais et vermeil,
(Pour un moment, du moins, fontaine de Jouvence)
Aux vainqueurs, aux vaincus, à toute l'assistance,
Soit versé largement. Enfin, de derniers jeux,
En des carrés divers, aux muscles vigoureux,
De l'homme à son été, donnent de l'exercice,
Et plus d'un jouvenceau, selon son goût s'y glisse.
Sur le tamis frappé, la paume ici jaillit :
Une subtile main au rebond la saisit,
Et du point de départ avec force la chasse.
Dans sa chute, en tout point, tout joueur la tracasse;

eux, dans la belle saison, un vrai but de promenade : ils auraient leur bois de Boulogne.* On connaît la catastrophe de l'infortuné Pilâtre du Rosier et de Romain, son compagnon, dont l'obélisque funèbre s'élève tristement à quelques lieues du monument triomphal de Blanchard.

* On trouve que pour la garde de l'aërostat, un concierge, et dès-lors une dépense notable, seraient nécessaires: mais un garde-bois ou un garde-champêtre ne pourrait-il pas fixer là sa demeure? y établir une espèce d'hôtellerie? Ses deux vaches trouveraient à vivre dans la forêt; et sa maison étant sur la route militaire d'Ardres à Boulogne; cette route étant parcourue en tous temps par un assez grand nombre de voyageurs, surtout à raison des nombreuses foires et marchés des environs, notre concierge, comme hôtelier, trouverait un assez grand nombre de cliens. Ajoutez surtout à ceux-ci les nombreux visiteurs du monument, et les fêtes que, dans les beaux jours, MM. Plaute et Dambron donneraient sur les pelouses environnantes; et notre garde trouverait un notable supplément aux émolumens de sa place, supplément qui serait accru des largesses spéciales des personnes qui entreraient dans la rotonde où le ballon serait suspendu.

Allons, Messieurs les Calaisiens, encore un acte de générosité! c'est votre élément; et vous en obtiendrez de plus plaisir et santé: ce qui, comme on le voit, ne rend pas cette note étrangère à mon sujet.

Malheur au maladroit qui la laisse échapper,
Et qui frappant en l'air, manque de s'écloper,
En tombant sur le nez, de l'effort inutile
Qu'il fit pour accrocher le fuyant projectile:
Un rire universel éclate au même instant,
Et le pauvre vaincu s'en va clopin-clopant,
Faisant, quoi qu'il en ait, très-vilaine grimace,
Regagner tristement sa malheureuse place.
Notre homme aux lunes fier du charme décevant,
De ce ballon par lui, de vers le firmament
Lancé d'une main sûre, éprouve la disgrâce
Qu'ici je définis: voulant avoir l'audace
Dans le jeu ci-décrit, de montrer son ardeur:
L'air seul de son effort éprouve la valeur:
La balle échappe aux coups que sa main lui prépare:
En avant projeté, alors, sans dire: gare!
*Patatras*, il s'étend les quatre fers en l'air...
Voyant, mais un peu tard, que le jeu n'est pas clair,
Comme l'avait jugé son inexpérience,
Il quitte la partie: et la troupe, en silence,
Respectant son malheur, loin de le rappeler,
En ne sonnant *motus*, cherche à l'en consoler.
Dans un carré voisin, maints pères de familles
Font leur écot à part, en s'escrimant aux quilles.
Notre malencontreux prétend qu'à jeu-là
Il sera plus heureux, et dès-lors, le voilà
Qu'il empoigne la boule et vise à tout abattre:
Seul le neuf est tombé! Je serais un emplâtre,
Dit-il, si cette fois, cédant au déshonneur,
J'en restais-là! Dès-lors, concentrant sa vigueur,
Posant la boule en terre, et prenant sa visée,
Son coup alors si bien répond à sa pensée,
Qu'il rend le quillier net.... Lors de nombreux bravos,
Et de près, et de loin, font redire aux échos
De notre déconfit la brillante victoire.
Notre homme, satisfait de sa dernière gloire,
Qui, du centre au dehors rappelle l'action
Dont l'épigastre, en lui, souffrait compression,

Et vers ce point pressait les forces de la vie,
En recrudant ainsi sa vieille hypochondrie,
Et cela par le fait des deux déconfitures
Qui donnaient aux plaisans maintes et maintes pâtures
De rire à ses dépens: notre homme satisfait,
Voulut rester en goût de son glorieux fait;
Et les ombres, d'ailleurs, descendant des montagnes,
Hommes et jouvenceaux remenant leurs compagnes
Aux toits hospitaliers où le festin du soir
Sera suivi de jeux que l'aube peut revoir
Tolérés en ce jour [1]; la troupe citadine
Vers ses lares des champs de même s'achemine,
Un repas fort léger, favorable au repos,
Qui, pour le lendemain, doit les rendre dispos,
Est à l'instant servi. Les dons frais de Pomone,
Et le raisin musqué qu'a fait brunir l'automne,
En forment tout le luxe. Un flacon de cristal
Épanche un vin léger. On redit le journal
Et des plaisirs passés et de ceux qu'on médite.
Sur son siége bientôt le voisin périclite,
Soi-même, de Morphée on sent que les pavots
Émoussent nos esprits. Armés de leurs flambeaux,
Tous vont en *titubant* festoyer leurs couchettes,
Qui les rendront plus frais pour de nouvelles fêtes.
Notre fou qui n'avait que pénible sommeil
Depuis bien des étés, éprouve un gai réveil.
Il renaît chaque jour: chaque jour lui ramène
De santé, de plaisirs, une nouvelle chaîne.
Suivez donc ces conseils; car il n'est rien de tel;
C'est en fort mauvais vers la prose de Pinel.

1 Il est ici question de la *bête* de *Lille*, du *pandoure* et de la *triomphe* des PAPAS: car les *jeunes gens*, rendus de fatigue, s'en vont coucher et dorment d'un si profond sommeil, qu'ils ne sont pas même éveillés par le tapage des patriarches en goguettes, que l'AUBE du jour trouve encore le chapeau *tripointu* sur le coin de l'oreille, criant comme des sourds, frappant sur la table à se rompre les poings et bavillant à la ronde dans l'écuelle séculaire de fin étain, remplie de *trempette*, où chacun puise à son tour avec la cuiller qui sert, la *même*, pour toute la joyeuse assistance.

# FIÈVRE ADYNAMIQUE,

## OU PUTRIDE.

La fièvre dont traitons est dans notre rubrique
Celle que nous nommons la fièvre adynamique.
C'est celle que putride autrefois on nommait,
Croyant que tout vivant par elle on pourrissait.
De ceci pourrait bien être vrai quelque chose :
Mais laissons là cela. Taisons-nous : et pour cause[1].
Qui, par faute de mieux, n'a qu'humide manoir,
Respire un air malsain, couche en petit dortoir,
Est couvert de haillons, mangé de la vermine,
Est voisin de ces lieux, dépôts de la *plus fine*,
Vit dans les hôpitaux, ou bien dans les prisons,
Court trop et se fatigue hors de toutes raisons,
Travaille tout le jour, et pendant la nuit noire,
S'acharne à ces travaux tyrans de la mémoire
Et d'autres facultés de notre entendement :

[1] M. Pinel n'entendait pas raison sur le chapitre de la *putridité*. La fièvre putride d'autrefois exprimait, pour ce grand médecin, l'inanition, la prostration, peut-être la concentration des forces de la vie, mais sans foyer inflammatoire. Pour M. Broussais, qui, d'ailleurs, ne veut pas plus de la fièvre putride que de tout ce que l'on connaissait sous le nom abstrait de fièvre, cette antiquaille de l'école (la fièvre putride), n'est à ses yeux que l'expression de l'oppression des forces, de leur concentration vers l'épigastre par suite de la phlegmasie violente des organes gastriques qui correspondent à cette région. Putridité, prostration nerveuse, concentration phlegmasique des forces : voilà donc le triple aspect sous lequel la vieille fièvre putride doit se débattre entre nos maîtres :

*Non nostrûm inter vos tantas componere lites.*

L'imagination et le raisonnement ;
Qui de la volupté par trop souvent abuse,
Est saisi par la crainte, en tristes pensers s'use,
S'expose à contracter la fièvre dont parlons.
Le pouls faible et petit en ses pulsations,
L'aspect pâle, livide et plombé du visage,
Les traits fort altérés, la lenteur du langage,
De l'esprit et du corps pleine prostration,
Langue noire et les dents comme par du charbon ;
La couche qui les couvre offrant de la rudesse [1],
Tête pesante, ainsi qu'on l'a pendant l'ivresse,
Et torpeur, et vertige, et délire léger,
Urine, *et cœtera*, qu'on rend sans y songer,
Quelquefois ballonné par le météorisme,
Ventre très-paresseux et plein de méphytisme [2] ;
Tout cela vous dépeint la fièvre en question.
On la voit quelquefois en complication.
De fièvre inflammatoire et de fièvre bilieuse,
D'*adéno-méningée* ou de fièvre muqueuse,
Précédant ou suivant ; souvant marchant de pair
Avec l'une ou bien l'autre, et le cas est peu clair
A débrouiller alors [3]. Elle est épidémique
Quelquefois ; quelquefois on la voit endémique.

1 Ce caractère doit être un des principaux sur lesquels la médecine physiologique s'appuie pour soutenir que la fièvre putride est le résultat de la phlegmasie grave des organes gastriques.

2 La médecine physiologique regarde le météorisme du ventre comme le résultat de la phlegmasie des organes gastriques : gastro-entérite. C'est ainsi que l'odontalgie produit la fluxion de la joue.

3 La médecine physiologique tranche ici net le nœud gordien. Toutes ces complications de fièvres n'existent point pour elle, puisque pour elle la fièvre essentielle est un être de raison. Elle met à la place de tout cela et pour tout cela, dont elle fait table rase, sa gastro-entérite qui, selon son plus ou moins de gravité, représente successivement la fièvre muqueuse, la fièvre bilieuse, la fièvre inflammatoire, la fièvre putride qui est au haut de l'échelle : car la fièvre ataxique commence souvent par une céphalite.

Voici son traitement : d'abord faites vomir ;
Le malade en bon air ayez soin de tenir :
Donnez les délayans, boissons acidulées [1].
Dans le deuxième temps, les forces très-prostrées
Veulent qu'on les relève : alors vins généreux,
Breuvages confortans par les spiritueux [2].

[1] La médecine physiologique doit remarquer que dans la fièvre dite putride, le pinélisme ne se jette point de suite, à corps perdu, sur les toniques et les excitans, comme on l'en accuse peut-être.

[2] Voilà le *tu autem*, le *punctum saliens* de la difficulté, le point principal, seul digne de remarque et d'attention, peut-être, de la révolution médicale moderne. Mais ce point est grave : il y va de la vie de millions d'hommes.

# PARALLÈLE

## ENTRE LA MÉDECINE EXPECTANTE

### ET LA MÉDECINE PHYSIOLOGIQUE.

Le public entend que l'essence de la médecine est de guérir toutes les maladies qui se présentent ; et cela par les seules lumières, par la force propre, uniquement par les ressources que fournit la science qui la constitue. Mais ce n'est point ainsi que les médecins expectans conçoivent la médecine. La nature et ses ressources font la force de ces médecins, surtout dans les maladies sthéniques, maladies aiguës ; sans elle ils ne peuvent rien : elle est leur secret ; et on ne peut disconvenir que l'auteur de la *Nosographie philosophique* (et pourquoi ne pas désigner ce grand médecin, si cette désignation est honorable ! ) et l'école qu'il a formée ; on ne peut nier que les médecins nombreux qui, imbus de l'esprit de ce maître célèbre, exercent depuis vingt à trente ans, ne pratiquent, en général, cette médecine-là qui ne fait jamais mourir : ce qui, peut-être, est beaucoup, vu les malheurs qui peuvent résulter d'une médecine désordonnée ; mais, cependant, qu'on accuse de laisser quelquefois mourir ; médecine qui, sans doute, est le coup-d'œil du génie, et le calcul de l'observation et du profond savoir; mais qui, aussi, on ne peut le désavouer, est, ou du moins, son apparence trompeuse, un chevet bien doux pour la paresse, l'ignorance, l'impéritie, ou du moins, l'irrésolution.

Le médecin expectant veut que la maladie qu'il observe conserve son caractère; il veut que sa marche ne soit point heurtée, ne soit point troublée par une médication intempestive : il considère hippocratiquement, extâtiquement en apparence, ses prodrômes, ses progrès, sa crise, son événement. Il faut que les moyens modérateurs (il ne s'agit ici que des maladies aiguës, de la sthénie), quoique suffisamment énergiques, placés dans le cours de cette maladie, aient toutefois été si bien calculés, en quelque sorte, si bien connus dans leur nature, leur portée et leur action, d'une simplicité telle en un mot, qu'ils ne puissent produire aucune irrégularité dans le tableau que le médecin expectant veut se tracer de ce qu'il observe, et que la mort même, si elle devait advenir, soit le dernier trait, mais un trait nécessaire d'une suite, d'une chaîne de phénomènes dont aucune manœuvre qu'on ne peut s'expliquer, quoiqu'on ait admis tous les moyens jugés nécessaires, n'a défiguré, rompu la contexture.

Ce n'est pas la chose la moins importante du rôle du *médecin expectant* que d'être là pour empêcher le mal que le patient pourrait se faire à lui-même, ou par les conseils indiscrets de ceux qui l'entourent. Quoiqu'il agisse peu par lui-même, il le fait dans les occasions évidentes. Sans cela, sans ces occasions plus rares qu'on ne pense peut-être : c'est la nature, *natura medicatrix*, qui, par résolution ou par ses crises guérit sous les yeux de son ministre, dont le devoir, selon qu'il se l'impose, est, nous l'avons déjà dit, de ne point contrarier sa marche; mais cependant, nous le le répétons, de l'étudier avec scrupule pour lui offrir avec certitude ce qu'elle exige, pour la calmer avec prudence dans ses efforts, et même pour la soutenir, mais avec mesure, dans ses défaillances : car il est des circonstances où, dans les maladies aiguës même, la nature a besoin indirectement, momentanément du moins, de soutien.

Le genre de médecine que nous venons d'indiquer, quelque éloigné qu'il soit des espérances que, préoccupés, nous concevions de l'art, n'est peut-être point à dédaigner. L'homme n'est point un Dieu, et Dieu lui-même n'interrompt point, en général, les lois dont cependant il est l'auteur, et dont la suite inévitable est le dépérissement et la fin de tout, et surtout de tout être organisé qui a parcouru d'une manière plus ou moins prompte, selon son organisation native, selon les influences auxquelles il a été soumis, selon la régularité et les écarts de sa marche dans le cours de la vie qui lui était départie, les périodes de son existence. S'il peut être vrai que, quelquefois, dans son attente des ressources de la nature, ou même dans son incertitude, la médecine expectante laisse mourir; s'il peut être qu'au milieu de ses revers, la médecine perturbatrice obtienne quelques triomphes que ne connaît pas sa rivale dans sa marche compassée et méticuleuse, combien ordinairement sont grands, auprès des rares victimes qui échappent à la médecine calculatrice et paisible que nous avons ici en vue, les ravages de cette médecine désordonnée (nous ne parlons point ici de l'ignoble et coupable charlatanisme, ni de l'ignorance stupide, stupide sans le savoir); combien donc sont grands les ravages de cette médecine désordonnée ; quelquefois, souvent peut-être sans but, qui frappe alors où elle ne connaît pas, avec des instrumens dont elle ne connaît point toujours la portée, mais qui n'en parvient pas moins, quoiqu'on soit loin de dire que ce soit là son but, à étourdir, à abuser sur la puissance de ses moyens, un certain public, celui que je signale au commencement de cette espèce de Mémoire, et qui refuse son suffrage à la prudence, à l'abstiens-toi, qu'il regarde comme ignorance et impéritie.

La médecine physiologique, aussi honorable que la médecine expectante, par le profond savoir et les vues d'humanité de ceux qui la cultivent, rejette toutefois cette dernière, qu'elle regarde dans sa conduite trop passive, selon elle, comme toujours négativement meurtrière. Peu faite pour en imposer au public par l'exiguité apparente de ses moyens, elle semble cependant avoir pour elle-même les prétentions que ce public conçoit de la médecine en général; c'est-à-dire, qu'elle veut promptement et pleinement triompher par ses propres ressources. Le médecin expectant pense qu'une maladie qui commence, à moins qu'elle n'ait son spécifique : les fièvres intermittentes, la syphilis, la gale, etc., doit suivre son cours, qu'il modère souvent, qu'il soutient quelquefois, et qu'heureusement, le retour à la santé, par la résolution ou par les crises, termine le plus souvent ; le médecin physiologiste a la prétention de guérir prestement, de trancher, de faire avorter la maladie. Puisse-t-il y réussir ! Le bienfait de la vaccine ne serait qu'une bagatelle auprès de ce prodige. Mais au fond, et j'en suis fâché, je crois que cette médecine, toute débilitante, trop débilitante peut-être dans les maladies sthéniques (le physiologisme n'en veut que de telles), qu'elle veut juguler en quelque sorte, les prolongera plutôt quelquefois, ou rendra les convalescences interminables, en ôtant à la nature une portion de ses ressources : car à quel signe reconnaîtra-t-elle qu'elle doit s'arrêter dans ses soustractions sanguines, par exemple, qui forment son moyen capital ? Et ensuite, si le rôle des humeurs, dans nos maladies ; si celui de la cause morbifique qui y a été introduite, qui y est née, qui y circule avec elles, ne sont point des chimères (et des siècles, et de grands noms, et le temps actuel même, n'ont point cru que cette grande moitié de notre être physique fût entièrement passive, comme dépositaire, et comme foyer des causes morbifiques): comment concevoir l'ablation instantanée de ces causes-là, disséminées, dans leur crudité, chevillées en quelque sorte souvent dans l'économie tout entière, et dont le temps doit travailler, digérer, cuire, rassembler la matière pour qu'elle puisse être éliminée : *concocta purgare, non cruda.* Le physiologisme enlèvera bien une portion de cette crudité dans sa verdeur : mais sera-ce un bien ? le reste n'en sera que plus enchevêtré dans le sang et les humeurs (pardon de ces vieilleries), puisqu'on a soustrait en même temps à la nature une portion, une grande portion peut-être, des forces qui devaient en émousser les pointes, la mûrir et la conduire, ainsi préparée, à son émonctoire : *quò natura vergit, eò ducendum.*

Si la médecine physiologique tranche dans les maladies aiguës (sthéniques), à l'égard desquelles la médecine expectante se conduit avec mesure, elle est plus expectante que ne l'est la médecine expectante elle-même dans les maladies, ou du moins, les dégénérations asthéniques (telles, *relativement,* du moins) : [Voyez la seconde section et la troisième sous-section de la deuxième section des troisième et quatrième parties du 1er volume[1]); maladies ou dégénérations asthéniques qu'à la vérité elle ne semble point admettre, mais que, dès-lors, elle rend plus *asthéniques* encore par le traitement qu'elle leur fait subir, si elle se trompe sur leur caractère, et si elle prend à leur égard le contre-pied de ce qui est; maladies, quoi qu'il en soit, qu'elle semble ne point admettre (ne voulant d'asthénie, je crois, Dieu me pardonne, que dans la convalescence); loin de là (et je ne dis pas, qu'en général du moins, elle ait tort); loin de là donc, les regardant encore comme des sthénies chroniques; mais dont le traitement cependant: eh! quand ce serait des phlegmasies chroniques! (Exemple: les triomphes de la pommade de la veuve Farnier dans les ophtalmies de ce caractère[2]); mais dont le traitement cependant, et la cure, si ces maladies asthéniques existent, constitueraient et constituent véritablement, ou du moins, d'une manière plus spéciale, l'art du médecin, ou la médecine, puisqu'en résumé, quelle que soit d'ailleurs la science de celui qui donne des soins, il ne s'agit dans les autres maladies, dans les maladies aiguës, dans les maladies franchement *sthéniques*, ou que de savoir réprimer, du

[1] La quatrième partie est dans le volume actuel.

[2] « Je sais que les remèdes ou moyens dits fondans, discussifs, » désopilitans, apéritifs, incisifs, etc, forment une des pierres » d'achoppement entre l'ancienne médecine et la nouvelle doc» trine; et la médecine physiologique prend en pitié toutes ces » vieilleries au moyen desquelles on croyait autrefois donner du » ressort aux fibrilles, aux canaux dont l'anatonie (apparente) les » empêchait de se contracter sur les fluides stagnans (en apparence) » qui en embarrassaient les passages; diviser ces fluides eux» mêmes et leur donner je ne sais quelle activité vitale qui les dis-

moins assez souvent, la démangeaison naturelle d'agir; que d'*attendre*, en un mot, avec le médecin expectant: ou avec le médecin physiologiste, de suivre sa méthode peu compliquée : méthode que, selon son système, ce dernier porte encore dans cette partie plus circonscrite, les *asthénies* (apparentes du moins), mais plus scabreuse du domaine de l'art, où le médecin expectant qui n'est tel, avec prudence, que pour les maladies sthéniques, cesse d'être inactif, et cherche à calculer, à graduer les ressources plus ou moins variées, plus ou moins énergiques (arsenal des moyens toniques et excitans dont, avec la médecine physiologique, nous, et MM. les Apothicaires, ne savons plus que faire), que la nature impuissante, non point par oppression selon lui, non point par concentration phlegmasique des forces, mais bien par inanition de celles-ci, semble exiger de son ministère, dans cette portion problématique de nos maux.

Que faire au milieu de ce conflit !... suivre, et attendant plus ample lumière, son instinct médical..... Voir la note de l'autre part et ci-dessous inscrite.

» poserait à la progression ; tandis que la MÉDECINE du JOUR prétend » toujours délayer, toujours adoucir, toujours tirer par des saignées » locales la cause matérielle de ce qu'elle regarde, avec raison sans » doute, comme phlegmasie chronique formant l'essence du dé» sordre. Mais si les fluides coagulés, les solides désorganisés » (obstructions de l'ancienne médecine), ne forment plus qu'une » masse inextricable, il est bien à craindre que l'une et l'autre » méthode ne soient souverainement impuissantes. Toutefois, quelle » que soit l'action de l'une et l'autre manière, il ne faut jamais » désespérer des forces de la nature et du travail latent de notre » réaction vitale. » (Voyez page 62, présent volume.)

# PENSÉES MÉDICALES

## ET RELATIVES A LA MÉDECINE.

Le père M....... s'était astreint à mille servitudes dont il augmentait incessamment le nombre, tant pour les soins de sa santé, que pour les autres circonstances de la vie. Par exemple, il dédoublait son bouillon, selon son expression, quand il le trouvait trop fort; il suspendait sa viande cuite, entre deux airs, dans son grenier, pour pouvoir la conserver toute la semaine; comme *Sanctorius*, dont cependant il n'avait probablement pas entendu parler, il calculait, pour chaque repas, la quantité de nourriture qu'il devait se permettre, la dose de vin qu'il devait mettre dans son eau, et cette dose allait ordinairement à deux cuillerées pour un verre du liquide *physiologique;* il passait la moitié de sa journée à aller cueillir, à éplucher feuille à feuille, le cresson qu'il mettait dans sa soupe; l'autre moitié était employée à récolter, faire sécher, monder la *drienne*, lierre terrestre, dont il composait sa tisanne. Le cresson et le lierre terrestre lui avaient, à la vérité, été conseillés, mais non pour qu'il en usât éternellement. Trouvait-il, au milieu de ces graves occupations, un moment pour se promener dans sa chambre, il fallait encore qu'il décidât, à part lui, comme le malade de Molière, s'il devait se promener en long ou en large, selon le mode qui eût été plus favorable à sa santé. Le soir, il s'agissait de se laver les yeux à l'eau fraîche : c'était une affaire à n'en plus finir, et pour laquelle le patient faisait des contorsions semblables à celles des Juifs dans leurs synagogues, de manière qu'on pensait dans la rue qu'il se livrait à quelque acte de nécromancie. La vue s'affaiblissait réellement; et la chose est pardonnable à soixante-quatorze ans : cependant la gazette était journellement à lire, et pour son argent, le père M....... se croyait obligé de n'en pas perdre un *iota :* les catalogues de livres au rabais, les faillites non frauduleuses, le rob sans mercure, et même le nom des imprimeurs, ou des frères Chaigneau, rue de la Monnaie : tout cela était journellement exploré avec scrupule. C'était véritablement un tourment ajouté à tous les autres. Toute cette répétition finit par ennuyer notre brave homme, et il y mit un terme en détalant volontairement de ce monde.

Moralité. On ne s'est permis ce récit, par lequel on ne prétend point manquer à la mémoire d'un infortuné, que pour en tirer la leçon de ne point être esclave de sa santé et de ses habitudes.

---

L'*horripilation*, c'est-à-dire, la sensation de froid avec pâleur universelle, resserrement de la surface du corps, et proéminence des bulbes des poils, qui s'empare de nous au début des maladies plus ou moins graves, plus ou moins durables, suivie du développement successif de la chaleur et de la sueur, est-elle en toute circonstance l'annonce d'une phlegmasie? Si la question se décide affirmativement, alors la médecine de l'irritation a gagné son procès, même pour le caractère qu'elle assigne aux fièvres intermittentes : car si les phlegmasies continues sont marquées à leur début par une horripilation unique et qui ne se renouvelle pas, chaque accès de fièvre intermittente, précédé d'horripilations, sera une phlegmasie qui s'évanouira entièrement, ou d'une manière plus ou moins complette, à la fin de chaque paroxisme et après chaque crise partielle, pour reparaître à une époque plus ou moins régulière et plus ou moins périodique.

---

J'avais la bonhomie de regarder les services rendus par la médecine comme tellement au-dessus de toute vue mercantile, que rentré chez moi, de mes visites, je me bornais à inscrire celles-ci. Je ne m'en occupais pas de reste, me livrais à mes occupations et mes études casanières, et attendais de mes ci-devant malades ou ayant-droits, mon salaire et leurs remercîmens. J'ai dû laisser l'exercice de la médecine : mon registre fourmille encore des obligations de ma clientelle, et deux à trois, peut-être, ont cru devoir venir s'acquitter : le reste sait à peine, sans doute, si nous avons quelque chose à régler ensemble. Grand bien leur fasse ! et, qu'après les avoir seulement une fois avertis, après moi on les laisse en paix et en oubli.

---

*Verbum verbum vocat.*

*Dites-moi le premier mot.* C'est-là le mécanisme de la *mémoire :* une parole, un mot en appelle un autre; et si le mot suivant manque à l'appel, l'orateur reste court, au point, quelquefois, d'être obligé de descendre de la tribune ou de la chaire. Cette *mémoire* des *mots* appartient surtout à l'enfance et ensuite à la jeunesse; elle est ingrate dans l'âge mûr; elle est nulle dans la vieillesse. L'âge mûr, et la vieillesse surtout, ne vivent sous ce rapport que de ce qu'ils ont acquis dans les autres âges, et qu'ils perdent incessamment. L'homme qui parle de mémoire, comme celui, d'ailleurs, qui lit, surtout pour les autres, peut le faire sans s'attacher au sens et à la valeur de ce qu'il dit ou de ce qu'il lit: l'orateur même, comme l'écolier, ne doit point trop s'occuper de ce sens, puisque cette étude le détournerait, à sa confusion, de son attention principale qui est celle de suivre l'enchaînement mécanique, en quelque sorte, de ses mots,

*Pluribus intentus minor est ad singula sensus,*

dont l'affaire de son auditoire est de suivre, quant à leur expression, l'enchaînement intellectuel, moral et religieux.

Il est une autre *mémoire*: c'est celle des *choses*. On peut avoir la tête vide en quelque sorte, et, avec de la hardiesse (qui, toutefois, a ses revers qui deviennent de plus en plus nombreux avec l'âge), briller et éblouir par la mémoire des mots. La mémoire des choses suppose une longue étude, une étude *personnelle* de la matière, et qu'on s'en est entièrement pénétré. Alors les mots coulent de source; car ce n'est point d'eux dont on doive s'occuper:

*Cui lecta potenter erit res,*
*Nec facundia deseret hunc, nec lucidus ordo.*

Ce que l'on conçoit bien, s'énonce clairement,
Et les mots, pour le dire, arrivent aisément.

La *mémoire* des *mots* est celle de l'orateur: c'est une affaire ingrate pour qui connaît et voit le dessous des cartes; qui fait suer sang et eau, même le plus intrépide, lorsqu'on est dans sa confidence, et pour lequel, ce jour-là, la rhubarbe ou les grains de santé sont superflus. C'est un boulet à traîner qui devient d'autant plus lourd, qu'on avance dans la carrière, au point qu'enfin, de lassitude et d'inanition, on est obligé de s'en débarrasser.

La *mémoire* des *choses* est celle du *professorat*. Elle se meuble à mesure qu'on avance dans la carrière :

*Crescit eundo.*

Les mots sont ses esclaves. Sa pratique, loin d'être une peine et une suggestion, comme la pratique de la première, est une jouissance, en quelque sorte, qui se prolonge indéfiniment, même avec délices, chez la *vieilleuse causeuse* [1].

Toutefois, les résultats de la mémoire des mots en imposent davantage, parce qu'ils sont l'expression sonore d'un travail arrangé à loisir dans la solitude du cabinet, et que l'illusion et l'action du débit les font croire, en quelque sorte, l'expression spontanée et du moment de l'ame de l'orateur. N'importe à celui qui écoute, le martyre du patient qui au (milieu des angoisses que lui inspire moins ce qu'il dit que ce qu'il doit dire, et de la sueur qui le trempe comme dans un

[1] M. Tribou, doyen de Calais, avant le vénérable pasteur qui régit maintenant cette paroisse, ne prêchait que d'improvisation : et ses discours alors étaient tellement indéfinis, que son bedeau était obligé d'aller le tirer par la robe, lorsqu'il jugeait que l'attention de son léger auditoire commençait à se fatiguer. MM. Cossart et Augé, instituteurs religieux de la jeunesse du Boulonnais, il y a quarante ans, ne parlaient que d'abondance. M. Blin, successeur de M. Cossart, parle sans préparation dans sa paroisse de Wimile, qui, depuis cinquante ans, rappelle la ferveur de la primitive Église.

bain), est obligé de faire le beau parleur, de ne point trébucher, parce que mille oreilles attentives l'écoutent, parce que mille yeux d'*Argus* sont braqués sur lui, et de faire suivre scrupuleusement ses mots qui s'enchaînent, sous peine d'en rester là[1]. N'importe, dis-je à celui qui écoute le martyre du patient : puisque sa position est une destinée de son choix, comme l'est, pour l'acteur, celle qui le fait vivre.

Mais les résultats de la *mémoire* des *choses* sont plus profitables peut-être à celui qui écoute, parce que l'orateur, le professeur qui cause ici avec lui-même, et que n'enchaîne point un assemblage de sons qui s'appellent nécessairement les uns des autres et ne peuvent se suppléer, suit l'intelligence de ses auditeurs, s'étudie, d'ailleurs, pour voir ce qu'il peut y avoir d'incomplet dans ses propositions et leurs développemens, et les reprendre alors en sous-œuvre, jusqu'à ce qu'il s'aperçoive que son auditoire l'ait bien compris.

L'influence du physique sur le moral, et *vice-versâ*, ne rend point étrangère à la médecine l'étude des facultés intellectuelles et affectives de l'homme, puisque, par

[1] Un religieux, prédicateur habitué, prêchait devant son évêque. Il resta court et se troubla. — Mon père, lui dit S. G., possédez-vous, et consultez votre sermon. — « Monseigneur, répliqua le » prédicateur, les lettres de mon cahier seraient aussi grosses que » les piliers de votre cathédrale, que je ne les verrais pas ! » Et il fut obligé de descendre du baril .... Un autre prédicateur, prêchant pour une prise d'habit, devant une communauté de religieuses, se perdit aussi dans son discours : mais il ne resta point embarrassé. Prenant de suite son parti, il se mit à disserter avec feu sur les règles du *que retranché*, de la question *quò* et de la question *quà*, ce dont ces dames furent édifiées ; et le jeune orateur, par son expédient *impromptu*, sortit sain et sauf du mauvais pas où l'avait placé le *lapsus* de sa mémoire.

les moyens qui lui appartiennent, elle doit s'attacher à les maintenir dans la règle et à redresser leurs déviations. Ces remarques sur le mécanisme de la mémoire ne sont donc point ici tout-à-fait oiseuses.

---

Il n'y a point d'*état* qui froisse plus l'amour-propre que celui de *médecin*, et où il faille en avoir moins que dans l'exercice de cette profession : sans cela on s'expose à de poignans mécomptes, et à d'assez fréquens *rabat-joies*. Un bon cordonnier qui commence une paire de souliers, est toujours à peu près sûr de les terminer au contentement de la *pratique* qui doit les porter; du moins, il fera toujours des souliers. Il n'en est point ainsi du médecin, *même le plus expert :* la matière sur laquelle il opère est de la race des morts; et quoiqu'il sue sang et eau pour parer à cet événement, et que, d'abord, il reçoive force complimens pour ses efforts; si ceux-ci, ou plutôt ceux de la nature, qu'il modère souvent, qu'il aide quelquefois peut-être, sont vus, dans le cours de la maladie, ne devoir point être efficaces, l'enthousiasme complimenteur qui l'entourait commence à baisser..... L'événement funeste arrive-t-il! tout est muet autour de lui, ou plutôt la décence seule, chez les gens bien nés, et c'est l'infiniment grand nombre, lui épargne les reproches; mais les injures sont quelquefois la monnaie dont le paie la grossièreté: c'est, comme un autre, un moyen de s'acquitter..... Le malade renaît-il à la vie! celui-ci et les siens flattent les soins et le savoir de leur Esculape ; ils le prônent même (cela ne coûte pas grand chose) dans leurs alentours. Il ne faut point, toutefois, que celui-ci se laisse étourdir par la fumée de la louange (et la chose sera cependant difficile, si sa veine veut que la nature souvent, sa science quelquefois, lui aient successivement procuré quelques succès) : car s'il sort de la maison de jubilation, la maison voisine est dans les larmes et, pour lui, dans le silence ; et dix revers successifs, dont cependant il n'est pas plus cause que le Grand Turc, viennent, coup sur coup, amortir les velléïtés de satisfaction intime que ses succès lui avaient fait concevoir, et qu'il avait été assez heureux de ne point trop laisser percer au-dehors ; et éclaircir l'enthousiasme étranger auquel il ne coûtait rien de faire un petit dieu de sa personne.

Rien ne convient donc moins que la présomption aux enfans d'Esculape : et cependant, etc., etc., etc.

Que dire ensuite de la charité confraternelle, avec beaucoup d'exceptions qui, on doit le dire, appartiennent de plus en plus à notre époque ! on ferait un beau chapitre sur ce travers.... mais restons-en là.

Pour en revenir à la position du médecin à l'égard du public, M. de Bligny, ancien chirurgien-major retiré en cette commune, disait :

« Un chirurgien ou un médecin, au commencement » d'une maladie, est un dieu pour le malade et ses en» tours ; au milieu d'une maladie, il est un homme ; à la » fin, il est un diable : » *C'est le quart d'heure de Rabelais.*

---

La *médecine physiologique* et la langue maternelle sont des désenchanteresses dans l'exercice et surtout dans la pratique civile de notre profession. Le sujet qui réclame nos soins n'est point toute matière, comme la brute. Son imagination, qui agit sur son physique, a besoin d'être travaillée, comme celui-ci, et il doit d'ailleurs voir un sauveur dans celui qu'il croit toujours appeler à son secours. Or, pour qu'il le considère comme tel, il ne faut pas qu'il soit initié à la simplicité des moyens qu'il oppose à ses maux. *N'est-ce que cela?* dit-il; et le charme est détruit. Du *grec* et du *latin* et une *polypharmacie* innocente sont donc loin de devoir être dédaignés comme expression et matière de nos *recipe;* et c'est ce que notre dédain philosophique, dirai-je notre ignorance? ne fait plus. Les secousses de notre imagination, l'excitation, l'ébranlement de nos facultés morales pour la cure de nos maux physiques, sont tellement efficaces, qu'avant les lumières,

Qui dans nos temps éclairent nos visières,

les *désorcellemens* et les *amulettes* (qu'on est loin, toutefois, de conseiller) ont enlevé plus d'un *sort*, c'est-à-dire, plus d'une maladie réelle; M. Aubin père, maître en chirurgie à Licques, se trouvant au *dépourvu* dans l'une de ses courses, fit des pilules avec la bourre de sa blouse; M. Corvisart guérit Joséphine avec des pilules de mie de pain, et, dans mon enfance, je fus, *ex-abrupto*, en tombant inopinément dans la rivière, débarrassé d'une fièvre intermittente que j'avais contractée en barbottant dans l'eau...... Comment arranger ces *cures* avec l'irritation ou la phlegmasie gastrique!

---

Au bout du compte, un médecin est assez souvent une mauvaise plaisanterie, non point à ses propres yeux, il est vrai: car il connaît son mérite et sa valeur, mais dans l'opinion *foraine* qu'il sait attachée à son ministère, et qu'il doit s'étudier à cultiver toutefois, tout en restant dans la ligne de ses devoirs. C'est là le secret de son *quant à moi*, et ce qui fait même en partie les frais de sa *gravité*. Au fait, c'est la nature qui travaille pour son ministre : là, la *prérogative* est incontestable, bien que la *responsabilité* soit, plus qu'ailleurs, encore pour le pauvre diable d'Esculape. Quoi qu'il en soit, la patience et l'automatisme sont le parti le plus salutaire que souvent celui-ci ait à prendre : mais c'est un parti bien dur et bien sot en apparence, quoique philosophique et commandé par la conscience. Au bout de tout cela, si le malade réchappe, celui qui lui a donné des soins, ou par ses secours, ou par son *abstiens-toi*, ne peut se rendre ce témoignage intime qu'il ne serait point guéri sans lui : *natura medicatrix ;* s'il meurt, c'est lui, *docteur*, qui en porte souvent la folle-enchère, bien qu'il puisse n'être pour rien, ni dans la mort, ni dans la guérison.

Quoi qu'il en soit, allez votre chemin ; attendez souvent, et moquez-vous du reste, si vous le pouvez.

---

Rien d'aussi méticuleux que nos médecins actuels sur la susceptibilité de la membrane muqueuse gastrique dans l'état pathologique. Quelle que soit la maladie, cette chère muqueuse a toujours sa part d'irritation, et on n'ose plus rien lui confier, à moins que ce ne soit quelque chose qui ait la bénignité de la gomme ; et nos auteurs de matière médicale moderne, qui n'en passent pas moins en revue, à l'ordinaire, tout ce qui appartient au domaine de cette fraction des moyens de l'art, ont toujours soin de nous dire, en parlant de chacun d'eux : « Vous l'emploierez dans telle et telle circonstance, pourvu que l'état de la membrane gastrique vous le permette. » Ils mettent alors le pauvre Esculape dans la position de Sancho Pança, lorsqu'il était à table dans son île de *Barataria ;* ils lui offrent de grandes richesses, comme la table de celui-ci était chargée de beaucoup de mets : mais à ces richesses, il n'ose y toucher. Grand merci, messieurs, du luxe toujours le même, ou plutôt toujours croissant, de vos *moyens !* mais spécifiez-nous clairement enfin, à quoi nous pourrons reconnaître d'une manière précise la *virginité* de la membrane gastrique, pour que nous puissions, en toute confiance et sûreté, les y déplorer.

Pour prendre un parti provisoire dans cette perplexité, voyez, volume 1er et commencement de celui-ci *(pathologie* et *thérapeutique)*, ma division des maladies, et en elles-mêmes, et quant à leur curation, selon qu'elles appartiennent ou que je les juge appartenir à l'irritation ou à l'ab-irritation; ou du moins, peut-être, quant à ces dernières, à la *quasi*-ab-irritation.

---

J'étais, je l'avoue, un vrai *gâte-métier* en médecine. Cela n'ôtait rien à la haute idée que je conçois de la science; et sous ce rapport, je ne me mésestimais peut-être pas moi-même, tout en sachant toujours, cependant, me mettre à ma place; mais j'attribuais à mes services le mérite et le prix qu'on semblait y attacher; et ce prix, selon moi, n'était pas brillant, puisque, malgré l'exiguité de mes exigeances, ayant cessé d'exercer, deux cents débiteurs, comme je l'ai déjà dit, me sont restés qui ne sont pas venus même me remercier. Du reste, je les laisserai fort tranquilles, et je me renfermerai dans ma philosophie, vivant, comme je pourrai, de mon suif.

Il faut avouer cependant, que nos médecins et nos apothicaires actuels attachent une valeur énorme et indéterminée à leurs soins (en effet inappréciables). Il n'y a plus moyen d'être malade, surtout pour la *moyenne* propriété, pour laquelle, grâce à M. Touquet, ou aux éditions compactes, ou aux éditions mignonnes, un Voltaire complet est à meilleur marché. Aussi, reste-t-on malade à tout hasard, plutôt que de se ruiner pour la santé à venir; ou se borne-t-on à consulter la *Médecine* sans le *médecin* (ouvrage estimable, sans doute, mais qui ne peut toujours remplacer le médecin, pourvu qu'il vienne avec la médecine), ou à avaler, arrive qui plante, le vomi-purgatif de M. Leroi.

La médecine est une profession honorable; et un médecin doit certainement vivre honorablement; mais précisément parce qu'elle est honorable, la médecine doit être une espèce de sacerdoce et en avoir les vertus, parmi lesquelles doit briller un honnête désintéressement:

Mettons 10,000 francs pour un *Portal*, un *Boyer*, un *Desgenettes*, un *Dubois*, un *Broussais*, un *Dupuytren*, un *Roux*, etc., etc., etc., sauf la reconnaissance spéciale, si le cas y écheoit, des immenses fortunes;

Sauf la même réserve, 5000 francs pour un médecin de ville de province;

Enfin, sous la même condition éventuelle, 3000 francs pour un médecin campagnard.

On ne range pas dans ces conditions le prix des excursions extraordinaires, et des consultations hors du rayon habituel de la pratique.

Il paraît qu'ainsi le *decorum* de l'art, et c'est son plus bel apanage, est conservé; et que, d'autre part, selon sa capacité et son rang, ou la place qu'on occupe dans la société, on pourrait être malade en toute paix et toute tranquillité pour l'avenir.

Quant à MM. les apothicaires, il semble qu'ils devraient se borner, selon leurs positions respectives, à se faire les émolumens annuels des *princes* de l'art; et ils devraient fonder là-dessus la portée lucrative de leurs mémoires. N'ont-ils point d'ailleurs les chevaux, les vaches, les moutons et autre menu bétail ? Cette médecine, à elle seule, vaut mieux que la médecine humaine : car le campagnard a plus soin de sa vache que de lui-même, et on pourra, comme par le passé, continuer à dire : riche apothicaire. Nous ne continuerons pas le proverbe ancien :

Jeune chirurgien,
Vieux médecin;

car dans nos temps de lumières et de perfectionnement, on est tout cela, dit-on, que le cul n'est point encore débarragé de son écaille; du moins, je crois l'avoir lu dans le *Constitutionnel*.

*Fiat.*

---

La *médecine physiologique*, la *médecine rationelle* est le *grand chemin* de la médecine. Latéralement, à droite et à gauche de cette médecine directe, ou de la route droite, sans embarras, qu'elle parcourt, il part des chemins étroits, tortueux, rocailleux, difficiles, dans lesquels s'engageait, pour obtenir des triomphes, les triomphes de l'art, la patiente pertinacité de nos pères.

---

Je ne sais pas si l'on peut *tuer* une maladie ; je ne crois pas, en général, qu'il puisse exister de guérison sans résolution ou sans crise, dont le résultat constant, quoique point toujours aperçu, est, lorsqu'elle est cuite :

*Quò natura vergit, eò ducendum;*
*Concocta purgare, non cruda,*

l'élimination naturelle, ou aidée par l'art, de la *matière peccante.*

---

Il y a *résolution* ou *crise* dans toutes les maladies; ou s'il est de celles-ci où cet effort de la nature : *Natura medicatrix*, ne se montre pas, c'est qu'alors il s'établit une *affection organique*. Encore, par pitié pour l'être souffrant qu'elle veut toujours protéger, la nature a-t-elle alors dans l'*absorbtion* une ressource lente, mais souvent efficace.

---

Pour le médecin, se borner à la simple étude, à l'étude sans rapports, à la nomenclature même la plus minutieuse (et c'est ce qu'il doit faire, l'étude de cette nomenclature, pour le but que nous allons indiquer) de l'*histoire naturelle*, est un enfantillage : à quoi bon? C'est un instrument pour lui, mais ce n'est qu'un instrument, qu'une *langue* dont il doit faire l'application : il doit partir de-là, en physiologie et en pathologie, pour établir à ces deux parties de la médecine un champ aussi étendu que le domaine de la vie et de ses aberrations; en thérapeutique ou plutôt, pour les secours qu'elle réclame, en y puisant les analogies naturelles et médicatrices qui doivent s'accorder avec l'identité des principes chimiques : si toutefois, comme nous l'avons exprimé dans notre *Esquisse de la Vie*, les maladies et leurs moyens curateurs (ce qui serait une rude besogne, une besogne bien ingrate) ne seraient point une affaire d'individualités ! car alors adieu, comme disait le caustique et malin professeur baron Corvisart, nos systèmes compassés et proprement écourtés de nosologie et de nos ressources curatrices !...

En tout état de cause :

*Hic opus, hic labor est !*

---

Les Français actuels sont sans illusions : ils sont douteurs universels ; et quelle que soit la quintessence de la science de nos docteurs, sans le prestige des illusions, la médecine guérissante a perdu la moitié de son efficacité.

---

La *jeune France* réfléchissante consume son temps et ses ressources à batailler pour la liberté : il est à craindre alors qu'elle n'oublie et ne néglige la science qu'elle doit conquérir sous son influence, mais que, selon leur institution, les gouvernemens doivent lui procurer sans qu'elle s'en casse la tête. Les hommes graves qui sont payés pour la diriger dans ses études, doivent lui faire entendre que son devoir et son intérêt sont de rester avec constance collée sur ses bancs. Les familles qui s'épuisent pour elle, ne l'envoient point là pour autre chose ; et ceux-là sont imprudens qui abusent de son inexpérience et de sa fougue pour la détourner de ce but.

---

Mais dans son dévouement pour secourir les *cholériques*, c'est là où la jeunesse de l'école était admirable. C'était-là son affaire ; elle était là à son poste. Ce dévouement est de tous les médecins de la France ; il est calme, sans faste, sans prétentions, et tel, parce qu'il est de l'essence de la profession, mais n'en devant pas moins être aperçu, senti au-dehors, et trouver dans cette appréciation sa plus douce récompense. Celle-ci, la reconnaissance publique, a de nombreux organes qui la décernent aux infatigables médecins de la capitale qui, dans leur généreux sacrifice, ont tout oublié (tout ce qui leur était personnel) en cette grave circonstance, pour être tout entiers, et la nuit et le jour, au service de l'humanité. Mais ce sacrifice, cette abnégation, quoique les interprêtes qui les signalent soient plus rares hors de la capitale, et partout où le *fléau* porte ou porterait ses ravages, n'en offre et n'offrirait pas moins les caractères que je viens de lui assigner, chez tous les médecins qui s'y dévouent et s'y dévoueraient à le combattre, et je ne serais que l'organe de mes concitoyens, en signalant pour Guînes et ses alentours, à la vénération publique, MM. FOUQUE, BECQUET, GARASSE-BIGOURD et LORGNIER-LEMERCIER, aux efforts généreux desquels, quoique retiré, ma plus grande peine, mon plus sincère regret a été et est de n'avoir pu et de ne pouvoir associer mes efforts d'une manière active, pour des raisons que j'exposerai, à la suite de l'*errata*, dans l'article terminal de cet ouvrage.



FIN DU SECOND ET DERNIER VOLUME.

# TABLE

DES MATIÈRES CONTENUES DANS CE VOLUME.

FIN DE LA TABLE DU SECOND VOLUME.

# ERRATA.

*(Supplément au premier volume.)*

*N. B.* Cet *errata* roule principalement sur des fautes insignifiantes de ponctuation, mais qu'il est bon de rectifier pour plus d'intelligence des choses.

PAGE j, LIGNE 5, après pharmacien ; *mettez* seulement ,
— 5, — 2 de la note. Le mot *ouvrage* est ici trop prétentieux: il m'est échappé.
— *id.* — 7 de la même note, au milieu, *lisez* au centre.
— 27, — 5, après splénique, *mettez* ;
— 29, — 7 de la note, Méïtbomius, *lisez* Meïbomius.
— 30, — 12 de la note, tymnus, *lisez* thymus.
— 36, — 12, absortion, *lisez* absorbtion.
— 66, anté-pénultième ligne, *effacez* du, inutilement répété.
— 73, LIGNE 5, *mettez* Le. On peut d'ailleurs placer la phrase incidente entière entre parenthèses.
— 76, — 7 de la note, après Rhin; *mettez* seulement ,
— 78, — 10, après les condimens, *mettez* ,
— 89, — 5, enivrans, *mettez* énivrans.
— 112, dernière ligne ; *mettez* à la marge : *Id. du tempérament bilieux.*
— 142, LIGNE 16 de la note, ASSEMBLEE, *mettez* ASSEMBLÉE.
— 187, — 2 — et 1re de la sous-note, *mettez* un - entre bon et homme.
— 160, — 1, après animaux, *mettez* ;
— 175, — 11, *et ce qui prouve qu'ils ont pu vivre sous notre température.*

*N. B.* Je n'ignore pas, du reste, que Buffon regarde la terre, ainsi que toutes les planètes, comme une *éclaboussure* incandescente, que le choc d'une comète enleva de la surface du soleil, en rasant dans sa course ce globe liquide central ; et que d'autres géologues admettent que, primitivement, l'équateur était perpendiculaire à l'horizon pour toute la terre ou que l'écliptique se confondait avec lui. Dès-lors, dans le second cas immédiatement, et dans le premier, après que la terre a été assez refroidie, les animaux et les plantes des tropiques, tant ceux qu'on y trouve encore que ceux qui ont péri et dont nous trouvons les dépouilles, ont pu vivre et végéter dans nos climats actuels. Du reste, ce système ne s'arrange guère avec la Genèse.

24..

PAGE 222, LIGNE 23, que les espérances de l'art viennent de perdre... c'est-à-dire M. Guilbert.

— 254, — 4, *præfere*, lisez *præferre*.

— 281, pénultième ligne, après page 13, ***mettez*** ; et une s simple à Si.

— 284, LIGNE 5, que l'abus, ***lisez*** que par l'abus.

— 287, — 4 de la note, 32 ans, ***lisez*** 36 ans.

— 289, — 8, me forces, ***lisez*** mes forces.

— 307, — 14 de la sous-note, après connue, ***mettez*** ,

— 308, antè-pénultième ligne de la sous-note, après ne comprenez pas, ***mettez*** ,

— 309, LIGNE 22, après question, ***mettez*** ;

— 312, — 3 de la sous-note. La deuxième note, ***lisez*** la fin de la note.

— 314, — 8 de la sous-note, après ataxique, ***mettez*** ;

— *id.*, — 14, après sacramentels, ***mettez*** ,

— 317, — 18 de la note, après susceptible, ***mettez*** ,

— 327, — *id* *Puisqu'on se sert du mot* PÉRIPNEUMONIE *pour exprimer l'inflammation simultanée du poumon et de la plèvre.*

Cette assertion n'est point précise : *peri* veut dire *autour*, sans supposer absolument que ce soit la *plèvre* : car pour *ce*, il faudrait *pleuro*. Mais c'est toujours ce que l'on veut dire.

PAGE 334, LIGNE 23 de la sous-note. Au lieu des mots sous-note, ***mettez*** dans la note.

— 335, — 4 de la note, bsaucoup, ***mettez*** beaucoup.

— 342, — 2 de la note. Les voies gastriques en sont-elles réellement le siége ? ***mettez*** le siége principal, primitif, essentiel.

Du reste cette note, sur le *cholera*, que je rédigeai un an avant que le fléau ne fît irruption en France, et dont la théorie et le traitement qu'elle indique s'accordent, en beaucoup de points, avec les vues et la conduite que, depuis, les médecins français ont eu le triste privilége de concevoir sur cette maladie et le traitement qui lui convient ; cette note contient plusieurs présomptions que l'expérience actuelle peut ne pas réaliser.

Quoi qu'il en soit, quel que soit le miasme, quelle que soit l'influence qui déterminent le *cholera*, comme cause première, il peut être considéré, quant à son mécanisme (et sans doute plus d'une vaine théorie peut l'expliquer), comme le résultat d'un mouvement *anti-péristaltique* général de l'économie. Tout l'effort, dans cette maladie foudroyante, se porte instantanément, après ses légers prodrômes, qu'on peut faire avorter en établissant un effort contraire par l'emploi des légers sudorifiques et la chaleur du lit ; tout l'effort se porte de la circonférence au centre, et principalement, en apparence, vers les organes de la digestion qui dépouillent le sang en le décomposant, en quelque sorte, de tous ses fluides blancs qui sont rejettés par le vomissement et les selles. Le sang alors, devenu plastique, épais, ne peut plus obéir à l'action des vaisseaux qui le fait circuler : de-là le défaut d'excitation du cerveau, du cœur, du poumon par ce sang qui n'en devient alors que de plus en plus *veineux*, et par conséquent, de plus en plus impropre à stimuler les organes auxquels, d'ailleurs, il cesse bientôt de parvenir, et la mort qui doit bientôt suivre, et de cette décomposition du sang, fluide générateur de tous nos fluides, et de la perte bientôt absolue de sa faculté excitatrice, à moins que, par des antispasmodiques pris à l'intérieur, et au nombre desquels doivent surtout figurer les boissons froides, glacées et, mieux que cela, la glace en nature; par les réfocillans et les excitans topiques, on ne parvienne à faire cesser et les selles et les vomissemens, et à rétablir le mouvement excentrique; à déterminer, en un mot, la *réaction*, qu'on maintient alors par les diaphorétiques internes et la chaleur, mais plus modérément entretenue au dehors.

Voyez, à la suite de l'*Errata*, une notice plus étendue sur les symptômes et le traitement du *cholera*.

PAGE 348, LIGNE 15, népríte, *lisez* néphrite.

— 342, — 22 de la note, fléau insaisissable de Dieu, *mettez* ou *supposez*, avant la sous-note : *Augebit Dominus plagas tuas et plagas seminis tui, plagas magnas et perseverantes, infirmitates pessimas et perpetuas* (CHOLAÏM-RAIM). Deuteronome, ch. 28, vers. 59.—CHOLIRA, *est aliud malum quod vidi sub sole, et quidem frequens apud homines......* Ecclesiaste, chap. 6....... M. Jobart, de Bruxelles. *Gazette de Santé* du 28 juin 1832.

— 350, — 9 et 10, émonctoires, *lisez* émonctoires.

— 351, — 7, après Jean-Jacques, *mettez* ;

— 356. Substituez aux deux derniers mots de l'*Errata*, *Hygiène des Nations*, ceux-ci : *Quelques données morales et religieuses, utiles à l'hygiène des nations*, formant le complément de mon *Esquisse de la Vie*.

## ERRATA DU SECOND VOLUME.

PAGE 5, LIGNE 14 de la note, do, *lisez* de.
— 6, note marginale. Après anatomie pathologique, *mettez* .
— 12, LIGNES 20 et 21. Voyez la note de la page 162, 1er vol., *lisez* de la page 201.
— 16. Pour la régularité et le coup-d'œil, tout ce paragraphe commençant par ces mots : *la réaction vitale*, etc., et finissant à l'autre page par ceux-ci, *intérieurement administrés* ; ainsi que dans le 1er vol., le paragraphe commençant par ces mots : *la maladie s'exprime*, etc, et finissant par ceux-ci : *que l'on nomme fièvres*, devaient, comme espèces d'*épigraphes*, d'*argumens* en quelque sorte *préliminaires* des parties de la médecine à la tête desquelles ils sont placés, être imprimés en plus petits caractères et à mi-page à droite, comme cela a été fait pour les *épigraphes* ou *argumens* analogues de la physiologie et de l'hygiène, pag. 18 et 47, 1er vol. Mais cette irrégularité est de ma faute. J'avais oublié de prévenir M. l'imprimeur pour qu'il pût l'éviter.
— 20, LIGNE 6, après ignorance, *mettez* :
— 26, — 7, *succédanés*, a ordinairement une terminaison féminine. L'employant ici et par la suite *substantivement*, je lui ai toujours donné, pour la régularité, une terminaison masculine.
— 30, — 22, après oxalique, *mettez* :
— 32, — 9 de la note marginale, atives, *mettez* actives.
— 33, — 3, gr. 1, *supposez* et successivement.
*id.* — 19, gr. 6, *mettez* gr. 1 à 6.
*id.* — 20, à la note marginale, après propriété, mettez .
— 37, — 4, dompholix, *lisez* pompholix.
— 40, — 2, de la note margle., adinamique, *lisez* adynamique.
*id.* — 23, après cascarille, *mettez* ,
— 47, — 9, ℔ij, *mettez* ℔j.
— 55, — 7, *sequebitur*, lisez *sequebatur*.
— 59, — 11, fausse orange, *lisez* fausse oronge.
— 79, — 3, ℈, *mettez* ℈j.
— 80, — 15, après actifs, *mettez* ;
— 82, — 22 de la note marginale. Après insolubles, *mettez* .
— 108, 2e note marginale, lithontriques, *mettez* lithontriptiques.
— 110, LIGNE 6 de la note, après graves, *mettez* ,
*id.* — 7 *id.* locales, *lisez* générales.
— 112, — 17, effacez la , après vésiculaire.

PAGE 137, LIGNE 5, transportez la , qui suit la vie, après le mot alors.
— 138, — 7, *effacez* la , après affligé.
— 140, — 17, vec, *lisez* avec.
— 147, — 19, après sciatique, *mettez* ,
— 155, avant-dernière ligne de la sous-note, après Cols, *mettez* ,.
— 158, LIGNE 1. Ces fièvres, etc.... Ceci ne doit point faire un alinéa.
— 199, — 20. *Une maladie donnée, trouvez-m'en le remède individuel.*

Cet énoncé serait, la plupart du temps, trop général ; pris d'une manière absolue, ce serait du charlatanisme, du moins comme on croit l'entendre *philosophiquement :* chaque phase d'une maladie offre ses indications et, dès-lors, son *remède* ou traitement spécial.

PAGE 207, avant-dernière ligne, après dans cette conclusion, *ajoutez* dans tout cet Opuscule.
— 247, LIGNE 12, sur le pavé, *ajoutez* par son exécution. Mais on eût pu ne point contrarier les existences actuelles et seulement n'en pas laisser surgir de nouvelles sous le même rapport. Du reste, tout cela est un badinage.
— 256, — 7, matière importante, *lisez* matière peu importante.
— 287, — 3, *quo-usquè,* mettez *quò-usquè.*
— 297, dernière ligne de la sous-note ; *après* cet homme de génie, *mettez* ou *supposez* cette immense capacité.
— 309, LIGNE 1 de la note. La note, *lisez* les notes.
— 320, — pénultième ; la dissertation, *lisez* la première édition de la dissertation.
— 326, — 24, le rang, *lisez* le sang.
— 329, — 8, après antimonial, *mettez* ?
*id.* — pénultième; *au lieu de* et pour cause comme révulsif, qui forment un non-sens, *lisez* et comme expulsif, et comme moyen de révulsion.
— 335, — 13, s'absorde, *lisez* s'absorbe.
— 339, — 19, fournir, *lisez* tenir.
— 350, — 19, après *cruda*, mettez ?
— 354, — 11, après *iota,* mettez .
— 356, dernière ligne, après cartes, *mettez seulement* ,.
— 357, LIGNE 21, *transportez la* ( *avant* au.
— 363, — 7, les y déplorer, *lisez* les y déposer.
— 368, — 9, M. Fouque, *lisez* M. Foucques.

## Nouveaux Souscripteurs.

1. MM. Watteblé, docteur-médecin à Bernieulles.
2. De Guillebon de Guizelin, propr. à Amiens.
3. Lorgnier-Lemercier, chirurgien à Guînes.
4. Dupont, propriétaire à Lasalle.
5. Féramus, ex-maire, propriétaire à Fiennes.
6. Leroux-Rohard, propriétaire à Andres.
7. Bouclet (Pierre-Jacques), prop. à Campagne.
8. Dausque, chirurgien à Marquise.
9. Level-Boulenger, propriétaire à Pihen.
10. Chassaing, contrôleur des contributions indirectes à Boulogne.
11. Blanquart, desservant à Wierre.

# NOTICE

# SUR LE CHOLÉRA.[1]

Quoi qu'il en soit de la théorie du Choléra, quelle que soit l'influence qui le détermine : atmosphérique, cosmique, ou sidérale, on peut offrir les moyens suivans à son allégement et à sa guérison.

## PROPHYLAXIE, OU MOYENS PRÉSERVATEURS.

Habitation saine, autant que possible éloignée des eaux, sèche, tenue proprement, blanchie à la chaux; propreté individuelle, laine sur la peau, principalement sur le ventre et autour des pieds; sobriété, nourritures animales, restaurantes (viande de boucherie); un peu de vin vieux, paix de l'ame. Des médecins, comparant le choléra à un violent accès de fièvre intermittente pernicieuse, conseillent comme préservative une prise journalière d'une préparation de quinquina (demi-once de sa décoction par exemple, ou deux grains de sulfate de quinine), pourvu que les voies gastriques soient saines.

Dans les communes amassées, des hôpitaux ou hospices temporaires, sainement exposés, seraient nécessaires : on abtiendrait ainsi plusieurs résultats : 1° les

[1] Voyez la note sur le *choléra*, tome 1er, page 541, et l'indication de renvoi page 342, ligne 2 de cet *errata* pour le 1er vol.

malades peu aisés ou indigens seraient mieux soignés; 2° leur famille serait préservée; 3° la contagion ou l'infection se disséminerait moins; 4° il y aurait alors moins de malades; 5° et sans doute, l'épidémie serait plus promptement extirpée. Mais pour ces résultats, il faudrait se rendre à l'hospice dès les prodrômes de la maladie. (Il est juste et séant de faire observer aussi que par ces mesures, les hommes de l'art auraient moins de fatigues.) En tout état de cause, on devrait assainir par le chlore, le blanchissage et le lavage, toute habitation où seraient décédées une ou plusieurs victimes de l'épidémie.

## PREMIÈRE PÉRIODE.

*Prodrômes ou symptômes avant-coureurs.* (En les traitant à temps, on peut faire avorter la maladie.)

### *Symptômes.*

Mal-aise, frissons, tête embarrassée, borborygmes, légères coliques, dévoiement, urines plus rares, tristesse.

### *Traitement prophylactique.*

Éviter le froid, l'humidité; laine sur la peau nue, surtout au ventre et aux pieds; chaleur prolongée du lit; chauffer la place où l'on se tient, et que cette place, autant qu'on le peut, soit assez spacieuse, aërée et tenue proprement; eau de riz ou de tilleul édulcorée pour boisson, presque diète, ou régime léger: lait, bresille, bouillon, œufs frais à la coque, poissons à chair en écailles, viandes blanches, si on en a la faculté; eau de riz édulcorée, coupée avec un tiers de vieux vin rouge, en mangeant.

DEUXIÈME PÉRIODE.

## Période algide ou Cyanose.

### *Symptômes.*

Dévoiement persistant, vomissemens (*sérosité albumineuse blanchâtre, abondante, pareille à celle du dévoiement*); froid glacial, presque absence ou absence du pouls; couleur bleue de la peau; yeux cernés et enfoncés, cornée plus transparente, prunelles portées en haut, conjonctive et sclérotique, ou blanc des yeux d'un rouge brun, injectées dans leur moitié inférieure; langue froide; respiration courte, incomplette; voix rauque, brisée, éteinte, aphonie ou perte de la parole; au milieu de tout cela, facultés intellectuelles, en général, saines; urines nulles, crampes générales.

### *Traitement.*

Lit isolé, autant que possible, dans une chambre planchéiée, au-dessus du rez-de-chaussée, grande, propre, chauffée, ne fût-ce que pour renouveler l'air et comme moyen de ventilation; chaleur appliquée à l'extérieur par les couvertures chauffées et dans lesquelles on enveloppe immédiatement le malade; application de sachets remplis de sable, de son (le sable est préférable), d'avoine, également chauffés et grillés et souvent renouvelés[1]; frictions sèches, spiritueuses, ammoniacées, sur les membres, sans découvrir le tronc; sinaspismes aux pieds et aux poignets. Moins couvrir la poitrine que la moitié inférieure du corps.... On s'est quelquefois bien trouvé des applications froides, glacées, à la tête, à l'épigastre, aux pieds.

Boissons froides : limonades citrique, tartarique, orangeade, eau fraîche, glace avalée, le tout en petite quantité, mais avec fréquente répétition; potions effervescentes de Rivière, surtout eau de Seltz, comme représentant à chaque instant ces potions (dans les pays

[1] Paillasse remplie d'avoine chauffée à 36°; y enterrer le malade; couvertures chauffées, oreiller frais.

à la bière, on pourrait répéter tous les quarts d'heure de petites doses de bière mousseuse); lavemens avec l'amidon délayé, deux gros, et dix-huit gouttes de *laudanum* liquide. Tout cela : boissons froides, potions effervescentes, potions antispamodiques et laudanisées ou opiacées, lavemens amidonés, dans l'intention d'arrêter (but majeur) le vomissement et le dévoiement, puisque, comme nous l'avons déjà dit, par ces évacuations désordonnées et mortelles, le sang, dépouillé de sa sérosité, devenant plastique, épais, ne peut circuler, reste alors surchargé de son carbone, ne s'oxigène plus dans le poumon qui cesse d'ailleurs d'être excité, ainsi que le cœur et le cerveau pour ses fonctions; se désartérialise enfin et reste ou passe à l'état veineux dans tous les vaisseaux, et, en un mot, n'est plus, ou que faiblement excitateur de la vie, d'autant plus qu'il s'arrête ou stagne bientôt dans ses couloirs.

Le *choléra* sec, ou sans évacuations, ne contrarie pas cette théorie : car, sans doute, dans ce cas, la *sérosité* dont le sang se dépouille par l'effet anti-péristaltique (de la circonférence au centre), des mouvemens organiques de l'économie, s'accumule, sans en sortir, dans l'estomac et les intestins.

### TROISIÈME PÉRIODE.

### Réaction.

#### *Symptômes.*

Toute l'apparence de la période de chaud d'un accès de fièvre violente.

#### *Traitement.*

Chercher à favoriser la crise qui tente de s'opérer par la sueur : couvertures, mais plus légères, boissons diaphorétiques chaudes : eau de bourrache, de tilleul, de gomme, édulcorées; émissions sanguines générales ou locales, comme, d'ailleurs, dans les prodrômes, si le sujet est fort, sanguin; si la crise paraît embarrassée; s'il y a des congestions locales à l'épisgastre, au poumon, au cerveau. Continuation des lavemens amidonés et laudanisés, si le dévoiement persiste.

### QUATRIÈME PÉRIODE.

### État adynamique ou ataxique.

*N. B.* Cette période, qui est une dégénérescence grave, peut ne pas exister.... De même, surtout dans les progrès de l'épidémie, le *choléra* peut débuter par la période de *réaction*, et par conséquent, sans période algide..... Le *choléra* est *foudroyant* quand toutes les périodes se confondent.

### *Symptômes.*

Bouche, langue et dents fuligineuses, ou couvertes d'un enduit brun, noirâtre; prostration, *coma* ou assoupissement, rêvasseries, délire.

### *Traitement.*

Saignées locales: derrière les oreilles, aux tempes; dérivatifs: sinaspismes, vésicatoires aux extrémités inférieures; toniques à l'intérieur: infusion de chamædrys, de camomille, kina et ses préparations.

Ici, la médecine physiologique ou de l'*irritation*, continue l'usage intérieur des antiphlogistiques ou adoucissans.

*N. B.* Il est des praticiens qui, dans la deuxième période ou période algide, administrent: 1° l'ipécacuanha et les purgatifs comme perturbateurs du mode d'irritation (supposé qu'il y ait irritation et non congestion) gastrique et intestinale, et pour changer, dans leur intention, la nature et l'aspect des matières évacuées[1]; 2° les vermifuges : huile de ricin, calomélas, parce que des cholériques rendent des ascarides ; et, 3° qui, aux crampes générales, au spasme de l'estomac et des intestins, opposent les potions éthérées et opiacées : cherchant, d'ailleurs, à opérer et favoriser la réaction par les boissons et potions diffusibles : l'infusion de menthe, les potions avec l'esprit de Mendererus, l'ammoniaque; le punch. Ce traitement diffusible semble même être instinctivement indiqué, sinon que *rationnellement* sans doute, ces évacuations énormes ou réelles, ou latentes, qui dépouillent le malade de ses fluides, commandent de s'attacher d'abord à faire disparaître ces phénomènes par les moyens indiqués au traitement de notre seconde période.

D'autres expérimentateurs, enfin, espèrent neutraliser les miasmes du *choléra* par l'usage interne de la poudre de charbon; les envelopper, les empêtrer en quelque sorte, par les potions huileuses; en empêcher l'absorbtion cutanée par les frictions de même nature; déterminer l'action excentrique, par l'urtication; faire cesser le spasme par l'emploi de la belladone ou de ses préparations; entraver et détruire l'asphyxie, par les aspirations d'oxigène, de protoxide d'azote; neutraliser le poison de la maladie, rendre ses sels au *serum*, par d'abondantes ingurgitations de lait et d'eau salée, etc. On voit que les épreuves ne manquent pas. Le public a tort, du reste, de trouver que la médecine n'a point

[1] A l'île Maurice, l'ipéca à 20 grains, le sel de Glaubert à 2 gros, réitéré jusqu'à quinze fois, de demi-heure en demi-heure, jusqu'à ce qu'on obtienne des évacuations bilieuses ; les frictions alcooliques ont produit des prodiges. On finit par le thé ou l'infusion de capillaire.

trouvé le remède du *choléra*. Ses secours sont ici comme pour les autres maladies : mais le mal est assez souvent au-dessus des ressources..., à sa période aligide.

Il a tort aussi de regarder la couleur bleue, noire même des cholériques (et ce caractère, joint à la lividité des ongles, au froid glacial qui l'accompagne dans la profondeur des membres, au retrait de ceux-ci et aux rides multipliées qui sont la suite de ce retrait, est effrayant, mais *pathognomonique* aux extrémités inférieures); il a tort de regarder cette couleur bleue, noire, aux pieds et aux mains, comme indiquant un état de décomposition, de putréfraction déjà existante. Nous avons donné plus haut la raison de cette coloration qui dépend de ce que, dans le *choléra*, le sang ne s'oxigénant plus, reste veineux, noir, par conséquent, dans tous ses vaisseaux, dont les réseaux s'étendant à toute la superficie (nombreux dans leur *capillarité* aux mains et aux pieds placés, d'ailleurs, aux extrémités du système circulatoire), comme dans le reste de l'économie, doivent lui imprimer la couleur noire du sang qui, comme dans l'asphyxie, le *froudroiement*, est stagnant dans ses couloirs. Il y a plus : le docteur Rayer a constaté que le sang cholérique était plus lentement putrescible que ne l'est le sang ordinaire. Il est vrai, toutefois, que dans les morts promptes, le corps, sinon chez les personnes exténuées, étant plein de sucs, la putréfraction se fait moins attendre.

### *Convalescence.*

Mêmes soins, mais sévèrement gradués, que dans les prodrômes de la maladie.

(Cette note est le résumé de ce qui m'est resté de mes études sur le *choléra*, et surtout de mes lectures de *la Gazette de santé*, des leçons de M. Broussais, depuis l'invasion de ce fléau en France, et des communications de mes confrères, qui ont bien voulu quelquefois m'admettre à la visite de leurs cholériques.)

Je finis ce dernier article par l'expression du regret, que mon âge un peu avancé, ma santé incertaine, des accidens graves contractés au service et pour le service de l'humanité, et surtout, peut-être, des contrariétés domestiques insurmontables qui ne font malheureusement et ne feront que s'accroître, me privent, quoique retiré depuis trois à quatre ans, pour plusieurs des raisons ci-dessus assignées, de joindre, d'une manière active, dans cette pénible circonstance, mon concours à celui de mes honorables confrères, pour le soulagement de nos concitoyens. Du moins j'ai voulu par cette légère esquisse que j'ai rédigée pour ces derniers, d'après mes souvenirs, et que je présente à l'indulgence de mes collègues, prouver que, dans mon isolement, je m'occupe des souffrances et des anxiétés communes, et que je veux offrir mon tribut (il est vrai superflu, puisque les secours abondent) à leur allégement :

*Valete, amicissimi cives.*

Cette note était écrite avant le dernier rapport de l'Académie de médecine, qui la rend alors assez oiseuse, ou inutile.



FIN DE LA NOTICE.

www.ingramcontent.com/pod-product-compliance
Lightning Source LLC
LaVergne TN
LVHW010130230826
846091LV00001BA/204

* 9 7 8 2 0 1 3 0 8 3 5 4 6 *